临床技能培训教程

主　编　赵　杰　苏　红

副主编　曲　鹏　宝　全　张　旭　沙丽艳

编　委（按姓氏笔画排序）

王吉喆　王颖洁　石　红　巩　鹏　邵　彦　隋韶光

编　者（按姓氏笔画排序）

于　博　马　跃　马　颖　王　鹏　王　颖　王一茹　王之余
王文玲　王虹艳　王莉莉　王晓润　王慧卿　牛　楠　尹　鹏
石　峰　田　薇　白灿明　冯大鹏　曲　慧　吕　龙　吕明伟
吕德胜　朱丹丹　刘俊莉　关　红　孙　莉　孙　舸　严　艳
杜　鑫　李　昆　李　敏　李学璐　李春芳　李桂华　李梦麒
李新宇　杨　康　杨东辉　宋贵军　张　璐　张俊开　张莲春
张维疆　陈　亮　邵　彦　宗军卫　赵　翌　赵　淼　赵永娟
段瑀琦　姜　华　姜　军　姜晓东　娄大元　袁　亮　袁　媛
袁大军　贾伊娜　高振明　黄丽红　葛春璐　董　兵　董雪鹏
程　莹　慕俐君　蔡艺旋　魏国峰

人民卫生出版社

·北　京·

图书在版编目（CIP）数据

临床技能培训教程 / 赵杰，苏红主编 . —北京：
人民卫生出版社，2023.9
ISBN 978-7-117-34349-7

Ⅰ.①临… Ⅱ.①赵… ②苏… Ⅲ.①临床医学 – 医
学院校 – 教材 Ⅳ.①R4

中国版本图书馆 CIP 数据核字（2022）第 252942 号

人卫智网	www.ipmph.com	医学教育、学术、考试、健康，购书智慧智能综合服务平台
人卫官网	www.pmph.com	人卫官方资讯发布平台

临床技能培训教程
Linchuang Jineng Peixun Jiaocheng

主　　编：赵　杰　苏　红
出版发行：人民卫生出版社（中继线 010-59780011）
地　　址：北京市朝阳区潘家园南里 19 号
邮　　编：100021
E - mail：pmph @ pmph.com
购书热线：010-59787592　010-59787584　010-65264830
印　　刷：河北环京美印刷有限公司
经　　销：新华书店
开　　本：787 × 1092　1/16　　印张：25
字　　数：624 千字
版　　次：2023 年 9 月第 1 版
印　　次：2023 年 10 月第 1 次印刷
标准书号：ISBN 978-7-117-34349-7
定　　价：89.00 元

打击盗版举报电话：010-59787491　E-mail：WQ @ pmph.com
质量问题联系电话：010-59787234　E-mail：zhiliang @ pmph.com
数字融合服务电话：4001118166　　E-mail：zengzhi @ pmph.com

获取图书配套视频内容步骤说明

① 扫描图书封底二维码，打开激活平台。

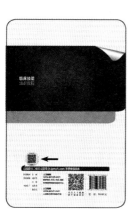

② 注册或使用已有的人卫账号登录，输入刮开的激活码。

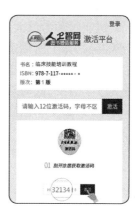

③ 激活成功后，下载 APP 或通过 zengzhi.ipmph.com 浏览资源。

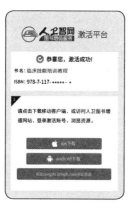

④ 使用 APP "扫码" 功能，扫描书中二维码即可浏览数字资源。

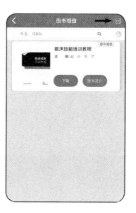

APP及平台使用客服热线　　400-111-8166

前　言

近年来,随着"健康中国战略"的深入推进及人民群众健康观念的不断更新,医学相关理论和职业实践取得了重大进展,各类基本操作技术方面都有了长足的进步。为了有针对性地提高医务工作者的专业技能,满足各学科领域日益专业化的服务需求,我们认真分析和研究了现代医学教育发展的要求,以教材为基础,结合全科医生住院医师规范化培训、全科医生转岗培训、执业医师考试大纲等编写了本书。

本书主要围绕临床上所需掌握的实践操作能力内容进行编写,分为护理、内科、外科、急救、妇产科、儿科、五官科七大类,80余项操作项目,突出实践性特色,可支撑教学、实习、实训等,满足各类教学需要,同时对接职业标准和岗位要求,及时吸收行业发展的新知识、新技术、新方法,可用于各类全科医生技能培训,亦可作为执业医师技能考试、基层医疗卫生人员技能培训等的辅导用书。

所有编者均为工作在临床和教学一线的中青年专家,具有丰富的临床和教学经验,精通相关医疗技术,各编者所在单位也对本次编写给予了大力支持和帮助,在此一并表示感谢。

本教材全体编者均以高度认真负责的态度参与了编写,鉴于医学技术不断发展,书中难免有疏漏和欠妥之处,欢迎各位读者批评指正,以便修订完善。

编写委员会

2023 年 8 月

目　录

第一篇　外　科　篇

第二篇　内　科　篇

第三篇　急　救　篇

目　录

第四篇　妇 产 科 篇

第五篇　儿 科 篇

第六篇　五 官 科 篇

第七篇　护 理 篇

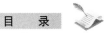

数字资源目录

第一篇 外 科 篇

一、六步洗手法

【项目简介】

有效的洗手可清除手上99%以上的各种暂住菌,是防止医院感染传播的最重要的措施之一。

【适用范围】

1. 直接接触每个病人前后,从同一病人身体的污染部位移动到清洁部位时。

2. 接触病人黏膜、破损皮肤或伤口前后,接触病人的血液、体液、分泌物、排泄物、伤口敷料等之后。

3. 穿脱隔离衣前后,摘手套后。

4. 进行无菌操作,接触清洁、无菌物品之前。

5. 接触病人周围环境及物品后。

6. 处理药品或配餐前。

【禁用范围】

当手部有血液或其他体液等肉眼可见污染时,应用肥皂和流动水洗手。

【操作前准备】

1. 护士准备　洗手前应先摘除手部饰物,并修剪指甲,长度不应超过指尖,卷袖过肘。

2. 环境准备　清洁、宽敞、环境安全。

3. 用物准备　速干手消毒剂。

【操作步骤】

1. 取适量速干手消毒剂于掌心。

2. 掌心相对,手指并拢,相互搓揉。

3. 手心对手背沿指缝相互搓揉,双手交换进行。

4. 掌心相对,双手交叉指缝相互搓揉。

5. 弯曲手指使关节在另一手掌心旋转搓揉,双手交换进行。

6. 右手握住左手大拇指旋转搓揉,双手交换进行。

7. 将五个手指尖并拢放在另一手掌心旋转搓揉,双手交换进行。

【操作要点】

1. 搓揉时保证手消毒剂完全覆盖手部皮肤,直至手部干燥。

2. 必要时增加手腕的清洗,要求握住手腕回旋揉搓手腕部及腕上10cm,双手交换进行。

【易错点】

注意清洗双手所有皮肤,包括指背、指尖和指缝。认真搓揉双手至少 15 秒。

【相关知识】

重要名词的英文术语:

消毒 disinfection

洗手 hand washing

消毒剂 disinfectant

安全环境 safety environment

二、灭菌法和消毒法

(一) 高压蒸汽灭菌法

【项目简介】

高压蒸汽灭菌法可杀灭包括芽孢在内的所有微生物,灭菌效果最好,适用于普通培养基、生理盐水、手术器械、玻璃容器及注射器、敷料等物品。

【适用范围】

适用于耐高压、耐高热、耐潮湿物品的灭菌,如各类器械、敷料、搪瓷、橡胶、玻璃制品及溶液灭菌。

【禁用范围】

不适用于凡士林等油剂类和滑石粉等粉剂的灭菌。

【操作前准备】

1. 每天设备运行前进行安全检查,包括灭菌器压力表处在"0"的位置,记录打印装置处于备用状态,灭菌器柜门密封圈平整无损坏,柜门安全锁扣灵活、安全、有效,灭菌柜内冷凝水排出口通畅,柜内壁清洁,电源、水源、蒸汽、压缩空气等运行条件符合设备要求。

2. 应进行灭菌器预热。

3. 每天灭菌前进行布维 - 狄克试验(Bowie-Dick test),结果合格后该灭菌器方能使用。

【操作步骤】

1. 灭菌前准备。

2. 灭菌物品装载。

3. 灭菌操作。

4. 无菌物品卸载。

5. 灭菌效果监测。

【操作后监测】

灭菌质量监测包括物理监测、化学监测和生物监测。

【操作要点】

将需灭菌的物品放在高压锅内,加热时蒸汽不外溢,高压锅内温度随着蒸汽压的增加而升高。在 103.4kPa(1.05kg/cm²) 蒸汽压下,温度达到 121.3℃。灭菌器有下排式压力蒸汽灭菌器和预真空压力蒸汽灭菌器两大类,下排式压力蒸汽灭菌器又包括手提式和卧式两种。

1. 下排式压力蒸汽灭菌器 灭菌时利用冷热空气的比重差异,借助容器上部的蒸汽压迫使冷空气自底部排气孔排出。灭菌所需的温度、压力和时间根据灭菌器类型、物品性质、包装大小而有所差别。当压力在 102.97~137.30kPa 时,温度可达 121~126℃,15~30 分钟可达到灭菌目的。

2. 预真空压力蒸汽灭菌器　配有真空泵,在通入蒸汽前先将内部抽成真空,形成负压,以利于蒸汽穿透。在压力达到 205.8kPa 时,温度达 132~134℃,4 分钟即可灭菌。

【易错点】

1. 达到灭菌效果的压力、温度、时间。

2. 高压灭菌的适用范围。

【相关知识】

1. 注意事项

(1) 灭菌包体积不应大于 30cm×30cm×30cm,灭菌器内物品的放置总量不应超过灭菌器柜室容积的 85%,各包之间留有空隙以便于蒸汽流通、渗入包裹中央,排气时迅速排出蒸汽,保持物品干燥。

(2) 盛装物品的容器应有孔,若无孔则应将容器盖打开。

(3) 布类物品放在金属、搪瓷类物品的上面。

(4) 被灭菌物品应待干燥后才能取出使用。

(5) 灭菌锅密闭前应将冷空气排空。

(6) 随时观察压力及温度变化情况。

(7) 每次灭菌前,应检查灭菌器是否处于良好的工作状态,注意安全操作。

(8) 灭菌完毕后压力表回归"0"位后才可打开盖或门。

2. 重要名词的英文术语

高压蒸汽灭菌法 autoclaving

(二)药液浸泡法

【项目简介】

药液浸泡法是利用化学药物杀灭病原微生物的方法,凡不适用于物理消毒灭菌的物品都可以选用此法。

【消毒剂的分类】

1. 灭菌剂　能杀灭一切微生物使其达到灭菌效果。例如:戊二醛、过氧乙酸、环氧乙烷。

2. 高效消毒剂　杀灭一切细菌繁殖体(包括分枝杆菌)、病毒、真菌及其孢子,并对细菌芽孢有显著杀灭作用。例如:过氧化氢、过氧乙酸、甲醛、部分含氯类消毒剂。

3. 中效消毒剂　杀灭细菌繁殖体、真菌、病毒等除细菌芽孢以外的其他微生物。例如:乙醇、碘伏、部分含氯类消毒剂。

4. 低效消毒剂　只能杀灭细菌繁殖体、亲脂病毒和某些真菌。例如:苯扎溴铵、氯己定。

【适用范围】

1. 病人的皮肤、黏膜、排泄物及周围环境。

2. 光学仪器。

3. 金属锐器、内腔镜。

4. 某些塑料制品等。

【常用消毒剂的应用】

1. 戊二醛

(1) 适用范围:不耐热的医疗器械和精密仪器。

(2) 常用浓度:2%。

(3) 常用方法:浸泡法,消毒时间 20~45 分钟,灭菌时间 10 小时。

(4) 注意事项:①密闭保存,定期检测;②对碳钢类制品有腐蚀性,浸泡前应防锈;③灭菌效果受 pH 影响大;④灭菌后的物品使用前用无菌蒸馏水冲洗擦干;⑤对皮肤、黏膜有刺激性,应注意防护。

2. 环氧乙烷

(1) 适用范围:电子仪器、光学仪器、书籍、皮毛、棉、化纤、塑料制品、木制品、金属、陶瓷、橡胶制品、透析器和一次性诊疗用品等。

(2) 注意事项:①易燃易爆具有毒性,密闭使用,环境通风;②储存于阴凉通风、远离火源及静电处,温度<40℃。

3. 过氧乙酸

(1) 适用范围:耐腐蚀物品、皮肤及环境等。

(2) 常用浓度:0.05%~1%,30 分钟;0.2%~0.4%,30~60 分钟。

(3) 常用方法:浸泡、擦拭、喷洒。

(4) 注意事项:①贮存于通风阴凉避光处,防高温引起爆炸;②原液浓度低于 12% 禁止使用;③对金属有腐蚀性,对织物有漂白作用;④现配现用,配制时忌与碱或有机物相混合;⑤浓溶液有刺激性及腐蚀性。

4. 含氯消毒剂

(1) 适用范围:餐(茶)具、环境、水、疫源地等。

(2) 常用方法:浸泡、擦拭、喷洒及干粉消毒等。

(3) 注意事项:①密闭保存,置于阴凉、干燥、通风处;②应现配现用;③不宜用于金属制品、有色织物等的消毒;④有腐蚀及漂白作用;⑤消毒后的物品应及时用清水冲净。

5. 乙醇

(1) 适用范围:皮肤、物品表面及医疗器械等。

(2) 常用浓度:70%~75%。

(3) 常用方法:涂擦、浸泡。

(4) 注意事项:①密闭保存于避火处;②不适于手术器械灭菌;③使用浓度勿超过 80%;④有刺激性,不宜用于黏膜及创面消毒。

6. 碘伏

(1) 适用范围:皮肤、黏膜、创面、物品等。

(2) 常用浓度:0.5%~2.0% 适用于皮肤消毒;0.05% 适用于黏膜、创面消毒。

(3) 常用方法:涂擦、冲洗、浸泡。

(4) 注意事项:①避光密闭保存于阴凉、干燥处;②宜现用现配;③不能消毒金属制品。

7. 甲醛

(1) 适用范围:适用于不耐高温,对湿、热敏感且易腐蚀的医疗器械的消毒灭菌。

(2) 常用方法:浸泡、擦拭等。

（3）注意事项：①不可采用自然挥发法；②对人体有一定的毒性和刺激性，消毒后应去除残留甲醛气体；③不用于空气消毒。

【相关知识】

1. 注意事项

（1）浸泡前要擦净器械上的油脂。

（2）要消毒的物品必须全部浸入溶液中。

（3）有轴节的器械（如剪刀），轴节应张开。

（4）管瓶类物品的内外均应浸泡在消毒液中。

（5）使用前需用灭菌盐水将药液冲洗干净，以免组织受到药液的损害。

（6）感染手术后，敷料、手套、器械等的处理：

化脓性感染手术后：敷料、手套用1∶1 000苯扎溴铵溶液浸泡1~2小时。器械用1∶1 000苯扎溴铵溶液清洗后，煮沸10分钟；锐利器械可浸泡1~2小时。

绿脓杆菌感染手术后：敷料、手套用1∶1 000苯扎溴铵溶液浸泡2~3小时。器械用1∶1 000苯扎溴铵溶液浸泡1~2小时，煮沸10分钟；锐利器械可浸泡2小时。

破伤风、气性坏疽手术后：敷料、手套用1∶1 000苯扎溴铵溶液浸泡4小时。

乙型肝炎抗原阳性病人手术后：敷料、手套、器械用2%戊二醛水溶液或0.2%过氧乙酸溶液浸泡1小时。

2. 重要名词的英文术语

药液浸泡法 liquid immersion method

（三）低温甲醛蒸汽法

【项目简介】

将蒸汽输入预先抽空的压力蒸汽灭菌锅内，并控制其温度在73~80℃，持续10~15分钟，可杀灭大多数致病微生物的消毒方法。

【适用范围】

主要用于不耐热高温的物品，如内镜、塑料制品、橡胶制品等的消毒。

【操作步骤】

1. 灭菌腔体预热。

2. 预真空。

3. 灭菌。

4. 排出气体。

5. 干燥。

6. 等压过程。

【相关知识】

1. 注意事项

（1）低温甲醛蒸汽法可与高压蒸汽灭菌锅联合使用。

（2）低温甲醛蒸汽法基本没有腐蚀性，但需注意甲醛纯度。

（3）低温甲醛蒸汽法残留相对少，但仍需长时间冲洗去除。

（4）低温甲醛蒸汽法循环时间相对短，7~8小时。

（5）低温甲醛蒸汽法气体成本较低。

（6）低温甲醛蒸汽法穿透性有限,为环氧乙烷的 1/60。

（7）甲醛为较高毒性的物质,毒性强,在我国有毒化学品优先控制名单上甲醛高居第二位。

（8）低温甲醛蒸汽法过程参数控制难。

（9）低温甲醛蒸汽法常常导致多聚甲醛残留。

2. 重要名词的英文术语

低温甲醛蒸汽法 low temperature formaldehyde steam method

（四）紫外线照射法

【项目简介】

紫外线照射法是通过空气中的氧电离产生具有极强杀菌作用的臭氧,作用于微生物的 DNA 使菌体 DNA 失去转换能力而死亡,破坏菌体蛋白质中的氨基酸,使菌体蛋白质光解变性,降低菌体内氧化酶的活性,杀灭多种微生物(包括杆菌、病毒、真菌、细菌繁殖体、芽孢等)的消毒方法。

【适用范围】

主要用于空气、物体表面和液体的消毒。

【操作步骤】

1. 空气消毒　每 10m² 用一盏 30W 灯,有效距离不超过 2m,消毒时间为 30~60 分钟。

2. 物体表面消毒　用一盏 30W 灯,有效距离 25~60cm,消毒时间为 20~30 分钟,物品应摊开。

3. 液体消毒　水内照射法或水外照射法,水层厚度应小于 2cm,并根据紫外光源的强度确定水流速度。

【相关知识】

1. 注意事项

（1）杀菌波长以 250~270nm 杀菌效果最好。

（2）消毒条件为温度 20~40℃,湿度 40%~60%。

（3）消毒时间从灯亮 5~7 分钟后开始计算。

（4）做好记录,使用时间不超过 1 000 小时。

（5）加强防护,注意保护眼和皮肤,照射后应通风。

（6）定期监测灭菌效果,强度应大于 70μW/cm²。

（7）定期擦拭以除去灰尘和污垢,保持灯管清洁。

2. 重要名词的英文术语

紫外线照射法 ultraviolet irradiation method

三、外科手消毒、穿脱手术衣、戴脱无菌手套

【项目简介】

人体皮肤表面存在着微生物群落,一部分存在于皮肤皱褶和毛孔等深部,称为常居菌落,包括凝固酶阴性葡萄球菌、棒状杆菌类、丙酸菌属、不动杆菌等,不易通过摩擦等方式清除;另一部分为皮肤表面的暂居菌,多来自环境,松散附着于皮肤表面。在手术过程中,深藏

的常居菌可能逐渐移到皮肤表面。因此在手臂消毒后,还要戴上消毒橡胶手套和穿无菌手术衣,以防止这些细菌污染伤口。

【操作步骤】

1. 手术人员的准备　手术人员进入手术室时要更换清洁的衣服及鞋子。帽子要盖住全部头发,口罩要遮住口鼻。剪短指甲,去除积垢。

2. 外科手消毒　外科手消毒仅能清除皮肤表面的细菌,并不能完全消灭藏在皮肤深处的细菌,在手术过程中,这些细菌逐渐移到皮肤表面,故在手臂消毒后还要穿无菌手术衣、戴上无菌手套,以防这些细菌污染手术切口。外科手消毒法有传统的肥皂水刷手法及新型灭菌剂刷手法等几种:

(1) 肥皂水刷手法:①手术人员先用肥皂常规洗手,洗 3 遍,范围包括手、前臂、肘和上臂的下 1/2。时间约为 5 分钟。再用无菌刷蘸肥皂水刷洗双手和双臂。范围从指尖到上臂的下 1/3,两侧交替刷洗。特别注意甲缘、甲沟、指蹼等处的刷洗。刷完一次后用清水将肥皂冲干净(手指朝上、肘部朝下姿势)。刷洗 3 遍,共 10 分钟。用无菌毛巾或纱布按从手到上臂下 1/3 的顺序擦干,擦过肘上的毛巾不能再擦手部及前臂。②将手和前臂浸泡在 70% 酒精内 5 分钟,浸泡范围应达肘上 6cm 处(不超过刷手的范围)。③浸泡液除酒精外,还有 1:1 000 苯扎溴铵(新洁尔灭)和 1:2 000 氯己定溶液等。此时刷手时间可缩短为 5 分钟。浸泡前需特别注意冲净手臂上的肥皂,以免影响溶液的杀菌能力。这种溶液在使用 40 次后即应弃去,重新配制。④手臂浸泡消毒完成后,保持手部朝上的姿势,准备穿手术衣及戴手套。此时手臂不能再接触未经消毒的物品,否则从头开始进行手臂消毒步骤。

(2) 碘尔康刷手法:肥皂水刷洗手部至上臂的下 1/2 处,用时 3 分钟,清水冲洗后用浸透 0.5% 碘尔康的小纱布依次涂擦手、前臂、上臂,至肘上 6cm 处,一遍,待稍干后即可穿手术衣及戴手套。目前应用的消毒液品种很多,还有活力碘、0.5% 碘伏等。使用方法基本相同。

(3) 灭菌王刷手法:肥皂常规清洗手部至上臂的下 1/2 处,冲净后用无菌刷蘸灭菌王 3~5ml 依次刷手、前臂、上臂,至肘上 6cm 处,操作持续 3 分钟。流水冲净,再用无菌纱布擦干,再取吸足灭菌王的纱布球涂擦手及前臂一次,待自然风干后穿手术衣及戴手套。

(4) 丹尼尔洗手液洗手法:先用肥皂常规清洗手部至上臂的下 1/2 处,冲净后用丹尼尔液 3~5ml 依次刷洗手、前臂、上臂,至肘上 6cm 处,待自然风干后穿手术衣及戴手套。

3. 穿、脱手术衣

(1) 穿前交叉式手术衣:取出无菌手术衣,在较大的空间,提起衣领两角,将手术衣的里面对向自己轻轻抖开,注意不要触碰衣服的外侧面及周围物品,轻轻掷起手术衣,两手伸展同时迅速插入袖管,保持两臂前伸略弯,由巡回护士在背后拉衣服的肩内侧面协助穿衣、系好颈部和背部系带。最后两手交叉拿住腰带中段向后递,由巡回护士协助系紧。

注意:手术衣外面不能直接用手触摸或触到其他物品。此时背部和腰部以下、肩部以上应视为有菌区,不能接触。

(2) 穿包背式手术衣:该种手术衣可以遮盖手术人员背部使其亦成为无菌区。穿衣方法基本同前交叉式手术衣的穿衣方法。不同之处在于当穿上手术衣、戴好手套后,由巡回护士用无菌持物钳或由已戴好无菌手套的器械护士将腰带自手术人员身后绕到身前交给手术人员,再由手术人员自己将腰带系于腰部前方。

(3)脱手术衣:由巡回护士解开后面的系带,和脱衣者面对面站着将无菌手术衣向前翻着脱掉。这种脱衣服方法适用于术中手套未破、还要连续实施另一台手术时。

4. 戴、脱无菌手套

(1)戴无菌手套:未戴手套的手不能触到手套表面,只能接触手套套口向外翻折的部分。先用左手捏住手套翻折部(手套内面),右手先伸入 2~5 指,对准手套指口后,再伸入拇指。再用已戴好手套的右手指插入左手套的翻折部(手套外面),帮助左手插入左手套内。此时的右手不能再触及左手皮肤。将手套的翻折部翻回盖住衣袖口。无菌盐水冲净手套外面的滑石粉。

(2)脱无菌手套:按上述脱手术衣方法脱手术衣后,手套的手腕部均已外翻。脱手套时手不能直接接触手套的外侧面。先用戴手套的一只手抓另一只已外翻的部分脱掉手套,然后用脱掉手套的手伸到另一只手套的内侧,脱掉另一只手套,保证整个过程中手和手套的外侧面没有接触。这种脱手套的方法适用于术中手套未破、还要连续实施另一台手术时。

【操作要点】

应注意手指甲是否剪好,着装是否符合要求。

1. 外科手消毒

(1)刷手的顺序及范围。

(2)刷手的重点部位。

(3)冲洗时姿势及手臂的保护。

(4)用毛巾擦手臂时的无菌操作。

(5)刷手后是否接触了有菌物品,接触后的处理。

(6)刷手时间。

2. 穿、脱手术衣

(1)提手术衣动作。

(2)递送腰带。

(3)注意手是否接触有菌区。

(4)脱手术衣的要领。

3. 戴、脱无菌手套

(1)提取手套。

(2)无菌观念。

(3)手套腕部外翻部位。

(4)手套口套扎手术衣袖口。

(5)脱手套的要领。

【易错点】

洗手刷手开始后,手臂要置于手高肘低的位置,且不能接触任何有菌物品。

【相关知识】

1. 注意事项

(1)手部、前臂有破损或感染时不能参加手术。

（2）若手术完毕时手套未破，再连续施行另一台手术时可不重复刷手，仅需在消毒液中浸泡5分钟或涂擦碘尔康、灭菌王或丹尼尔洗手液，即可穿手术衣、戴手套。但若第一次手术中手套已破损，或为污染手术，则在下一台手术前需重新刷手。

（3）脱手术衣时，巡回护士只能碰手术衣，不能碰脱衣者的手臂。

（4）手术人员穿好手术衣（前交叉式）、戴好无菌手套后，手的活动范围是：肩以下、腰以上或手术台以上、两侧到腋前线。

2. 重要名词的英文术语

外科手消毒 surgical hand antisepsis

穿、脱手术衣 dress and undress surgical gown

戴、脱无菌手套 wear and pick sterile gloves

四、手术区消毒、铺巾

（一）手术区消毒

【项目简介】

外科手术必然会带来手术部位皮肤和组织的损伤，当手术切口周围的微生物污染达到一定程度时，会发生手术部位的感染，而手术区域消毒的目的是消灭切口及周围皮肤上的细菌，防止细菌进入创口内，是预防手术切口感染的重要环节之一。

【适应证】

任何手术均需通过皮肤或黏膜进入手术野才能进行操作。一般来说，凡是准备接受手术者均需进行手术区域的消毒。

【禁忌证】

对于消毒剂过敏者应更换其他消毒剂进行消毒。目前消毒剂常用2.5%碘酊配合使用75%酒精脱碘、0.5%碘伏、0.1%苯扎溴铵等，2014年美国医疗保健流行病学会和美国感染病学会强调术前使用的消毒剂中应包含酒精。

【操作前准备】

1. 物品准备　消毒剂、消毒纱布、消毒碗（托盘）、卵圆钳。

2. 病人准备

（1）手术前应对手术区进行清洗、剃毛和酒精消毒，并加以保护。剃毛时间以接近手术时间为佳。剃毛时注意勿损伤皮肤。

（2）择期手术病人在病情允许的情况下，术前一天可以用肥皂温水清洗皮肤，目前无证据支持使用抗菌产品，如果皮肤残留胶布粘贴痕迹，可用松节油擦净。

（3）头颅手术应剔除部分或者全部头发，并用75%酒精涂擦，最后使用无菌巾包裹。

（4）心血管手术、器官移植术、人工组织植入等，手术前必须使用2.5%碘酊、75%酒精涂擦；骨科的无菌手术须用碘酊、酒精连续三天进行消毒准备，每天一次，并用无菌巾包裹。

（5）小儿外科手术除手术在头部外，不必剃毛。

（6）一般非急诊手术，若发现手术区域皮肤存在红疹、疖肿等炎症，应考虑延期手术，避免造成切口感染。

(7) 烧伤后和其他病变的肉芽肿施行植皮手术之前,需换药尽量减轻感染和减少分泌物。

3. 操作者准备

(1) 核对病人信息,确认病人手术部位及无消毒剂过敏史。

(2) 穿好手术衣裤、修剪指甲、戴口罩帽子、消毒者手消毒。

(3) 器械护士传递消毒器械。

【操作步骤】

1. 消毒步骤

(1) 消毒者一般为第一助手,站在病人右侧进行操作。

(2) 手臂消毒后利用卵圆钳完成消毒。

(3) 消毒过程中注意不要留白,碘酊消毒注意需待干后进行脱碘,0.5% 碘伏只需常规消毒两次即可。

2. 消毒方式

(1) 环形消毒:用于小区域术野消毒。

(2) 叠瓦形消毒:用于大区域术野消毒。

3. 消毒原则

(1) 离心形消毒:清洁切口的皮肤消毒应从手术区中心向周围涂擦。

(2) 向心形消毒:感染伤口或肛门、会阴部的消毒,应从手术区外周向中心涂擦。

4. 消毒范围　手术区域消毒范围是切口周围 15~20cm 的区域,如存在扩大切口可能,应适当扩大消毒范围,尽可能避免二次消毒。

5. 消毒液的选择

(1) 正常皮肤消毒:可使用所有消毒剂进行消毒。

(2) 黏膜区域消毒:一般使用碘伏消毒。

(3) 婴幼儿皮肤消毒:一般使用 75% 酒精或 0.75% 碘酊消毒。会阴部、颜面部等处使用碘伏消毒。

(4) 植皮术中对供皮区的皮肤消毒:使用 75% 酒精涂擦 2~3 遍。

【操作要点】

手术区消毒包括正确准备手术部位皮肤,彻底切除手术切口及周围皮肤的污染。术前备皮应当在手术当日进行,确需去除手术部位毛发时,应当使用不损伤皮肤的方法,避免使用刀片刮除毛发。采用合适的消毒剂以适当的方式消毒手术部位皮肤,皮肤消毒范围应当符合手术要求,如需延长切口、做新切口或放置引流时,应扩大消毒范围。

【易错点】

手术区消毒过程中严格遵循无菌原则,术前仔细询问病人有无消毒剂过敏史,确定消毒区域时应对手术区域有个准确的预先判断,尽量避免手术过程中的二次消毒。

【相关知识】

1. 注意事项

(1) 消毒过程中应稍用力,以此增加消毒剂的渗透力。

(2) 消毒腹部切口时,应在消毒开始前在脐窝滴数滴消毒剂,消毒完成后需擦净。

2. 重要名词的英文术语

手术区消毒 surgical area disinfection

(二) 手术区铺巾

【项目简介】

手术区铺巾是外科无菌术的重要组成部分,是预防手术切口感染的重要环节之一。

【操作前准备】

1. 物品准备　根据手术的不同,需准备相应的无菌巾。以腹部手术为例,通常需要无菌巾 4~6 块、中单 2 条、剖腹单 1 条及巾钳 4 把。

2. 病人准备

(1) 除局部麻醉外,手术病人已完成相应的麻醉工作,避免病人紧张情绪及与麻醉医师相互干扰可能。

(2) 根据手术需要,必要时已完成留置导尿。

(3) 手术病人标记好手术切口。

(4) 手术病人的手术区域已完成消毒。

3. 操作者准备

(1) 常规为器械护士及第一助手进行操作。

(2) 操作者已刷手,如手术为清洁切口,操作者需戴无菌手套进行铺巾。

【操作步骤】

以腹部手术为例,手术区铺巾操作步骤如下:

1. 铺巾操作者一般为第一助手,站在病人右侧进行操作。

2. 器械护士将无菌巾按照 1/4、3/4 折叠后,由操作者反折朝下铺于切口四周。

3. 铺巾顺序　第一块铺盖足端,第二块铺盖对侧,第三块铺盖头侧,最后一块铺盖己侧。如果操作者已穿无菌手术衣,其铺巾顺序为:己侧、足端、头侧、对侧。

4. 利用巾钳钳夹无菌巾重叠处固定,注意避免夹持病人皮肤。

5. 铺中单有两种方式,一种是第一助手自己铺单,过程中注意避免碰触非无菌区域;另一种是器械护士协助铺巾者共同完成。

6. 铺剖腹单一般由穿好手术衣的术者及器械护士完成。铺单时洞口对准手术区域,指示箭头位于切口上方。先铺头侧,再铺足端。

【操作要点】

手术区铺巾目的是显露手术切口所必需的皮肤,使手术区域成为无菌环境,同时遮盖手术区域以外的身体其他部位,以避免或尽量减少术中污染可能。

【易错点】

1. 手术区铺巾过程中严格遵循无菌原则,术前明确手术切口的部位、方向、长度等,以达到准确充分暴露及保护切口的目的。

2. 铺巾过程中顺序方向正确,范围大小合适,避免向手术区域内挪动。

【相关知识】

1. 注意事项

(1) 剖腹单头侧应盖过麻醉头架,两侧及足端应垂下超过手术台边缘 30cm。

(2) 手术切口保护膜的使用:现在临床常用一次性手术贴膜代替巾钳的使用,但是《外科手术部位感染的预防指南(2017)》明确提出切口保护贴膜被证实无预防感染效果,不推荐使用。

2. 重要名词的英文术语
手术区铺巾 surgical area shop towel

五、外科手术基本操作技术

（一）切开

【项目简介】

切开、缝合、打结是临床医学各科,特别是外科手术的基本技巧。基本操作的训练有助于加强医生手的灵活性和稳定性,培养左右手的协调配合能力。熟练掌握外科基本操作技术对全面提高临床医疗特别是外科手术的质量,提高医疗服务水平有非常重要的意义。

【适应证】

1. 用于外科手术中解剖暴露各种组织。

2. 清除脓肿和病变组织。

【操作前准备】

1. 病人准备

（1）为确保手术切口和病变部位及手术方式一致,术前核对病人信息、病变部位和预定术式。

（2）所有的切口可在预定区用深色笔画标记线。

（3）针对手术选用相应的麻醉方式。

2. 手术区域准备　消毒铺巾。

3. 手术人员准备　手臂消毒、穿脱手术衣和戴无菌手套。

4. 器械准备

（1）切开的主要器械是手术刀,手术刀分为刀柄和刀片两部分,刀片通常有圆和尖两种类型及大、中、小三种规格(图 1-1)。

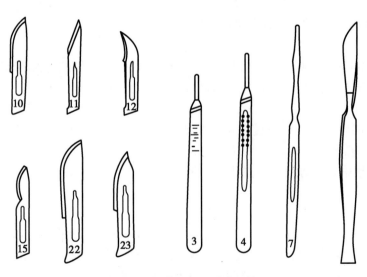

图 1-1　手术刀柄和手术刀片

(2) 使用前用持针器夹持刀片背侧,与相应刀柄的沟槽嵌合推入,不能徒手操作,操作时刀尖朝下(图1-2)。

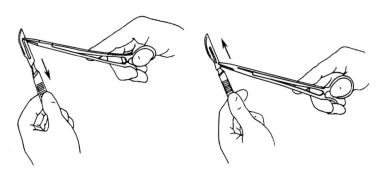

图1-2　装卸手术刀片

【操作步骤】

1. 选择执刀方式　执弓式、握持式、执笔式和反挑式(图1-3)。

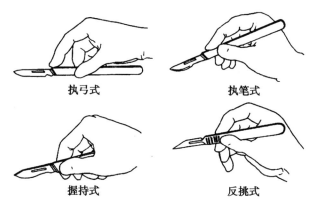

执弓式　　　　　　　　执笔式

握持式　　　　　　　　反挑式

图1-3　执刀方式

2. 皮肤切开(图1-4)

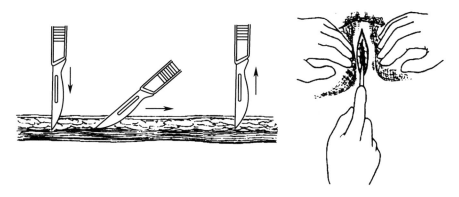

图1-4　皮肤切开

　(1) 切开前再次消毒皮肤,用齿镊检查切口的麻醉情况。

　(2) 切开时不可使皮肤随刀移动,术者应该分开左手拇指和示指,绷紧、固定切口两侧皮肤,较大切口应由术者和助手用左手掌边缘或纱布相应地压迫皮肤。

(3) 刀刃与皮肤垂直,否则形成斜形切口,不易缝合,影响愈合,切开时用力均匀,一刀切开皮肤全层,避免多次切割致切口不整齐,要点是垂直进刀,水平走刀,垂直出刀。

(4) 电刀切开技术方法:先按上述要求切开皮肤至真皮层,再由术者和助手提起组织后,使用电刀逐层切开皮下组织。

3. 浅部脓肿切开引流

(1) 在脓肿波动最明显处用尖刀垂直刺入脓腔,反挑切开,再向两侧延长切口,切口到达脓肿边缘。

(2) 切开脓肿后,清理脓腔,用手指或血管钳打开脓腔分隔以利于排脓,因局部解剖关系切口不能扩大或脓腔较大者,可在两极做对口引流。

4. 深部脓肿切开引流

(1) 切开之前可先用细针穿刺抽吸,找到脓腔后,将针头留在原处,作为切开的标准。或超声定位脓肿。

(2) 先切开皮肤及皮下组织,沿针头方向,用止血钳分开肌层,达到脓腔后,将其充分打开,并以手指或血管钳伸入脓腔内检查。

(3) 填入湿盐水纱布或碘伏纱条,或凡士林纱条,一端留在外侧,或放置有侧孔的橡皮引流管,并用纱布或棉垫包扎。

(4) 若脓肿切开后,脓腔内出血,可用干纱布填塞脓腔,以压迫止血。术后两天,用无菌盐水润湿纱布,轻轻取出,改换成烟卷式引流条或凡士林纱布引流。

(5) 术后做好手术记录,注意记录遗留物的数量。

5. 腹膜切开　术者与助手用血管钳交替提起腹膜,用刀柄或手指检查确保无其他组织,在两钳之间先切小口,再扩大剪开。

6. 胆管及输尿管的切开　原则上应在管道的前壁预定切口的两侧做细丝线悬吊后,再用尖刀在两线之间切开,避免直接切开可能伤及管道后壁。

【操作要点】

1. 器械识别。

2. 执刀方式。

3. 切口的选择原则。

4. 不同部位进行切开操作。

【相关知识】

1. 切口选择原则

(1) 方便手术区域的暴露。

(2) 减少组织损伤,避开可能的主要血管和神经。

(3) 切口的大小选择合适,对简单的手术提倡微创切口,而复杂的恶性肿瘤根治等手术尽量要求足够的显露。

(4) 切口方向尽量保持和皮纹一致,注意术后的瘢痕不影响外观(如乳腺、甲状腺)和各种关节的功能。

(5) 各种探查手术还要考虑便于手术切口的延长。

2. 重要名词的英文术语

切开 cut open

（二）缝合

【项目简介】

缝合的目的是借助缝合的张力维持伤口边缘相互对合以消灭空隙,有利于组织愈合。切口的良好愈合与正确选用缝合方法,合理选择缝合材料及精细的操作技术有关。在临床上因缝合不当而发生严重并发症,危及病人生命的情况并不少见。临床医师必须注意掌握常见的缝合方法和原则。

【适应证】

手术切口和适合一期缝合的新鲜创伤切口。

【禁忌证】

污染严重或已经化脓的伤口。

【操作前准备】

1、4、7 号缝线若干(供术者选择),常规腹部外科的缝针,手术刀 1 把,无齿镊、有齿镊各 1 把,持针器 1 把,线剪 1 把,无菌手套。

【操作步骤】

1. 穿针引线　持针器前段 1/3 夹住缝针的中后 1/3 处,右手拇指、示指捏住缝线前段穿入针孔。线头穿过针孔后,右手拇指顶住针尾孔,示指顺势将线头拉出针孔。拉线过针孔 6~10cm 后,合并缝线并卡入持针器的头部。

2. 缝合操作

（1）进针:缝合时左手执有齿镊,提起一侧皮肤边缘,右手执已夹住针线的持针器,垂直刺入皮肤,从皮下出针,然后有齿镊加持对侧皮肤,缝针经对侧皮下进针从对侧切口皮肤垂直刺出,如皮肤阻力较大,可用有齿镊进行对抗。

（2）拔针:有齿镊固定针尖,松开夹住针尾的持针器,持针器夹住刺出皮肤的缝针,顺着针的弧度拔出,带出缝线。

（3）打结及剪线:打结过程中松紧适宜,剪线时靠滑斜剪规范剪线,留取线头适中。

（4）对皮:缝合结束后,检查皮肤是否对合良好,如有皮肤内翻,及时应用有齿镊进行纠正,否则影响愈合及愈后外观。

3. 选择缝合方式　根据缝合后切口边缘的形态分为单纯、内翻、外翻缝合三类,分别又有间断和连续缝合两种。

（1）单纯缝合法:为外科手术中广泛应用的一种缝合法,缝合后切口边缘对合。

1）单纯间断缝合法:间断,安全,不影响创缘的血运,最常用。常用于皮肤、皮下组织、腹膜及胃肠道等的缝合。一般皮肤缝合的针距为 1~1.2cm,边距为 0.5~0.6cm（图 1-5）。

2）单纯连续缝合法:优点是节省用线和时间,减少线头,创缘受力较均匀,对合较严密;缺点是一处断裂则全程松脱。常用于缝合腹膜、胃肠道和血管等,不适用于张力较大的组织的缝合（图 1-6）。

3）"8"字缝合法:实际上是两个间断缝合,结扎牢靠且节省时间。常用于缝合腱膜、腹直肌鞘前层及缝扎止血（图 1-7）。

4）连续锁边缝合:闭合及止血效果较好,常用于胃肠道吻合时后壁全层缝合（图 1-8）。

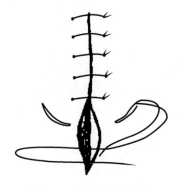

图 1-5 单纯间断缝合法

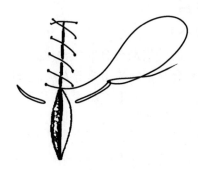

图 1-6 单纯连续缝合法

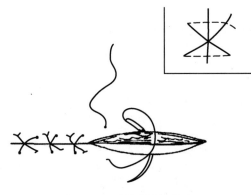

图 1-7 两种"8"字缝合法

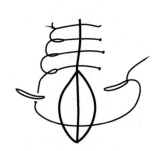

图 1-8 连续锁边缝合法

（2）内翻缝合法：缝合后切口内翻，外面光滑，常用于胃肠道吻合。

1）垂直褥式内翻缝合法：又称 Lembert 缝合法。分间断与连续缝合两种，常用的为间断法。在胃肠及肠肠吻合时用以缝合浆肌层（图 1-9）。

2）水平褥式内翻缝合法：间断水平褥式内翻缝合法，又称 Halsted 缝合法，用以缝合浆肌层或修补胃肠道小穿孔（图 1-10）；连续水平褥式内翻缝合法，又称 Cushing 缝合法，多用于缝合浆肌层（图 1-11）；连续全层水平褥式内翻缝合法，又称 Connell 缝合法，多用于胃肠吻合时缝合前壁全层（图 1-12）。

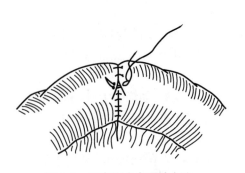

图 1-9 垂直褥式内翻缝合法

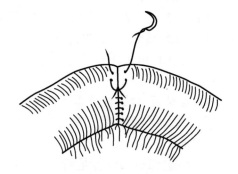

图 1-10 间断水平褥式内翻缝合法

3）荷包缝合法：用于埋藏阑尾残端，缝合小的肠穿孔或固定胃、肠、膀胱、胆囊造瘘等引流管（图 1-13）。

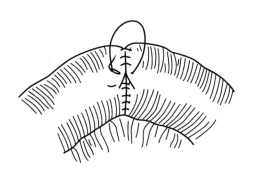

图 1-11　连续水平褥式内翻缝合法

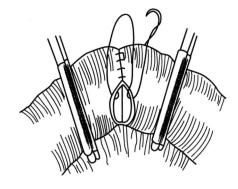

图 1-12　连续全层水平褥式内翻缝合法

（3）外翻缝合法：缝合后切口外翻，内面光滑。常用于血管吻合、腹膜缝合、减张缝合等，有时亦用于缝合松弛的皮肤（如老年或经产妇、阴囊皮肤等），防止皮缘内卷，影响愈合。

1）间断水平褥式外翻缝合法：切缘对合整齐，且有止血作用，如腹壁创口，子宫壁及阴囊、腹股沟、颈部等不缝合脂肪的皮肤缝合（图 1-14）。

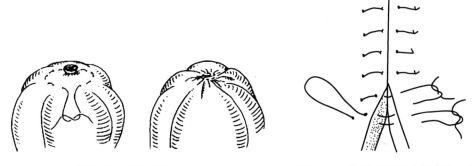

图 1-13　荷包缝合法　　　　　　　　　图 1-14　间断水平褥式外翻缝合法

2）间断垂直褥式外翻缝合法：多用于大血管吻合修补，保证血管内面光滑（图 1-15）。

3）连续外翻缝合法：多用于血管壁吻合，腹膜、胸膜的缝合，使创缘外翻（图 1-16）。

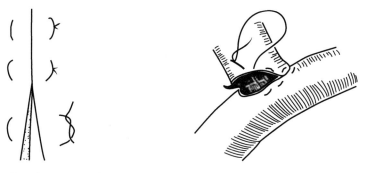

图 1-15　间断垂直褥式外翻缝合法　　　图 1-16　连续外翻缝合法

【相关知识】

1. 注意事项

（1）无论何种缝线均为异物，因此应尽可能选用较细缝线或少用，一般选用线的拉力能胜过组织的张力即可,为了减少缝线量,肠线宜连续缝合,丝线宜间断缝合。

(2) 不同的组织器官有不同的缝合方法,选择适当的缝合方法是前提条件。

(3) 1 号丝线用于皮肤、皮下组织及部分内脏,或用于小血管结扎,4 号或 7 号丝线做较大血管结扎止血,或肌肉、腹膜缝合时应用,10 号丝线仅用于减张缝合及在结扎未闭的动脉导管时使用。

(4) 增加缝合后切口抗张力强度的方法是增加缝合密度而不是增粗缝线,虽然连续缝合的力量分布均匀,抗张力较间断缝合强,但缺点是一处断裂,全程松脱,特别是在伤口感染后,导致处理感染时难度增加。

(5) 缝合切口时应将组织各层对合好,结扎张力适当。缝合皮肤、皮下时不宜过深或过浅,过浅或过松易形成无效腔,积液、积血,切口不易愈合,甚至导致感染;过深或过紧可影响切口血运,进而影响愈合。

(6) 剪线时打结者将两线头并拢拉直,由手持线剪者将线剪尖端略微张开,沿线滑下,在接近线头处将剪刀倾斜 45°,保留线头适中将线剪断,简单总结为靠、滑、斜、剪;一般体内组织结扎的丝线线头保留 2mm,肠线线头保留 3~4mm,血管缝线保留 5~8mm,皮肤缝合的线头适当留长,方便剪线,一般 5~8mm。

2. 重要名词的英文术语

缝合 suture

(三) 打结

【项目简介】

正确而熟练的打结操作是外科医生必备而又重要的基本功,是保证手术成功的关键。因为手术中的止血和缝合操作均需要进行打结,而打结是否牢固可靠又与打结的方法是否正确有关。如果打结不牢固,出现松动、滑落,可能会导致术后出血、消化道瘘等并发症。可见,打结是外科手术操作中十分重要的技术,临床医生在学习和工作中应熟练掌握正确的打结方法。

【操作步骤】

1. 单手打结法 是最常用的打结方法,打结速度快,节省打结线,左右手均可打结,简便迅速(图 1-17)。

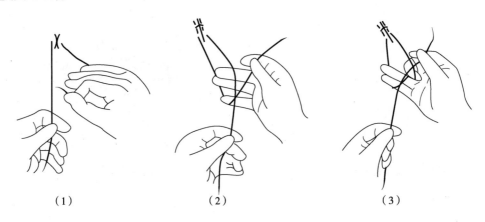

| (1) | (2) | (3) |

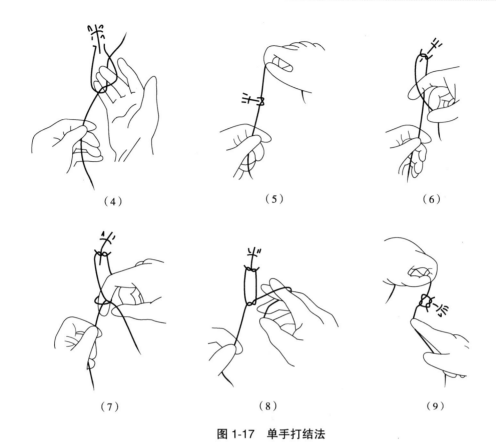

（4）　　　　　　　（5）　　　　　　　（6）

（7）　　　　　　　（8）　　　　　　　（9）

图 1-17　单手打结法

2. 双手打结法　较常采用,结扎可靠,主要用于深部或张力较大组织的缝合打结,缺点是打结速度较慢,结扎线较长(图 1-18)。

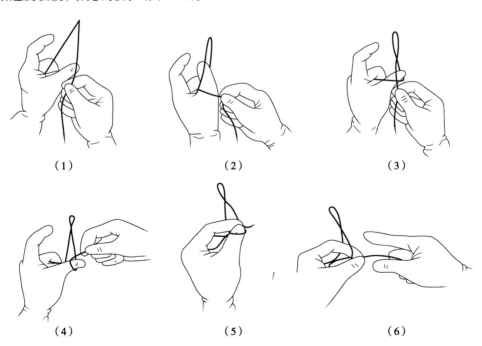

（1）　　　　　　　（2）　　　　　　　（3）

（4）　　　　　　　（5）　　　　　　　（6）

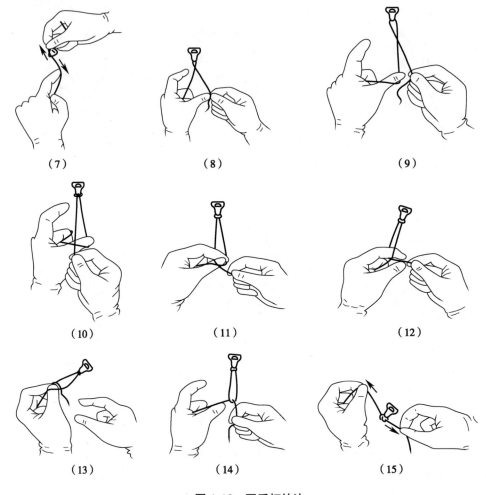

（7）　　　　　　　　　（8）　　　　　　　　　（9）

（10）　　　　　　　　（11）　　　　　　　　（12）

（13）　　　　　　　　（14）　　　　　　　　（15）

图 1-18　双手打结法

3. 持针器打结法　用持针器或血管钳打结,常用于体表小手术或线头短用手打结困难时,仅术者一人操作,方便易行,节省缝线。在有张力缝合时,为防止滑脱,可在第一个单结时连续缠绕两次形成外科结(图 1-19)。

4. 深部打结法　对深部组织进行打结操作时,在完成线的交叉后,左手持住线的一端,右手示指尖逐渐将线结向下推移,在略超过结的中点和左手相对用力,直至线结收紧。

【操作要点】

1. 打结分为单手打结法、双手打结法、持针器打结法和深部打结法。

2. 正确的打结方式,可以形成方结、三重结和外科结,结扎效果牢靠,为初学者所必须掌握的(图 1-20)。

（1）方结:又称缩帆结、平结,是外科手术中主要的打结方式,其特点是结扎线来回交错,第一个单结与第二个单结方向相反,着力均匀,不易滑脱,牢固可靠,用于较小血管和各种缝合时的打结。

（2）三重结:在方结基础上再重复第一个单结,共三重,加强了线结间的摩擦力,防止线结松散滑脱,可靠牢固,用于较大血管的结扎。

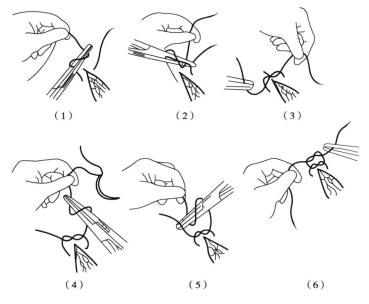

（1） （2） （3）

（4） （5） （6）

图 1-19 持针器打结法

（3）外科结：打第一个单结时缠绕两次，第二个单结时缠绕一次，其目的是让第一个结圈摩擦力增加，在打第二个单结时不易松动和滑脱，使结扎更牢固，大血管或有张力缝合后的结扎强调使用外科结。

3. 不正确的打结方式，可以形成假结和滑结，容易滑脱、松动，应尽量避免（图 1-20）。

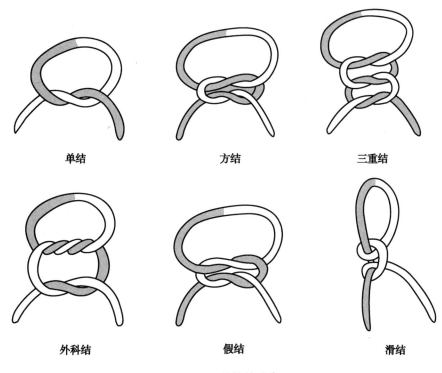

单结 方结 三重结

外科结 假结 滑结

图 1-20 结扎的种类

【相关知识】

1. 注意事项

(1) 无论用何种方法打结,第一个单结和第二个单结不能相同,否则为假结,容易滑脱。即使两个单结相反,如果两手用力不均,只拉紧一根线,形成滑结,也容易滑脱。两种结均应避免。

(2) 打结时,保证拉线方向正确,每一个结均应摆平后再拉紧,忌使线成锐角,否则,稍用力线即被拉断。

(3) 结扎时,用力应缓慢均匀,两手的距离不宜离线结扎处太远,特别是深部打结时,最好是用一手指按线结近处,徐徐拉紧,否则均易将线扯断或未结扎紧而滑脱。

(4) 临床工作实践中,结扎组织和血管时,应在第一个单结完成后,让助手松开止血钳,打结者再次收紧线结确保可靠后再打第二个单结。

(5) 重要的血管和组织需要施行两次以上的结扎;大的血管使用细线结扎比粗线更可靠,粗线难以完全阻断血流且更容易滑脱。

2. 重要名词的英文术语

打结 tie

六、换药和拆线

(一) 清洁伤口换药

【项目简介】

清洁伤口换药目的是检查伤口,清洁伤口,预防和控制伤口感染,促进伤口愈合。

【适应证】

1. 需要观察伤口情况者。

2. 伤口敷料被渗出分泌物浸湿,或有出血倾向者。

3. 伤口敷料松脱或被污染者。

4. 需拔出伤口内引流物者。

【禁忌证】

无。

【操作前准备】

1. 物品准备

(1) 治疗车上物品:①换药包,内含治疗碗(盘)2 个,有齿、无齿镊各 1 把或止血钳 2 把,手术剪 1 把;②换药用品,2.5% 碘酊和 75% 酒精棉球或碘伏、生理盐水棉球若干及根据伤口所选择的敷料、胶布卷、无菌手套。

(2) 其他用品:引流物、探针、注射器(5ml 或 20ml)、汽油或松节油、棉签。

(3) 根据伤口需要酌情备用胸、腹带或绷带。

2. 场所要求　病房或换药室,避开病人进食及陪护人员,操作前半小时勿清扫。

3. 病人准备　告知病人换药的目的、操作过程及可能出现的情况。病人采取舒适体位,注意保暖,避免着凉。

4. 操作者准备

(1) 了解伤口情况,协助病人摆放体位。

（2）多个病人换药时,先安排清洁伤口,再处理污染伤口,避免交叉感染。

（3）穿白大衣,戴帽子、口罩,洗手,剪指甲等。

【操作步骤】

1. 操作者洗手,核对病人,告知病人进行何种操作。

2. 探查伤口,再次洗手。

3. 选择合适的换药包。

4. 正确打开包,拿取摆放包内器械。

5. 正确打开钳筒,正确使用持物钳。

6. 判断换药包在有效期范围,打开包后判断 3M 指示条是否有效。

7. 夹取物品,顺序为先纱布,再碘伏棉球。

8. 用手揭开外层敷料,用镊子沿切口长轴水平揭去内层敷料。

9. 消毒顺序为从内向外,缝线部位用碘伏棉球轻轻沾即可。

10. 消毒范围为伤口周围 5cm 以上,消毒两遍。

11. 两把镊子分工明确,尖端始终朝下。

12. 两把镊子在操作过程中无接触。

13. 执镊手法正确。

14. 递物镊始终高于消毒镊。

15. 覆盖 8~10 层敷料,垂直于身体纵轴方向粘贴胶布,长短超过敷料宽度一半。

16. 换药后整理物品,分别放入不同垃圾桶。

17. 洗手,操作台清洁。

18. 在操作过程中和病人主动交流,告知病人不要紧张,操作完成后告知病人注意事项。

【操作后处理】

书写相关记录。

【操作要点】

重点是无菌操作原则。

【相关知识】

1. 了解常用引流物及适用范围。

2. 引流物拔出注意事项。

3. 重要名词的英文术语。

清洁伤口换药 dressing change for clean wound

（二）感染伤口换药

【项目简介】

感染伤口换药目的是检查伤口,清洁伤口,预防和控制伤口感染,促进伤口愈合。

【适应证】

1. 需要观察伤口情况者。

2. 伤口敷料被渗出分泌物浸湿,或有出血倾向者。

3. 伤口敷料松脱或被污染者。

4. 需拔出伤口内引流物者。

【禁忌证】

无。

【操作前准备】

1. 物品准备

(1) 治疗车上物品:①换药包,内含治疗碗(盘)2 个,有齿、无齿镊各 1 把或止血钳 2 把,手术剪 1 把;②换药用品,2.5% 碘酊和 75% 酒精棉球或碘伏、生理盐水、棉球若干及根据伤口所选择的敷料、胶布卷、无菌手套。

(2) 其他用品:引流物、探针、注射器(5ml 或 20ml)、汽油或松节油、棉签。

(3) 根据伤口需要酌情备用胸、腹带或绷带。

2. 场所要求 病房或换药室,避开病人进食及陪护人员,操作前半小时勿清扫。

3. 病人准备 告知病人换药的目的、操作过程及可能出现的情况,病人采取舒适体位。注意保暖,避免着凉。

4. 操作者准备

(1) 了解伤口情况,协助病人摆放体位。

(2) 多个病人换药时,先安排清洁伤口,再处理污染伤口,避免交叉感染。

(3) 穿白大衣,戴帽子、口罩,洗手,剪指甲等。

【操作步骤】

1. 操作者洗手,核对病人,告知病人进行何种操作。

2. 探查伤口,再次洗手。

3. 选择合适的换药包。

4. 正确打开包,拿取摆放包内器械。

5. 正确打开钳筒,正确使用持物钳。

6. 判断换药包在有效期范围,打开包后判断 3M 指示条是否有效。

7. 夹取物品,顺序为先纱布,再碘伏棉球,最后为油纱。

8. 用手揭开外层敷料,用镊子沿切口长轴水平揭去内层敷料。

9. 用生理盐水或生理盐水棉球沾湿脓肿腔内的纱布,缓慢抽取。

10. 消毒顺序为从外向内消毒,不用碘伏棉球擦拭伤口部位。

11. 消毒范围为伤口周围 5cm 以上,消毒两遍。

12. 两把镊子分工明确,尖端始终朝下。

13. 两把镊子在操作过程中无接触。

14. 执镊手法正确。

15. 递物镊始终高于消毒镊。

16. 用镊子夹取生理盐水棉球进入脓腔内反复擦拭。

17. 再用镊子夹取碘伏棉球进入脓腔内反复擦拭。

18. 置入油纱条,用镊子夹取油纱条放入脓腔最深处,然后轻轻向外拔出少许。

19. 覆盖 8~10 层敷料,垂直于身体纵轴方向粘贴胶布,长短超过敷料宽度一半。

20. 换药后整理物品,分别放入不同垃圾桶。

21. 洗手,操作台清洁。

22. 在操作过程中和病人主动交流,告知病人不要紧张,操作完成后告知病人注意事项。

【操作后处理】

书写相关记录。

【操作要点】

重点是无菌操作原则。

【相关知识】

1. 了解一些特殊感染伤口如何换药。

2. 重要名词的英文术语

感染伤口换药 infected wound dressing

(三) 拆线

【项目简介】

拆线是指无论愈合伤口或感染伤口,全部皮肤缝线作为异物均需在适当的时间被拆除。

【适应证】

1. 正常手术切口,已到拆线时间,切口愈合良好,局部及全身无异常表现者。

2. 伤口术后有红、肿、热、痛等明显感染者应提前拆线。

【禁忌证】

1. 手术切口未到拆线时间。

2. 手术切口已到拆线时间,无切口感染,但愈合欠佳。

【操作前准备】

1. 物品准备

(1) 拆线包:内含治疗碗(盘)2 个,有齿、无齿镊各 1 把或止血钳 2 把,拆线剪 1 把。

(2) 换药用品:2.5% 碘酊和 75% 酒精棉球或碘伏、生理盐水棉球若干及根据伤口所选择的敷料、胶布卷、无菌手套。

2. 场所要求　病房或换药室。避开病人进食及陪护人员,操作前半小时勿清扫。

3. 病人准备　告知病人拆线的目的、操作过程及可能出现的情况,病人采取舒适体位,注意保暖,避免着凉。

4. 操作者准备

(1) 了解伤口情况,协助病人摆放体位。

(2) 穿白大衣,戴帽子、口罩,洗手,剪指甲等。

【操作步骤】

1. 操作者洗手,核对病人,告知病人进行何种操作。

2. 探查伤口,明确伤口愈合良好、无红肿、无压痛,再次洗手。

3. 选择合适的拆线包。

4. 正确打开包,拿取摆放包内器械。

5. 正确打开钳筒,正确拿取持物钳。

6. 判断拆线包在有效期范围,打开包后判断 3M 指示条是否有效。

7. 夹取物品顺序为先纱布,再碘伏棉球。

8. 用手揭开外层敷料,用镊子沿切口长轴水平方向揭去内层敷料。

9. 消毒顺序为从内向外,用碘伏棉球来回擦拭缝线部位。

10. 消毒范围为伤口周围 5cm 以上,消毒两遍。

11. 两把镊子分工明确,尖端始终朝下。

12. 两把镊子在操作过程中无接触。

13. 执镊手法正确。

14. 递物镊始终高于消毒镊。

15. 拆线时通常用镊子将线结轻轻上提,使线结下方缝线略露出皮面,在靠线结侧紧贴皮肤剪断一边缝线,随即将缝线向切口的缝线剪断侧拉出,动作要轻柔,拉线方向正确。

16. 间断拆线并观察切口情况,切口愈合良好,拆除余下缝线。

17. 拆线完成后,消毒一次。

18. 覆盖 8~10 层敷料,垂直于身体纵轴方向粘贴胶布,长短超过敷料宽度一半。

19. 拆线后整理物品,分别放入不同垃圾桶。

20. 洗手,操作台清洁。

21. 在操作过程中和病人主动交流,告知病人不要紧张,操作完成后告知病人注意事项。

【操作后处理】

书写相关记录。

【操作要点】

重点是无菌操作原则。

【相关知识】

1. 具有下列情况之一,可以延迟拆线

(1) 严重贫血、消瘦、轻度恶病质者。

(2) 严重失水或水电解质紊乱尚未纠正者。

(3) 年老体弱及婴幼儿病人伤口愈合不良者。

(4) 伴有呼吸道感染,咳嗽没有控制的胸、腹部切口。

(5) 切口局部水肿明显且持续时间较长者。

(6) 有糖尿病病史者。

(7) 服用糖皮质激素者。

(8) 腹压增高、大量腹水者。

2. 重要名词的英文术语

拆线 remove the stitches

七、止血法和包扎法

(一) 头、颈、面部指压止血法

【项目简介】

头、颈、面部指压止血法是针对头、颈、面部出血急救情况的一种简单有效的临时性止血方法。根据动脉走行,在出血伤口的近心端,用指压住动脉处,向骨骼方向加压,达到临时止血的目的。

【适应证】

1. 急救场景下头、颈、面部出血的病人。

2. 无有效的止血用具且生命体征尚稳定。

【禁忌证】

头顶出血压迫部位存在颅骨骨折。

【操作前准备】

1. 物品准备 无菌手套。

2. 场所要求 确认周围环境安全。

3. 病人准备

(1) 病人和家属了解此项操作的目的、意义,以及急救的必要性,消除伤者紧张、恐惧情绪。

(2) 迅速判断出血位置和伤口情况。

(3) 协助伤者采取舒适体位。

4. 操作者准备 如有无菌手套则可视具体情况迅速穿戴。

【操作步骤】

1. 核对、解释 判断周围环境是否安全便于急救,核对病人姓名,向病人解释操作目的及有关事项。

2. 准备体位 协助病人取仰卧位或坐位等舒适体位。

3. 判断出血位置 按部位分为头皮出血、面部出血和颈部出血。

4. 指压止血

(1) 头皮出血:头皮前部出血时,用拇指压住出血侧的颞浅动脉,位于下颌关节上方,外耳道前方 1cm;头皮后部出血时,用拇指压住出血侧的耳后动脉,位于耳后乳突根稍外侧。

(2) 面部出血:用拇指压迫伤侧下颌角处的面动脉。

(3) 颈部出血:用拇指压迫伤侧颈总动脉,位于伤侧平甲状软骨上缘外侧两横指。

【操作后处理】

1. 形成有效压迫后,出血停止,需要告知病人配合,询问病人是否有不适。

2. 此为临时性止血手段,应尽快取得医疗救助,或在获取有效止血工具后换用加压包扎等止血方式。

3. 协助病人尽快转运至医院进行治疗。

【操作要点】

1. 迅速准确地判断头、颈、面部具体出血位置,是否存在活动性出血。

2. 判断出血情况的同时迅速评估病人生命体征是否平稳。

3. 在保证迅速止血的前提下,尽量戴手套操作。

4. 告知病人操作目的,取得知情配合。

5. 掌握头、颈、面部重要供血动脉解剖位置。

【易错点】

1. 过分强调知情同意、判断病情、无菌操作等延误止血时机。

2. 对应的供血动脉位置判断失误,导致指压止血无效。

3. 禁止同时压迫两侧颈总动脉。

【相关知识】

1. 注意事项

(1) 进行头皮止血时,需判断有无压迫处颅骨骨折或开放性颅脑损伤等严重病情,如存在则禁忌指压止血,改用其他止血方式。

(2) 如为颈部出血,压迫颈总动脉注意不能同时双侧加压,以免影响脑血供。

(3) 如压迫颈总动脉,注意加压力度,以免过分推挤气管影响呼吸。

(4) 充分掌握以上内容所涉及的血管解剖位置,如压迫位置不准确导致止血效果不佳,应迅速调整位置对血管形成有效压迫。

2. 健康教育

(1) 向病人讲解此项操作的目的、意义,以及急救的必要性,取得充分配合。

(2) 压迫止血成功后要持续同病人沟通,消除紧张情绪,告知病人止血成功后,身体不能随意活动,防止手指移位伤口再次出血。

3. 重要名词的英文术语

压迫止血 hemostasis by compression

(二) 四肢指压止血法

【项目简介】

指压止血法是现场急救中常用简便的止血方法。

【适应证】

指压止血法适用于头颈部、四肢的动脉出血。根据动脉的走向,用手指压住出血的血管上方(近心端),使血管被压闭住,中断血流,达到临时止血的目的。

【操作步骤】

1. 腋窝和肩部出血压迫法 在锁骨上窝对准第一肋骨拇指向下压迫锁骨下动脉。

2. 上臂出血压迫法 一手将患肢抬高,另一手用拇指压迫内侧的肱动脉。

3. 前臂出血压迫法 用拇指压迫伤侧肘窝肱二头肌腱内侧的肱动脉末端。

4. 手部出血压迫法 用双手拇指分别压迫腕部的尺动脉、桡动脉。

5. 下肢出血压迫法 用双手拇指重叠向后用力压迫腹股沟中点稍下方的股动脉及腘动脉。

6. 足部出血压迫法 用双手拇指分别压迫足背踇长伸肌腱外侧的足背动脉和内踝与跟腱之间的胫后动脉。

【操作后处理】

1. 观察病人生命体征。

2. 观察肢体远端血运。

3. 快速、安全、可靠地包扎局部出血部位。

4. 快速转运。

【相关知识】

1. 注意事项

(1) 严格无菌操作技术原则。

(2) 持续出血:由止血中压力不足或指压不确切导致。

(3) 伤者烦躁不安及伤口远端疼痛加重,主要原因为阻断肢体供血时间过久,导致肢体发生缺血性疼痛。

(4) 成人的血液约占其体重的 8%,失血总量达到总血量的 20% 以上时,可导致失血性休克。当出血量达到总血量的 40% 时,则可危及生命。

（5）各种出血中，以动脉出血最为危险，其特点是伤口呈喷射状搏动性向外涌出鲜红色的血液，如伤口持续向外溢出暗红色的血液，则为静脉出血，而毛细血管损伤则是伤口向外渗出鲜红色的血液。

（6）急救止血过程中，各种止血方法可单独应用，也可联合应用，达到快速、可靠、安全的止血目的。

2. 重要名词的英文术语

指压止血法 digital pressure hemostasis

（三）填塞止血法

【项目简介】

用消毒材料填塞在伤口内起到压迫止血的方法。

【适应证】

填塞止血法适用于颈部、臀部或其他部位较大而深难以加压包扎的伤口，以及实质性脏器的广泛渗血或破裂出血等。

【禁忌证】

无。

【操作前准备】

1. 物品准备　无菌手套、无菌纱布或子宫垫、绷带。

2. 操作者准备

（1）戴手套，观察并检查伤口，根据伤口具体情况准备适当包扎器材。

（2）告知病人和家属包扎的目的、意义、过程、注意事项及配合操作的要点，消除伤者紧张、恐惧心理。

3. 病人准备　取舒适体位，去除内外衣，尽量暴露需包扎部位。

【操作步骤】

1. 检查　明确出血部位及出血性质。

2. 填塞　将无菌纱布塞入伤口内，如仍止不住出血，可添加纱布。

3. 观察局部出血情况，必要时外加包扎固定。

【操作后处理】

1. 检测生命体征。

2. 观察伤处出血情况。

3. 快速转运。

4. 消毒双手，核对，记录。

5. 一般术后 3~5 天开始慢慢取出填塞纱布，过早取出可能发生再出血，过晚则易引起感染。

【操作要点】

1. 严格遵守无菌技术操作原则及操作流程。

2. 明确出血部位。

3. 确切止血，必要时加压包扎。

【易错点】

1. 止血不确切。

2. 未戴无菌手套。

3. 必要时外加包扎固定,敷料应超出伤口至少 5cm。

4. 急救处理时,在做好彻底止血的准备之前,不得将填入的纱布抽出。

【相关知识】

1. 注意事项

(1) 成人的血液约占其体重的 8%,失血总量达到总血量的 20% 以上时,可导致失血性休克。当出血量达到总血量的 40% 时,则可危及生命。

(2) 各种出血中,以动脉出血最为危险,其特点是伤口呈喷射状搏动性向外涌出鲜红色的血液,如伤口持续向外溢出暗红色的血液,则为静脉出血,而毛细血管损伤则是伤口向外渗出鲜红色的血液。

(3) 急救止血过程中,各种止血方法可单独应用,也可联合应用,达到快速、可靠、安全的止血目的。

2. 重要名词的英文术语

填塞止血法 packing hemostasis

(四) 止血带止血法

【项目简介】

一般适用于四肢大动脉的出血,并常常在采用加压包扎不能有效止血的情况下才选用止血带,止血带止血法能有效控制肢体出血,减少血容量丢失,避免休克发生。

【适应证】

适用于腘动脉和肱动脉损伤引起的大出血,股动脉不能用加压包扎止血时,应立即使用止血带。

【禁忌证】

1. 特殊感染截肢不用止血带,如气性坏疽。

2. 动脉硬化症、糖尿病、慢性肾功能不全者,慎用止血带或休克裤。

【操作前准备】

1. 物品准备 无菌手套、衬垫(纱布、毛巾或伤者衣服)、止血带、止血药物、签字笔等。

2. 操作者准备

(1) 戴手套,观察并检查伤口,根据伤口具体情况准备适当包扎器材。

(2) 告知病人和家属包扎的目的、意义、过程、注意事项及配合操作的要点,消除伤者紧张、恐惧心理。

3. 病人准备 取舒适体位,去除内外衣,尽量暴露需包扎部位。

【操作步骤】

1. 明确出血部位及出血性质。

2. 先在止血带部位(伤口上方)用纱布、毛巾或伤者衣服垫好。

3. 橡胶止血带法 以左手拇指、示指、中指拿止血带头端,另一手扭紧止血带绕肢体两圈,将止血带末端放入左手示指、中指间拉回固定。

4. 充气型止血带法 在衬垫处环绕止血带,调节上肢压力为 250~300mmHg,下肢压力为 400~500mmHg。

5. 驱血带法 用宽约 5cm 的弹性橡皮带,抬高患肢,在衬垫上重叠加压。

6. 观察远端出血情况,注明和计算时间。

【操作后处理】

1. 检测生命体征。

2. 观察伤处出血情况,并行创面包扎。

3. 消毒双手,核对,记录。

【操作要点】

1. 明确出血部位,选择合适的放置部位。

2. 放置位置皮肤保护,确切止血(远端动脉搏动刚好消失或出血停止),松紧适宜。

3. 必须做出显著标志,注明和计算时间。

【易错点】

1. 止血带相应部位的衬垫。

2. 止血带放置位置选取错误。

3. 未做显著标志,未注明和计算时间。

4. 压力选择不当。

【相关知识】

1. 注意事项

(1) 持续出血由加压包扎及止血带止血中压力不足导致,需要调整绷带及止血带压力。

(2) 皮肤斑、水疱创伤后伤口周围软组织肿胀,应用加压包扎及止血带止血均可加重皮肤受压,从而产生瘀斑及张力性水疱。加压包扎及止血带止血后应密切观察局部肿胀情况,调整绷带及止血带压力。

(3) 伤者烦躁不安及伤口远端疼痛加重主要原因为阻断肢体供血时间过久,导致肢体发生缺血性疼痛,可根据出血控制情况调整绷带及止血带压力。

(4) 神经损伤常见于伤者存在骨折及关节脱位,已有局部神经压迫,此时继续伤口局部加压包扎,进一步加重神经损伤;止血带放置位置不当也可以引起神经损伤。

(5) 肢体缺血坏死:止血带应用压力过高及持续时间过长所致,应严格遵守止血带应用规范。

(6) 止血带休克:放松止血带时,大量血液流向患肢,造成全身有效血容量急剧减少所导致的休克。放松止血带时应遵循:慢放—观察—再慢放—再观察的原则,不要一放到底。

(7) 下肢深静脉血栓使用止血带会造成患肢远端静脉血流淤滞和血管内皮损伤,同时可加剧伤者的高凝状态,有深静脉血栓形成倾向,严格遵守止血带应用规范及尽量减少止血带使用时间尤为重要。

(8) 止血带的解除要在输液、输血和准备好有效止血手段后,在密切观察下缓慢放松止血带。若止血带缠扎过久,组织已发生明显广泛坏死时,在截肢前不宜放松止血带。

2. 重要名词的英文术语

止血带止血法 tourniquet hemostasis

（五）螺旋形加压包扎止血法

【项目简介】

螺旋形加压包扎止血法是用消毒纱布或干净毛巾、布块折叠成比伤口稍大的垫盖住伤口,再用绷带或折成条状的布带或三角巾以螺旋形方式紧紧包扎,其松紧度以能达到止血目的为宜。

【适应证】

一般小动脉和静脉及毛细血管出血(上肢和下肢)。

【禁忌证】

有骨折或可疑骨折或关节脱位时。

【操作前准备】

1. 物品准备　无菌纱布、棉垫、绷带、三角巾、手套;也可用清洁毛巾、手绢、布单、衣物等替代。

2. 场所要求　环境安全,不会发生二次伤害。

3. 操作者准备　穿白大衣,戴帽子、口罩。

【操作步骤】

1. 判断周围环境是否安全,是否可以开始实施救助。

2. 迅速暴露伤口并检查。

3. 判断伤处有无骨折及关节脱位。

4. 用无菌纱布填塞伤口内或置于伤口之上。

5. 外用纱布垫压。

6. 做 2 圈环形包扎。

7. 再做螺旋形包扎,绷带斜旋上行或下行,每圈盖过前圈 1/3~1/2。

8. 最后再做 2 圈环形包扎。

9. 用胶布固定绷带或纵行撕开绷带打结。

10. 包扎后将伤肢抬高。

11. 操作后整理物品。

12. 在操作过程中和病人主动交流,告知病人不要紧张,操作完成后告知病人注意事项。

【操作后处理】

及时转运至医院,进行下一步处理。

【操作要点】

重点是要止血可靠同时不影响肢体远端的血供。

【易错点】

不能完全止血,肢体末梢坏死。

【相关知识】

1. 了解其他止血方法及适用范围。

2. 重要名词的英文术语

螺旋形包扎法 spiral wrap method

(六) 环形加压包扎止血法

【项目简介】

环形加压包扎止血法是用消毒纱布或干净毛巾、布块折叠成比伤口稍大的垫盖住伤口,再用绷带或折成条状的布带或三角巾环形缠绕数圈紧紧包扎,其松紧度以能达到止血目的为宜。

【适应证】

一般小动脉和静脉及毛细血管出血(腕部和颈部)。

【禁忌证】

有骨折或可疑骨折或关节脱位时。

【操作前准备】

1. 物品准备　无菌纱布、棉垫、绷带、三角巾、手套;也可用清洁毛巾、手绢、布单、衣物等替代。

2. 场所要求　环境安全,不会发生二次伤害。

3. 操作者准备　穿白大衣,戴帽子、口罩。

【操作步骤】

1. 判断周围环境是否安全,是否可以开始实施救助。

2. 迅速暴露伤口并检查。

3. 判断伤处有无骨折及关节脱位。

4. 用无菌纱布填塞伤口内或置于伤口之上。

5. 外用纱布垫压。

6. 用绷带加压包扎(环形重叠缠绕)。

7. 用胶布固定绷带或纵行撕开绷带打结。

8. 包扎后将伤肢抬高。

9. 操作后整理物品。

10. 在操作过程中和病人主动交流,告知病人不要紧张,操作完成后告知病人注意事项。

【操作后处理】

及时转运至医院,进行下一步处理。

【操作要点】

重点是要止血可靠,同时不影响肢体远端的血供。

【易错点】

不能完全止血,肢体末梢坏死。

【相关知识】

1. 了解其他止血方法及适用范围。

2. 重要名词的英文术语

环形包扎法 ring wrap method

(七) 四肢绷带螺旋反折包扎法

【项目简介】

包扎的目的在于保护伤口、减少污染、固定敷料与帮助止血。

【适应证】

适用于前臂和小腿。

【禁忌证】

无。

【操作前准备】

1. 物品准备　绷带、胶布。

2. 场所要求　环境安全,不会发生二次伤害。

3. 操作者准备　穿白大衣,戴帽子、口罩。

【操作步骤】

1. 判断周围环境安全,可以开始实施救助。

2. 迅速暴露伤口并检查。

3. 用无菌纱布填塞伤口内或置于伤口之上。

4. 外用纱布垫压。

5. 胶布固定敷料。

6. 做 2 圈环形包扎。

7. 再做螺旋包扎,以一手拇指按住前一圈绷带上方正中,另一手持绷带圈自该处反折向下,盖过前一圈宽度的 1/3~1/2,每次反折整齐,反折部位避开伤口与骨性突起处。

8. 最后做 2 圈环形包扎。

9. 用胶布固定绷带或纵行撕开绷带打结。

10. 包扎后将伤肢抬高。

11. 操作后整理物品。

12. 在操作过程中和病人主动交流,告知病人不要紧张,操作完成后告知病人注意事项。

【操作后处理】

及时转运至医院,进行下一步处理。

【操作要点】

包扎不可过紧或过松,四肢要露出末端,观察血运情况。

【易错点】

包扎松紧度不适当,无法达到效果。

【相关知识】

1. 了解其他包扎方法及适用范围。

2. 重要名词的英文术语

螺旋反折包扎法 spiral fold dressing method

(八) 四肢绷带"8"字形包扎法

【项目简介】

包扎的目的在于保护伤口、减少污染、固定敷料与帮助止血。

【适应证】

适用于关节附近的包扎。

【禁忌证】

无。

【操作前准备】

1. 物品准备　绷带、胶布。

2. 场所要求　环境安全,不会发生二次伤害。

3. 操作者准备　穿白大衣,戴帽子、口罩。

【操作步骤】

1. 判断周围环境安全,可以开始实施救助。

2. 迅速暴露伤口并检查。

3. 用无菌纱布填塞伤口内或置于伤口之上。

4. 外用纱布垫压。

5. 胶布固定敷料。

6. 使关节处于功能位。

7. 做 2 圈环形包扎。

8. 一圈向上一圈向下呈"8"字形来回缠绕,每圈在弯曲处与前圈相交,同时根据情况与前圈重叠或压盖 1/3~1/2。

9. 再做 2 圈环形包扎。

10. 用胶布固定绷带或纵行撕开绷带打结。

11. 包扎后将伤肢抬高。

12. 操作后整理物品。

13. 在操作过程中和病人主动交流,告知病人不要紧张,操作完成后告知病人注意事项。

【操作后处理】

及时转运至医院,进行下一步处理。

【操作要点】

包扎不可过紧或过松,四肢要露出末端,观察血运情况。

【易错点】

包扎松紧度不适当,无法达到效果。

【相关知识】

1. 了解其他包扎方法及适用范围。

2. 重要名词的英文术语

"8"字形包扎法　8 glyph dressing method

(九) 三角巾固定技术

【项目简介】

三角巾固定技术应用于创伤病人,达到保护伤口、减少污染、压迫止血、固定骨折及减轻伤者疼痛的目的。

【适应证】

1. 头面部、躯干及四肢开放性损伤。

2. 头颅外伤伴脑组织外露、胸腹部开放性损伤伴脏器外露及骨断端外露的伤口需特殊方式包扎。

【禁忌证】

1. 特殊原因需开放、暴露的伤口不能包扎,如颜面部烧伤等。

2. 局部骨折并伴有神经损伤症状的伤口禁忌加压包扎。

【操作前准备】

1. 物品准备　无菌敷料、三角巾等,急救现场没有上述常规包扎材料时,可用身边的衣服、手绢、毛巾等材料进行包扎。

2. 操作者准备

(1) 戴手套,观察并检查伤口,根据伤口具体情况准备适当包扎器材。

(2) 告知病人和家属包扎的目的、意义、过程、注意事项及配合操作的要点,消除伤者紧张、恐惧心理。

3. 病人准备　取舒适体位,去除内外衣,尽量暴露需包扎部位。

【操作步骤】

1. 检查　明确出血部位及出血性质,准备适当包扎器材。

2. 包扎固定

(1) 头顶帽式包扎法:将三角巾底边折边并齐眉,中点对鼻梁,顶角向后盖住头部,两底角从耳郭上方向后压住顶角,在枕骨粗隆下交叉反折向前,在前额打结,将后面顶角拉平,压迫伤口后,将多余部分整理后塞入交叉处。适用于头顶部出血的包扎。

(2) 头、耳部风帽式包扎法:将三角巾顶角与底边中心线各打一结,顶角置于前额齐眉处,底边置于枕后,包住头部,将两底边向面部拉紧,并分别向内折成宽条状,在颌部交叉拉至枕部,在底边结上打结。适用于颜面部、下颌部出血的包扎。

(3) 面具式包扎法:将三角巾顶角打一结,提住两底角,顶角结兜住下颌部,底边拉向枕后,两底角拉紧在枕后交叉压住底边,再绕前至前额处打结,用手提起眼、口、鼻处,剪开小洞。适用于面部创伤出血的包扎。

(4) 单眼包扎法:将三角巾折成条状,以 2/3 向下斜放于伤侧眼部,此端从伤侧耳下绕头后部经健侧耳至前额,压住另一端绕行,另一端与健侧眉弓向外反折,于耳上拉向枕部,两端打结。适用于伤侧眼球脱落的包扎。

(5) 双眼包扎法:将三角巾折成条状,中点放于枕部下,两端从耳下绕至面部,在两眼处交叉盖眼,从耳上拉向枕部打结。适用于双侧眼部外伤及单侧受伤眼球未脱落者的包扎。

(6) 下颌兜式包扎法:将三角巾折成四指宽,一端扣上系带,把毛巾托住下颌向上提,系带与三角巾一端在头上颞部交叉绕前,在耳旁扎结。

(7) 单肩包扎法:三角巾折成燕尾状放于肩上,夹角对准颈部,燕尾底边两角包绕上臂上部并打结,再拉紧两燕尾角,分别经胸背拉到对侧腋下打结。

(8) 双肩包扎法:三角巾折成燕尾状,夹角对准颈后正中,燕尾分别披在两肩处,燕尾角向前包住肩部至腋下,与燕尾底边打结。

(9) 胸背部包扎法:三角巾折成燕尾状,夹角对准胸骨上窝,两燕尾角过肩于背后,与底边系带,围胸在后背打结将一燕尾角系带拉紧绕横带后上提,与另一燕尾角打结。

(10) 侧胸包扎法:三角巾盖在伤侧胸部,顶角绕过伤侧肩部到背部,底边围胸到背部,两底边角打结,再与顶角打结。

(11) 三角巾腹部包扎法:将三角巾底边向上,顶角向下,两底角绕到腰后打结,顶角由腿间拉向后面与底角结再打一结。适用于无内脏脱出的腹部外伤包扎。

(12) 三角巾四肢包扎法:包扎膝、肘部时,将三角巾扎叠成比伤口稍宽的带状,斜放于伤处,两端压住上下两边绕肢体一周,在肢体侧方打结固定。手指(脚趾)平放于三角巾中央,朝向顶角,底边横于腕部,将顶角折回盖手(足)背部,两底角绕到背部交叉,围绕腕部一圈后在背部打结。

(13) 三角巾单侧臀部包扎法:燕尾底边包绕至伤侧大腿根部,在腿根部内侧打结,两燕尾角分别通过腰腹部至对侧腰间打结,后片应大于前片并压住。

（14）三角巾前臂悬挂包扎法

1）大手挂:将伤肢屈曲成 80°~85°（手略高于肘）。三角巾展开于臂胸之间,顶角与肘部方向一致,上端从未受伤的肩部绕过颈部,至对侧腋窝处,另一端拉起在锁骨上窝处打结,挂住手臂。适用于手腕、手臂、肘部上肢中间部分的悬吊。

2）小手挂:将伤肢屈曲成 30°（手指向肩）。三角巾展开盖住臂胸,顶角与肘部方向一致,先将顶角塞入肘后夹紧,再将底边从手部起塞入臂内,下端绕过背部在健侧锁骨上窝处打结,挂住手臂。适用于手及肩部上肢两头部分的悬吊。

3. 观察　固定情况及出血情况。

【操作后处理】

1. 检测生命体征。

2. 观察伤处固定及出血情况。

3. 快速转运。

4. 消毒双手,核对,记录。

【操作要点】

1. 严格遵守无菌技术操作原则及操作流程。

2. 明确出血部位,选择合适的固定方式。

3. 准确固定。

【易错点】

1. 选择方式不正确。

2. 未戴无菌手套。

3. 固定过松或过紧。

4. 打结固定不要在伤口处及明显骨性突起处。

【相关知识】

1. 注意事项

（1）包扎脱落:主要由于包扎方法不当、三角巾尾端固定失效所致,需重新包扎。

（2）皮肤压疮及水疱:创伤后伤口周围软组织水肿,包扎过紧可使皮肤进一步受压,从而产生压疮及水疱。包扎后应密切观察患肢肿胀情况,调整三角巾松紧度。

（3）肢体缺血坏死:加压包扎力量过大、时间过长可使伤后组织缺血加重,严重者可导致肢体缺血坏死。包扎后观察肢体血运情况,适当调整缠绕力度。

2. 重要名词的英文术语

三角巾 triangular bandage

固定技术 fixed technology

（十）头、耳部三角巾包扎法

【项目简介】

头、耳部创伤出血的三角巾包扎法是一种简易的利用三角巾、纱布等快速有效地达到止血并保护创口目的的急救包扎技术,该操作目的是保护伤口、减少污染、压迫止血、固定敷料和减轻伤者的疼痛。

【适应证】

1. 急救场景下头、耳部出血的病人。

2. 头、耳部存在开放性创口。

【禁忌证】

头顶出血压迫部位存在颅骨骨折,禁忌加压包扎。

【操作前准备】

1. 物品准备 无菌敷料、三角巾,急救现场没有上述常规包扎材料时,可用身边的衣服、手绢、毛巾等材料进行包扎。

2. 场所要求 急救场景,无特殊环境要求。确认周围环境安全,可以抢救。

3. 病人准备

(1) 病人和家属了解此项操作的目的、意义,以及急救的必要性,消除病人紧张、恐惧情绪。

(2) 迅速判断出血位置和伤口情况。

(3) 协助病人采取舒适体位。

4. 操作者准备 如有手套则迅速穿戴。

【操作步骤】

1. 核对、解释 判断周围环境安全,适合急救。迅速核对病人姓名,向病人解释操作目的及有关事项。

2. 准备 操作者戴无菌手套,协助病人取仰卧或坐位等舒适体位。

3. 判断出血位置 出血部位分为头皮出血、面部出血、下颌部出血,同时检查创口情况,是否存在开放性损伤、颅骨骨折、脑内容物外溢等。

4. 三角巾包扎止血

(1) 如为头皮出血,采用头顶帽式包扎法。将三角巾底边折边并平眉弓上缘,顶角向后顺至头后部,两底角平耳郭,并于枕骨粗隆下交叉同时压住顶角,反折向前,在前额部打结。调整三角巾,特别是将后面顶角拉平,以达到头顶部加压目的,其余部分整理塞入交叉处。

(2) 如为面部及下颌部出血,采用头耳部风帽式包扎法。将三角巾顶角与底边中心线各打一结,顶角置于前额齐眉处,底边于枕后,包住头部,将两个底边向面部拉紧,并分别向内折成宽条状,在颌部交叉拉至枕部,在底边结上打结。

【操作后处理】

1. 形成有效压迫后,出血停止,需要告知病人配合,询问病人是否有不适。

2. 此为临时性止血手段,应尽快取得医疗救助,或协助病人尽快转运至医院进行治疗。

【操作要点】

1. 迅速准确地判断头、耳部具体出血位置,是否存在活动性出血。

2. 判断出血情况的同时迅速评估病人生命体征是否平稳。

3. 根据出血部位选择合适的三角巾包扎方法。

4. 三角巾包扎方法有效,能够形成有效加压从而达到止血目的。

5. 在保证迅速止血的前提下,尽量戴手套操作。

【易错点】

1. 选择无效或止血不充分的包扎方式。

2. 三角巾包扎手法错误,形成无效加压。

3. 包扎力量过大,皮肤长时间受压缺血坏死。

【相关知识】

1. 注意事项

（1）进行头皮止血时，需判断有无压迫处颅骨骨折或开放性颅脑损伤等严重病情。

（2）加压力度适当，避免出现长时间压迫造成皮肤缺血坏死。

（3）包扎完成后，注意观察创口部位是否有敷料渗透，判断止血是否有效。

（4）风帽式包扎时，注意于颌部交叉，不可压迫气管或颈动脉，避免影响呼吸和血运。

2. 健康教育

（1）向病人讲解此项操作的目的、意义，以及急救的必要性，取得充分配合。

（2）三角巾包扎后要持续同病人沟通，消除紧张情绪，告知病人止血成功后，不要随意调整三角巾，以免三角巾移位、脱落等造成压迫无效，创口再次出血。

3. 重要名词的英文术语

压迫止血 hemostasis by compression

三角巾 triangular bandage

八、清 创 术

（一）手部切割伤清创术

【项目简介】

清创术是指伤后早期充分清除坏死或失去生机的组织、血块、异物等有害物质，控制伤口出血，尽可能将已污染的伤口变为清洁伤口，争取为伤口早期愈合创造良好的局部条件。

【适应证】

1. 伤后 6~8 小时以内的新鲜伤口。

2. 污染较轻、不超过 24 小时的伤口。

【禁忌证】

1. 超过 24 小时、污染严重的伤口。

2. 有活动性出血、休克、昏迷的病人，必须首先进行有效的抢救措施，待病情稳定后，不失时机地进行清创。

【操作前准备】

1. 病人准备

（1）综合评估病情，如有颅脑损伤或胸、腹严重损伤，或已有轻微休克迹象者，需及时采取综合治疗措施。

（2）X 线片检查有无骨折及部位和类型。

（3）防治感染，早期、合理应用抗生素。

（4）与病人及家属谈话，做好各种解释工作，如一期缝合的原则、发生感染的可能性和局部表现、若不缝合下一步的处理方法、对伤肢功能和美容的影响等。争取清醒病人的配合，并签署有创操作知情同意书。

（5）良好的麻醉状态。

2. 材料准备　无菌手术包、无菌软毛刷、肥皂水、无菌生理盐水、3% 过氧化氢溶液、2.5% 碘酊、75% 酒精、0.5% 碘伏、止血带、无菌敷料、绷带等。

3. 操作者准备

(1) 戴帽子、口罩、手套。

(2) 了解伤情,检查伤部,判断有无重要血管、神经、肌腱和骨骼损伤;针对伤情,进行必要的准备,以免术中忙乱。

【操作步骤】

1. 清洗

(1) 皮肤的清洗:先用无菌纱布覆盖伤口,剃去伤口周围的毛发,其范围应距离伤口边缘 5cm 以上,有油污者,用酒精或乙醚擦除。更换覆盖伤口的无菌纱布,戴无菌手套,用无菌软毛刷蘸肥皂液刷洗伤肢及伤口周围皮肤 2~3 次,每次用大量无菌生理盐水冲洗,每次冲刷后更换毛刷、手套及覆盖伤口的无菌纱布,至清洁为止,注意勿使冲洗液流入伤口内。

(2) 伤口的清洗:揭去覆盖伤口的纱布,用无菌生理盐水冲洗伤口,并用无菌小纱布球轻轻擦去伤口内的污物和异物,用 3% 过氧化氢溶液冲洗,待创面呈现泡沫后,再用无菌生理盐水冲洗干净。擦干皮肤,用碘酊、酒精或碘伏在伤口周围消毒后,铺无菌巾准备手术。

2. 清理 术者按常规洗手、穿手术衣、戴无菌手套。依解剖层次由浅入深仔细探查,识别组织活力,检查有无血管、神经、肌腱与骨骼损伤,在此过程中如有较大的出血点,应予止血。清除血块、组织碎片或异物,切除失去活力的组织,再次进行清洗,用生理盐水反复冲洗伤口,3% 过氧化氢溶液冲洗浸润伤口,然后生理盐水冲洗,用无菌纱布擦干伤口周围皮肤,更换无菌手套、手术器械,伤口周围再铺一层无菌巾,伤后 6~8 小时,无皮肤缺损,可一期缝合,选用合适缝线,针距、边距合适,缝合后对皮,以酒精棉球消毒切口皮肤,切口覆盖无菌纱布,胶带固定。

【操作后处理】

1. 物品处理得当,垃圾分类正确。

2. 术后交代 注意休息,患肢抬高,有变化随诊。隔天至门诊换药,平时敷料渗透,及时换药。预防性或治疗性使用抗生素。

【操作要点】

1. 清创术前需综合评估病情,如有颅脑伤或胸、腹严重损伤,或已有轻微休克迹象者,需及时采取综合治疗措施。

2. 严格遵守无菌技术操作原则及操作流程。

3. 切除污染创面时,应由外向内、由浅入深,并防止切除后的创面再污染。

4. 清创需彻底,异物需彻底清除,深筋膜需充分切开,有效解除深层组织张力。

【易错点】

1. 戴无菌手套,穿手术衣。

2. 无菌原则,消毒,铺巾。

3. 手术器械使用规范。

【相关知识】

1. 注意事项

(1) 严格执行无菌操作技术原则,重视外科基本操作技术、彻底清洗伤口周围皮肤污垢及异物。

（2）由浅入深、仔细探查、认真操作，识别组织活力及血供，彻底清除伤口内血块、异物及失去活力的组织，尽可能保留重要的血管、神经等组织。

（3）严密止血，逐层缝合，避免残留无效腔。

2. 健康教育

（1）介绍无菌原则在手术成功中的重要性，使病人术后保持伤处清洁，避免感染并告知感染可能出现的后果。

（2）教会病人如何配合操作，减少污染。告知病人摆好体位后，身体不能随意活动，防止无菌区域被污染。

（3）介绍相关疾病知识。与病人及家属谈话，做好各种解释工作，如一期缝合的原则、发生感染的可能性和局部表现、若不缝合下一步的处理方法、对伤肢功能和美容的影响等。

3. 重要名词的英文术语

清创术 debridement

（二）小腿犬咬伤清创术

【项目简介】

清创术是指伤后早期充分清除坏死或失去生机的组织、血块、异物等有害物质，控制伤口出血，尽可能将已污染的伤口变为清洁伤口，争取为伤口早期愈合创造良好的局部条件。

【适应证】

1. 伤后 6~8 小时以内的新鲜伤口。

2. 污染较轻，不超过 24 小时的伤口。

【禁忌证】

1. 超过 24 小时、污染严重的伤口。

2. 有活动性出血、休克、昏迷的病人，必须首先进行有效的抢救措施，待病情稳定后，不失时机地进行清创。

【操作前准备】

1. 病人准备

（1）综合评估病情，如有颅脑损伤或胸、腹严重损伤，或已有轻微休克迹象者，需及时采取综合治疗措施。

（2）X 线片检查有无骨折及部位和类型。

（3）防治感染，早期、合理应用抗生素。

（4）与病人及家属谈话，做好各种解释工作，发生感染的可能性和局部表现、不进行缝合对伤肢功能和美容的影响等。争取清醒病人配合，并签署有创操作知情同意书。

（5）良好的麻醉状态。

2. 材料准备　无菌手术包、无菌软毛刷、肥皂水、无菌生理盐水、3% 过氧化氢溶液、2.5% 碘酊、75% 酒精、0.5% 碘伏、止血带、无菌敷料、绷带等。

3. 操作者准备

（1）戴帽子、口罩、手套。

（2）了解伤情，检查伤部，判断有无重要血管、神经、肌腱和骨骼损伤；针对伤情，进行必要的准备,以免术中忙乱。

【操作步骤】

1. 清洗

(1) 皮肤的清洗:先用无菌纱布覆盖伤口,剃去伤口周围的毛发,其范围应距离伤口边缘 5cm 以上,有油污者,用酒精或乙醚擦除。更换覆盖伤口的无菌纱布,戴无菌手套,用无菌软毛刷蘸肥皂液刷洗伤肢及伤口周围皮肤 2~3 次,每次用大量无菌生理盐水冲洗,每次冲刷后更换毛刷,手套及覆盖伤口的无菌纱布,至清洁为止,注意勿使冲洗液流入伤口内。

(2) 伤口的清洗:揭去覆盖伤口的纱布,用无菌生理盐水冲洗伤口,并用无菌小纱布球轻轻擦去伤口内的污物和异物,用 3% 过氧化氢溶液冲洗,待创面呈现泡沫后,再用无菌生理盐水冲洗干净。擦干皮肤,用碘酊、酒精或碘伏在伤口周围消毒后,铺无菌巾准备手术。

2. 清理 术者按常规洗手、穿手术衣、戴无菌手套。依解剖层次由浅入深仔细探查,识别组织活力,检查有无血管、神经、肌腱与骨骼损伤,在此过程中如有较大的出血点,应予止血。清除血块,组织碎片或异物,切除失去活力的组织,再次进行清洗,用生理盐水反复冲洗伤口,3% 过氧化氢溶液冲洗浸润伤口,然后生理盐水冲洗,用无菌纱布擦干伤口周围皮肤,不进行伤口闭合处理,以酒精棉球消毒切口皮肤。切口覆盖无菌纱布,胶带固定。

【操作后处理】

1. 物品处理得当,垃圾分类正确。

2. 术后交代 注意休息,患肢抬高,有变化随诊。隔天至门诊换药,平时敷料渗透,及时换药。预防性或治疗性使用抗生素。

【操作要点】

1. 清创术前需综合评估病情,如有颅脑伤或胸、腹严重损伤,或已有轻微休克迹象者,需及时采取综合治疗措施。

2. 严格遵守无菌技术操作原则及操作流程。

3. 切除污染创面时,应由外向内、由浅入深,并防止切除后的创面再污染。

4. 清创需彻底,异物需彻底清除,深筋膜需充分切开,有效解除深层组织张力。

【易错点】

1. 戴无菌手套、穿手术衣。

2. 无菌原则消毒、铺巾。

3. 手术器械使用规范。

【相关知识】

1. 注意事项

(1) 严格执行无菌操作技术原则,重视外科基本操作技术、彻底清洗伤口周围皮肤污垢及异物。

(2) 由浅入深、仔细探查、认真操作,识别组织活力及血供,彻底清除伤口内血肿、异物及失去活力的组织,尽可能保留重要的血管、神经等重要组织。

(3) 严密止血,避免残留无效腔。

2. 健康教育

(1) 介绍无菌原则在手术成功中的重要性,使病人术后保持伤处清洁,避免感染并告知感染可能出现的后果。

（2）教会病人如何配合操作，减少污染。告知病人摆好体位后，身体不能随意活动，防止无菌区域被污染。

（3）介绍相关疾病知识。与病人及家属谈话，做好各种解释工作，如发生感染的可能性和局部表现、不进行缝合对伤肢功能和美容的影响等。

3. 重要名词的英文术语

清创术 debridement

九、脓肿切开引流术

【项目简介】

组织感染形成脓肿时，应及时行脓肿切开引流术，以减少毒素吸收，减少中毒症状，防止脓液向周边蔓延而造成感染扩散，并可以将脓液培养及做细菌药敏试验以指导抗感染治疗。

【适应证】

1. 体表组织的化脓性感染伴脓肿形成。

2. 需行细菌药敏试验以指导抗感染治疗。

【禁忌证】

1. 全身出血疾病者。

2. 化脓性炎症早期，脓肿尚未形成，以及抗生素治疗有效，炎症有吸收消散趋势。

【操作前准备】

1. 物品准备

（1）治疗车。

（2）切开包：治疗碗、无菌杯、洞巾、消毒巾、布巾钳、尖刀片、圆刀片、刀柄、止血钳、组织钳、有齿镊、组织剪、3/0 号线、纱布、弯盘等。

（3）消毒用品：0.5% 碘伏。

（4）麻醉药物：2% 利多卡因或 1% 普鲁卡因（需要皮试）。

（5）其他：注射器（10ml 2 个）、注射用生理盐水、无菌凡士林纱条若干、抢救车 1 辆、无菌手套 2 副、胶布 1 卷等。

2. 场所要求

（1）温度适宜，光线充足。

（2）无闲杂人员干扰。

3. 病人准备

（1）测量生命体征（心率、血压、呼吸），查看血常规及凝血常规检测结果，评估病人局部脓肿是否成熟及全身状况。

（2）向病人解释操作的目的、操作过程和可能的风险。

（3）告知需配合的事项（操作过程中需保持体位，如有不适及时报告）。

（4）签署知情同意书。

（5）术前清洗局部，减去毛发，局部若涂有油脂类药物时，可用松节油轻轻擦去。

4. 操作者准备

（1）核对病人信息。

（2）了解病人病情、操作目的等情况。

（3）掌握浅表脓肿切开引流操作相关知识、并发症的诊断与处理。

（4）术前协助病人摆放体位,操作者戴帽子、口罩,并准备物品。

【操作步骤】

1. 核对、解释　核对病人床号、姓名,再次向病人解释操作目的及有关事项。

2. 准备

（1）查看病人生命体征及病灶局部,确认有波动感;查看血常规及凝血常规检测结果,排除操作禁忌及确定无局部麻醉药过敏史。

（2）签署知情同意书。

（3）根据脓肿部位协助病人取舒适体位。

3. 操作过程

（1）开包:洗手后用手打开包布第一层,用持物钳打开第二层,检查 3M 指示条,用持物钳夹取纱布、消毒物品(先干后湿、先无色后有色),打开并放入 2 个注射器、尖刀片。

（2）戴无菌手套,合理摆放台上物品,与助手核对 2% 利多卡因,并抽取 3~5ml。

（3）消毒:使用 0.5% 碘伏消毒手术区域两遍,切口周围 30cm 范围,由内向外(有破溃者由外向内)。

（4）铺洞巾,洞巾中心对准操作区域。

（5）麻醉:浅表脓肿可采用 2% 利多卡因局部浸润麻醉,但应注意注射药物时应从远处逐渐向脓腔附近推进,避免针头接触感染区域。

（6）切开:确认麻醉生效后,于脓肿波动明显处,用尖刀做一适当刺入,然后用刀向上反挑一切口,即可见脓液排出,注射器抽取适当脓液送细菌培养及做药敏试验;反挑式切开,沿皮纹方向或放射状切开。

（7）拭净脓汁,用手指伸入脓腔,探查有无分隔,如有分隔,应钝性分离,使其变为单一大脓腔,以利引流。

（8）引流:选择凡士林纱条或者干纱条填塞脓腔,内紧外松。因局部解剖关系切开不能扩大或脓腔过大者,可在两极做对口引流,充分敞开脓腔以 3% 过氧化氢和生理盐水冲洗脓腔。

（9）无菌纱布覆盖,垂直于身体纵轴粘贴胶布。

（10）标本处理:记录脓肿部位、大小、脓液量与性质,将脓液送细菌培养并做细菌药敏试验。

（11）收拾用物,垃圾分类处理。

（12）全程注重人文关怀。

【操作后处理】

1. 收拾用物,垃圾分类处理。

2. 复查病人生命体征,交代注意事项,脓肿每天换药,如果有渗出及时换药。

【操作要点】

1. 严格遵守无菌技术操作原则及操作流程。

2. 排除病人操作禁忌(生命体征是否平稳,是否有全身出血性疾病等)。

3. 告知病人 / 家属脓肿切开的目的、注意事项,取得病人的配合并签署知情同意。

4. 评估脓肿是否成熟。

5. 术中切忌粗暴操作而损伤血管导致大出血,或挤压脓肿造成感染扩散。

【易错点】

1. 全过程需要注意无菌原则。

2. 注意术前沟通,注意知情同意。

3. 消毒应由相对清洁区至相对不洁区。

4. 脓液一定要送细菌培养并做药敏试验。

【相关知识】

1. 注意事项

(1) 如在手术室操作,则需要刷手、穿手术衣、戴无菌手套操作。

(2) 切开应在脓腔最低位,长度足够,以利引流。

(3) 切开方向选择与大血管、神经干、皮纹平行,避免跨越关节,以免瘢痕挛缩而影响关节功能。

(4) 切口不要穿过对侧脓肿壁而达到正常组织,以免感染扩散。

(5) 脓肿切开后切口经久不愈,可能与脓肿引流不畅、异物存留或冷脓肿等有关。

2. 重要名词的英文术语

脓肿切开引流术 abscess incision and drainage

十、体表肿物切除术

【项目简介】

全身各部位的体表肿物,如皮脂腺囊肿、表皮样囊肿、皮样囊肿、腱鞘囊肿等,以及一些体表的良性肿瘤,如纤维瘤、脂肪瘤、表浅血管瘤等需要切除,一方面切除肿物可了解其性质,另一方面切除肿物可以解决肿物局部压迫或不适等情况,特殊部位手术如脸部等,可满足病人对美容效果的要求。

体表肿物切除术

【适应证】

全身各部位的体表肿物,如皮脂腺囊肿、表皮样囊肿、皮样囊肿、腱鞘囊肿等,以及一些体表的良性肿瘤,如纤维瘤、脂肪瘤、表浅血管瘤等。

【禁忌证】

1. 患有全身出血性疾病者。

2. 肿物合并周围皮肤感染者。

【操作前准备】

1. 物品准备

(1) 治疗车。

(2) 切开包:治疗碗、无菌杯、洞巾、消毒巾、布巾钳、尖刀片、圆刀片、刀柄、止血钳、组织钳、有齿镊、组织剪、3/0 号线、持针器、中圆针、三角针、纱布、弯盘等。

(3) 消毒用品:0.5% 碘伏棉球、75% 酒精棉球。

(4) 麻醉药物:2% 利多卡因或 1% 普鲁卡因(需要皮试)。

(5) 其他:注射器(10ml 1 个)、注射用生理盐水、甲醛(福尔马林)溶液的标本瓶 1 个、抢救车1辆、无菌手套2副、胶布1卷等。

2. 场所要求

(1) 温度适宜,光线充足。

(2) 无闲杂人员干扰。

3. 病人准备

(1) 测量生命体征(心率、血压、呼吸),查看血常规及凝血常规检测结果,评估病人局部肿物及全身状况。

(2) 向病人解释操作的目的、操作过程和可能的风险。

(3) 告知需配合的事项(操作过程中需保持体位,如有不适及时报告)。

(4) 签署知情同意书。

(5) 术前清洗局部,剪去毛发,局部若涂有油脂类药物时,可用松节油轻轻擦去。

4. 操作者准备

(1) 核对病人信息。

(2) 了解病人病情、操作目的等情况。

(3) 掌握体表肿物切除操作相关知识、并发症的诊断与处理。

(4) 术前协助病人摆放体位,操作者戴帽子、口罩,并准备物品。

【操作步骤】

1. 核对、解释　核对病人床号、姓名,再次向病人解释操作目的及有关事项。

2. 准备

(1) 查看病人生命体征及病灶局部,查看血常规及凝血常规检测结果,排除操作禁忌及确定无局部麻醉药过敏史。

(2) 签署知情同意书。

(3) 根据肿物部位协助病人取舒适体位。

3. 操作过程

(1) 开包:洗手后用手打开切开包包布第一层,用持物钳打开第二层,检查3M指示条,用持物钳夹取纱布、消毒物品(先干后湿、先无色后有色),打开并放入1个注射器、尖刀片、3/0号线、中圆针、三角针。

(2) 戴无菌手套,合理摆放台上物品,与助手核对2%利多卡因,并抽取3~5ml。

(3) 消毒:使用0.5%碘伏消毒手术区域两遍,切口周围30cm范围,由内向外。

(4) 铺洞巾,洞巾中心对准操作区域。

(5) 麻醉:沿表浅肿物周围,使用2%利多卡因局部浸润麻醉,皮肤切口可加用皮内麻醉。

(6) 切开:根据肿物大小不同而采用梭形或纵行切口(应平行于皮纹方向,避开关节、血管等部位)。

(7) 分离肿物:切开皮肤后,用组织钳将一侧皮缘提起,用剪刀沿肿物或囊肿包膜外做钝性或者锐性分离。按相同方法分离肿物的另一侧及基底部,直到肿物完全摘除。对于囊肿而言,若分离时不慎剥破囊肿,先用纱布擦去其内容物,然后继续将囊肿完全摘除。如果是腱鞘囊肿,需将囊肿连同其茎部的病变组织及周围部分正常的腱鞘与韧带彻底切除,以减少复发机会。

(8) 缝合切口:角针3/0号线缝合切口,根据肿物部位,确定拆线时间。

（9）消毒：用75%酒精棉球消毒针眼。

（10）无菌纱布覆盖，垂直于身体纵轴粘贴胶布。

（11）标本处理：记录肿物的位置、外形、大小、硬度、性质及周围组织的毗邻关系等，将标本置于甲醛溶液标本瓶中，送病理检查。

（12）收拾用物，垃圾分类处理。

（13）全程注重人文关怀。

【操作后处理】

1. 收拾用物，垃圾分类处理。

2. 复查病人生命体征，交代注意事项，3天换药，如果有渗出及时换药，根据切口部位确定拆线时间。

【操作要点】

1. 严格遵守无菌技术操作原则及操作流程。

2. 排除病人操作禁忌（生命体征是否平稳，是否有全身出血性疾病等）。

3. 告知病人/家属体表肿物切除的目的、注意事项，取得病人的配合并签署知情同意。

4. 评估肿物是否合并感染。

5. 术中切忌粗暴操作而损伤血管导致大出血。

6. 操作过程中需避免囊肿破裂，并注意需完整切除肿物。

【易错点】

1. 全过程需要注意无菌原则。

2. 注意术前沟通，注意知情同意。

3. 消毒应由相对清洁区至相对不洁区。

4. 标本一定要送病理检查，如病理检查为恶性，需再次手术扩大切除范围，或行相关后期治疗。

【相关知识】

1. 注意事项

（1）如在手术室操作，则需要刷手、穿手术衣、戴无菌手套操作。

（2）若病变检查为恶性，需再次手术扩大切除范围，或行相关后期治疗。

（3）切开方向选择与大血管、神经干、皮纹平行，避免跨越关节，以免瘢痕挛缩而影响关节功能。

（4）合并感染的体表肿物（如皮脂腺囊肿），术后易发生切口感染，可考虑术中引流（如橡皮片引流）。

（5）若皮脂腺囊肿术中破裂，极易复发。

2. 重要名词的英文术语

体表肿物切除术 body mass resection

十一、乳 腺 查 体

【项目简介】

乳腺查体主要是通过视诊及触诊检查乳房的形态、乳房皮肤表面、乳头乳晕、乳房肿块及乳头溢液等情况,查体时必须同时行腋窝区域淋巴结检查。

【适应证】

1. 全身查体中常规乳腺查体。

2. 乳腺疾病的辅助检查、诊断及鉴别诊断。

【禁忌证】

无明确禁忌证。

【操作前准备】

1. 场所要求及物品准备　场所检查室应光线明亮或具备自然采光,准备遮挡屏风,坐位检查时需准备检查凳,必要时准备载玻片行乳头溢液细胞学检查。

2. 病人准备　向病人及家属告知检查目的、意义、过程、注意事项及配合操作的要点;病人取坐位检查,两手下坠于膝上,上肢放松。检查前需充分暴露前胸及双侧乳房,利于对比。

3. 操作者准备　做好病人心理工作,注意保护病人隐私(女性病人需两名医务人员在场),充分沟通,注意保暖。

【操作步骤】

1. 核对、解释　自我介绍后核对病人姓名,再次向病人解释检查目的及有关事项。

2. 准备

(1) 关闭门窗,拉上屏风遮挡。

(2) 洗手。

(3) 协助病人脱去上衣,嘱坐于检查凳上,两手自然放置于膝上,上肢放松。

3. 视诊

(1) 观察并描述双侧乳房的外形,包括双侧乳房的大小、位置和外形是否对称。

(2) 观察并描述乳头大小是否对称,位置是否在同一水平,乳头有无脱屑,有无乳头内陷,乳晕周围有无湿疹、脱屑及糜烂。

(3) 观察并描述乳房皮肤有无红肿热痛及波动情况,观察皮肤浅静脉是否扩张、有无"酒窝征"及"橘皮样"外观。

4. 触诊　根据检查需要可采用坐位方式。触诊时循序对乳房外上(包括腋尾部)、外下、内下、内上、中央区做全面检查。先查健侧,再查患侧。乳房触诊后,必须扪查区域淋巴结。

(1) 手指并拢,手指和手掌平放,指腹施压,旋转或滑动触诊乳房。

(2) 触及乳房肿块时,应注意肿块的部位、大小、边界、质地、表面是否光滑、活动度、与皮肤及胸肌有无粘连。

(3) 轻挤乳头,若有溢液,依次挤压乳晕四周,记录溢液来源方向,描述溢液颜色、性质。

(4) 最后触诊腋窝淋巴结。检查者面对病人,以右手扪诊左腋窝,左手扪诊右腋窝。先让病人上肢外展,以手伸至其腋顶部,手指掌面压向病人胸壁,嘱其放松上肢并置于检查者前臂上,自腋顶部从上至下扪查腋顶部淋巴结,然后将手指掌面转向腋窝前壁,扪查胸大肌深面淋巴结;转至病人背后,扪查背阔肌前内侧淋巴结;最后检查锁骨下及锁骨上淋巴结。若触及肿大淋巴结,应注意淋巴结位置、数目、大小、质地、有无触痛与融合及移动度等。

【操作后处理】

1. 嘱病人整理衣物,同时告知检查结果及后续辅助检查事项。

2. 若需行乳头溢液细胞学检查可取载玻片行溢液涂片,标记好姓名及标本内容标签后送检。

3. 洗手。

【操作要点】

1. 准备温度适宜、光线明亮的操作环境。

2. 告知病人及家属检查目的,检查时取得病人的配合。

3. 乳房视诊时除观察乳房大小形态、乳头乳晕及乳头溢液情况外,尤其要注意观察乳房皮肤"酒窝征"及"橘皮样"外观。

4. 乳房触诊时重点在触及肿块,需检查并描述乳房肿块的位置、形态、大小、数目、质地、表面光滑度、活动度及有无触痛等。

5. 乳腺检查需触诊腋窝淋巴结,不能遗漏。

【易错点】

1. 检查体位正确　可取坐位或仰卧位,腋窝淋巴结触诊时取坐位或直立位。

2. 检查顺序正确　先由健侧乳房开始,后检查患侧;先视诊后触诊、先乳房后全身的原则;腋窝淋巴结按组顺序检查。

3. 触诊手法正确　触诊时手指并拢,以手指腹部接触乳房,并选择轻、中、重不同力度进行触诊,不可用手抓捏乳房。

4. 检查腋窝淋巴结需全面到位　扪查背阔肌前内侧淋巴结时需转至病人背后进行检查,不可遗漏。

【相关知识】

1. 若肿瘤累及 Cooper 韧带,可使其缩短而致肿瘤表面皮肤凹陷,即所谓"酒窝征"。皮肤凹陷的检查方法是让病人取坐位,双臂交叉于颈后或前俯上半身,或用手抬高乳房时,凹陷更明显,常提示乳腺癌可能。

2. 单侧乳房浅表静脉曲张,需考虑乳腺癌或乳腺肉瘤可能。双侧乳房浅表静脉扩张多为妊娠、哺乳或颈部静脉受压所致。

3. 乳腺癌可导致乳房呈"橘皮样"外观改变,是由于癌细胞侵入乳房表浅淋巴管,形成癌性栓塞而导致的皮肤淋巴水肿。

4. 检查乳腺肿块与皮肤是否已有粘连,可用两指轻夹肿块两侧的皮肤,再轻轻提起以确定粘连性。乳晕部位的肿瘤,即使是良性肿瘤,亦有与乳晕发生粘连的征象。

5. 检查乳腺肿块与深部组织关系时,可嘱病人双手叉腰,使胸肌收缩紧张,若肿块侵犯胸肌或胸肌筋膜时,在胸肌收缩情况下患侧乳房抬高、活动受限。

6. 触诊中央区乳腺肿块时,可用手将乳房托起再行扪诊;触诊乳房下部肿块时,为减轻乳房下垂影响,可将乳房托起或嘱病人平卧举臂后再行检查。

7. 按序行腋窝淋巴结触诊,全面触诊中央组、胸肌组、肩胛下组、锁骨下组及锁骨上组淋巴结,避免遗漏。

8. 重要名词的英文术语

临床乳腺查体 clinical breast examination(CBE)

十二、乳腺肿物切除术

【项目简介】

乳腺肿物切除术是对乳房病变进行完整切除结合术后病理检查以治疗乳房疾病或鉴别肿物良恶性的处理方法,病理检查为乳腺癌诊断的金标准。

【适应证】

1. 可触及肿块的乳腺良性肿瘤切除,如乳腺囊肿、纤维腺瘤、脂肪瘤、脂肪坏死等。

2. 可触及肿块的可疑乳腺恶性疾病,如乳腺癌、乳腺肉瘤等切除活检。

3. 不可触及的乳腺肿物需借助影像学设备的支持进行(本文不予讨论)。

【禁忌证】

1. 乳腺肿物局部合并感染性炎症。

2. 合并全身严重出血性疾病者。

3. 恶性病变切除范围不够,无法行完整切除者。

【操作前准备】

1. 病人准备　了解病人病情,向病人解释手术目的、操作过程和可能的风险,告知需要配合的事项(术中需保持体位,如不适随时报告),签署有创操作知情同意书,术区清洁备皮。

2. 物品准备

(1) 消毒物品:0.5% 碘伏溶液或 2.5% 碘酊及 75% 酒精溶液。

(2) 麻醉用药:2% 利多卡因溶液 10ml 或 1% 普鲁卡因注射液 10ml。

(3) 无菌手术包:治疗碗 2 个、无菌杯 1 个、洞巾 1 个、尖刃刀片 1 个、刀柄 1 把、止血钳若干、组织钳 2 把、组织剪 1 把、碗盘 2 个、有齿镊 1 把、持针器 1 把、圆针 2 枚、三角针一枚、1 号及 4 号丝线、纱布棉球若干。

(4) 其他:10ml 及 20ml 无菌注射器各一个、无菌钳筒 1 个、无菌手套 2 副、胶布、10% 甲醛固定液及标本袋等。

【操作步骤】

1. 病人平卧位,必要时患侧胸部垫枕,据肿物部位选取并标记肿物处弧形切口或放射状切口。

2. 术者戴帽子、口罩,洗手,戴无菌手套;助手协助打开手术切开包,清点手术器械,装配刀片,持针器持针并上好缝线;在无菌杯中放入棉球或小纱布,倒入 0.5% 碘伏溶液。

3. 手术野距切口以远 15cm 由中心向外周分别应用碘伏消毒两遍,以切口为中心铺无菌洞巾。

4. 各抽取 2% 利多卡因溶液 10ml 及生理盐水 30ml 至治疗碗内,抽取配制好的利多卡因溶液 5ml 行局部浸润麻醉。沿手术切口走向在皮内做连续皮丘,做新皮丘时,注射针应在前一个皮丘内刺入。然后分层注射,由皮丘向四周及深部扩大浸润范围。

5. 于肿物表面切开乳房皮肤及皮下组织,将皮下脂肪与乳腺组织分离,切开乳腺组织达肿瘤外 0.5~1cm,用组织钳将其提起,用剪刀剪除或手术刀完整切除肿物及肿瘤邻近 0.5~1cm 腺体组织。

6. 局部逐一结扎出血点,用丝线间断缝合腺体和皮下组织,闭合间隙,如渗血较多,可放胶皮片引流。间断缝合皮肤切口。

7. 伤口酒精消毒,纱布覆盖并加压包扎局部伤口,胶布固定。

【操作后处理】

1. 切除标本置于 10% 甲醛液及标本袋中送术后病理。

2. 清理注射器、纱布等物品;清点清洗手术器械,置于手术包中;清洁操作场所。

3. 告知病人及家属手术情况、术后注意事项,嘱定期换药,24~48 小时拔出引流,术后 7 天伤口拆线,书写手术记录。

【操作要点】

乳腺肿物切除术需依据肿物部位及皮纹方向选择皮肤切口,消毒铺巾后,一般在局部浸润麻醉下实施手术,按无瘤原则切除肿物并行缝合,术后局部加压包扎,切除组织送术后病理鉴定病变性质。

【易错点】

1. 消毒范围及消毒顺序 手术野距切口以远 15cm 由中心向外周消毒。

2. 局部麻醉时要注意"一针技术",需沿手术切口走向在皮内做连续皮丘,做新皮丘时,注射针应在前一个皮丘内刺入。

3. 手术切除肿物边缘应有一定距离,避免肿物为恶性时残留肿瘤组织。

4. 术前术后交代需全面,应留有书面签字及记录。

【相关知识】

1. 术中要细致止血,较大的出血血管应予缝扎。为防止发生乳瘘,术中应细致分离、辨别,避免损伤乳腺管。

2. 切除活检时,因肿物有恶性可能,切除肿物边缘应有一定距离。

3. 切除标本应当时切开,若怀疑恶性应即时送术中冰冻病理;切除的标本应常规送术后病理检查,确定病变性质。

4. 对哺乳期病人,为降低乳瘘发生率,劝其先退乳后手术更为适宜。

5. 重要名词的英文术语

乳腺肿物切除术 lumpectomy

十三、胸腔闭式引流术

【项目简介】

胸腔闭式引流术是在严格无菌条件下,用胸腔闭式引流装置充分引流胸腔内积气、积液,促进肺复张,恢复胸腔内负压的一种治疗手段。

【适应证】

胸腔闭式引流术

1. 中、大量气胸,开放性气胸,张力性气胸,中等量以上血气胸。

2. 胸腔穿刺术治疗肺无法复张者。

3. 需使用机械通气或人工通气的气胸或血气胸者。

4. 拔出胸腔引流管后气胸或血胸复发者。

5. 胸部手术或心脏手术后。

6. 气胸合并胸腔感染,疑有早期脓胸者。

7. 急慢性脓胸,胸腔仍有脓液未排出者。

8. 中等量乳糜胸。

9. 大量胸腔积液或持续胸腔积液需彻底引流,以便诊断和治疗。

10. 恶性肿瘤转移或顽固性气胸病人,需胸腔内注药行抗肿瘤或胸膜固定术。

【禁忌证】

1. 严重凝血功能障碍或重度血小板减少有出血倾向,或正在接受抗凝治疗。

2. 肝性胸腔积液。

3. 结核性胸腔积液。

【操作前准备】

1. 物品准备

(1) 胸腔闭式引流包:包括刀柄、弯止血钳(1~2 把)、直止血钳(1~2 把)、持针器、剪刀、镊子(2 把)。

(2) 消毒用品:0.5% 碘伏。

(3) 麻醉药品:2% 利多卡因 5~10ml。

(4) 其他:11 号手术刀片、大角针、7 号丝线、胸腔闭式引流装置 1 个、胸腔闭式引流连接配套管 1 套、胸腔闭式引流管 1 根(气胸选择 24~28F 引流管、胸腔积液选择 28~32F 引流管、脓胸选择 32~36F 引流管)、注射器(5ml 或 10ml 一个)、无菌手套 2 副、无菌生理盐水 500ml、胶带 1 卷。

2. 场所要求　相对安静且无菌的处置室或手术室,治疗床 1 张。

3. 病人准备

(1) 测量生命体征,行凝血常规等检查。

(2) 向病人解释胸腔闭式引流的目的、操作过程、可能的风险,消除病人对这种相对简单手术的恐惧和焦虑。

(3) 告知操作过程中的体位及注意事项(如有头晕、心悸、气促等及时报告)。

(4) 签署知情同意书。

(5) 张力性气胸应立即胸膜腔穿刺抽气减压,保证生命体征平稳,以争取操作前的准备时间。

(6) 外伤性血胸的病人应补液维持循环。

4. 操作者准备

(1) 需两个人操作。

(2) 操作者洗手,戴帽子、口罩。

(3) 了解病史及详细进行胸部查体,结合 X 线片、胸部 CT 及超声检查等影像学资料协助定位。

(4) 掌握胸腔闭式引流操作相关知识、并发症的诊断和处理。

【操作步骤】

1. 核对、解释　携用物至病人床旁,核对病人床号、姓名,有无凝血功能障碍,测量生命体征,再次向病人解释操作目的及有关事项,签署知情同意书。

2. 操作前　洗手,戴口罩、帽子。

3. 准备体位　协助病人选择合理的体位,气胸病人常取坐位或斜坡仰卧位,双手抱头。胸腔积液的病人常取健侧半卧位或斜坡仰卧位,双手抱头。协助病人去除衣物,充分显露胸部。

4. 切口选择

(1) 操作前再次核对病人信息、左右侧。

(2) 通过叩诊和听诊结合影像学资料确定切口部位。

(3) 胸腔积液一般常选腋中线与腋后线之间 6~7 肋间,气胸常选锁骨中线第 2 肋间。此外切口亦可选腋前线 4~5 肋间,此处位于由背阔肌前缘、胸大肌外缘、经乳头的水平线所构成的"安全三角"内,肌肉相对少,亦可日后做进一步胸腔镜手术探查使用,被称为万能位点,适用于胸腔积液和 / 或积气的病人,并进行标记。

5. 二次洗手,准备物品(可由助手完成)

(1) 六步洗手法洗手。

(2) 检查胸腔闭式引流包是否在有效期内,开包检查 3M 指示条。准备物品顺序正确,符合无菌原则。

(3) 引流管可能有不同型号,注意选择。

(4) 水封瓶的准备,接头无污染,注水前冲瓶口,无接触注水,量合适(保证长管的末端伸入液面下 3~4cm),既要保证胸腔引流的密闭性,又要注意胸腔内液体或气体的排除不需要克服太大的阻力。

6. 戴手套,抽麻醉药 戴手套规范,抽取麻醉药有双人核对,有排气。

7. 消毒铺单

(1) 选择正确的消毒剂,注意消毒剂的浓度是否正确。

(2) 消毒范围:以切口为中心半径超过 15cm。消毒规范,至少 2 遍。铺洞巾,或四块小单,巾钳固定。

8. 有创操作前的核对 根据影像学检查结果两人再次核对左右侧。

9. 局部麻醉 皮肤麻醉要超过切口长度,沿标记切口潜行约 2cm 麻醉浸润区域。改垂直进针,逐层麻醉,每层多点麻醉,回抽无血注药(手上有动作,与表述吻合),直至肋骨骨膜,再斜向上进针,针尖行于肋骨上缘,回抽无血注药,进针过程中保持负压,有突破感入胸,回抽有液体还是气体提示诊断明确。回退少许,将剩余麻醉药注入,充分麻醉壁胸膜,拔针按压止血。麻醉等待(后续过程可由助手完成),切开前再次准备物品。安装刀片,手法正确。引流管前端夹直钳子,尾端要夹闭,同时观察侧孔位置。

10. 切开、分离

(1) 切开:执笔式切开皮肤,长度约 2cm,深浅合适。

(2) 分离:弯止血钳,逐层(浅层、深层)分离,"十"字交叉,亦可由助手辅助,两把止血钳交替"十"字钝性分离胸壁各层肌肉组织,分离入路斜向上,止血钳尖端置于肋骨上缘,分离肋间肌直至胸膜。沿肋骨上缘刺入胸膜腔,刺入深度要控制,动作不能粗暴,避免损伤肺脏。打开可见有液体溢出或有气体喷出,证明进入胸膜腔无误,夹闭止血钳备用。

(3) 特殊情况:如胸腔内有粘连(如脓胸的病人),可以用戴无菌手套的手指循通道进入胸腔,分离可能的粘连,保证引流效果。

11. 置管

(1) 在左手止血钳的引导下,插入引流管,向着左手的钳尖方向用力,到达一定深度后,右手进同时左手出。撤出右手钳子时,左手要扶住引流管,防止带出。动作不能粗暴。

(2) 调整引流管深度,确认所有侧孔均在胸膜腔内,一般其末端侧孔距皮缘至少 5cm。

(3) 连接水封瓶,连接正确,同时确定引流是否通畅(观察水柱随呼吸上下波动,有气体或液体引出,证明引流通畅)。此操作可由助手协助完成,如为术者自己连接,完成后必须更换手套,再进行后续操作。

12. 缝合固定　引流管一侧或两侧缝合固定。两侧分别缝合固定更为牢靠,引流口周围封闭效果好,多用于长期留置引流管的病人。

13. 切口消毒　酒精或碘伏消毒,对皮,酒精纱条缠绕管根部。

14. 纱布覆盖　纱布剪成"Y"形口,不少于 2 块,平行三道胶带固定,并与身体纵轴垂直,中间一道同时缠绕引流管加强外固定作用。

15. 撤除洞巾　若为一次性,可以撕掉。若为布制的,要注意引流的密闭性,撤除洞巾后一定要松开止血钳。

【操作后处理】

1. 双肺对比听诊,明确患侧呼吸音是否好转,复测生命体征,明确有无气促、胸痛、头晕、心悸、咳粉红色泡沫样痰,有无面色苍白、呼吸音减弱、血压下降。

2. 分类整理物品,洗手。

3. 向病人交代如有呼吸困难、剧烈咳嗽,随时通知医护人员。

4. 必要时术后可行胸部 X 线片检查评价引流管的位置和效果。

【操作要点】

1. 熟练掌握胸腔闭式引流术的操作方法,成功置管,起到快速缓解病人症状的目的。

2. 严格把握胸腔闭式引流术的指征,对病人不同的病情,作出最正确的处置。

【易错点】

引流位点的选择:如果操作以排气为主,而胸腔内无活动性出血的情况下,引流位点"宁高勿低",首选锁骨中线第 2 肋间。如果操作以排液为主或胸腔内无法除外是否有活动性出血的情况下,引流位点"宁低勿高",首选腋中线偏腋后线第 6、7 肋间。

【相关知识】

1. 注意事项

(1) 胸腔闭式引流术可作为有明确诊断的大量胸腔积液的首选治疗和诊断方式,但是针对怀疑结核性胸腔积液的病人,需先行胸腔穿刺送检胸腔积液除外结核性可能,才能行胸腔闭式引流术,以免引流口经久不愈。

(2) 目前临床常用胸腔置入穿刺管引流来替代胸腔闭式引流进行气胸和胸腔积液的治疗,具有创伤小的优点,但对急重症的气胸或是脓胸的病人,胸腔闭式引流仍作为首选。

(3) 如胸腔积液的病人不能除外肿瘤因素引起的,应避免在麻醉时稍回退麻醉针头将麻醉药全部打入壁胸膜,以免造成医源性的肿瘤种植。

(4) 在整个操作过程中,如果病人出现严重的胸膜反应,需立即停止操作,管尚未置入的需拔管局部加压包扎,已置入的立即夹闭引流管,局部简单固定,给予抗休克治疗。

(5) 皮下气肿是张力性气胸的重要表现,但不是特异性表现,需结合病人的症状和体征综合考虑,在胸外科术后因膨肺的原因,也可能出现皮下气肿,那么皮下气肿的变化,则是判断有无张力性气胸的重要依据之一。

(6) 如考虑有张力性气胸时,急救中应先给予粗针头穿刺排气减压减轻症状,同时准备胸腔闭式引流装置,争取进一步有效治疗。

(7) 脓胸胸腔闭式引流术分为经肋间引流及经肋床引流,其中经肋床引流作为一种脓胸胸腔闭式引流术的重要方式而被临床广泛使用,切口应选择在脓腔的底部,结扎肋间血管,剪除长 2~3cm 肋骨,清理脓腔,分解粘连,利于充分引流。

2. 重要名词的英文术语

胸腔闭式引流术 closed thoracic drainage

十四、胸腔闭式引流管的拔出

【项目简介】

胸腔积液或积气引流干净后,肺完全复张,拔出引流管,恢复胸膜腔负压环境。

【适应证】

1. 引流管通畅咳嗽后无漏气。

2. 引流量每天小于 200ml,颜色清亮,并能够除外进行性血胸、乳糜胸或感染性血胸。

3. 影像学显示肺复张良好,无明显积气积液。

4. 以上三点必须同时满足,方可以拔出胸腔闭式引流管。特殊情况还需满足以下条件:

(1) 脓胸胸腔内感染已控制,引流彻底。

(2) 食管气管瘘、支气管胸膜瘘引起的脓胸症状体征消失,消化道造影明确瘘口已愈合,已恢复进食 3 天,无发热。

(3) 机械通气下的气胸,已停止机械通气,并且胸腔内积气已完全消失。

【禁忌证】

1. 引流不完全,肺复张不良。

2. 引流量较大或性状异常(如血性、乳糜、黄色混浊或感染性血胸)。

3. 咳嗽时有大量气泡溢出。

4. 脓胸引流不完全,感染未得到有效控制。

5. 造影检查支气管胸膜瘘未愈合,体征和症状未消失。

6. 食管气管瘘造影检查未愈合,或未恢复进食者。

7. 仍需机械辅助通气的气胸或是液气胸。

【操作前准备】

1. 物品准备

(1) 拆线包:内有 2 个弯盘、2 把镊子、1 把剪刀。

(2) 消毒物品:2.5% 碘酊和 75% 酒精,或 0.5% 碘伏。

(3) 其他物品:无菌手套 1~2 副、宽胶布 1 卷、纱布若干、凡士林纱布若干、胸带 1 条。

2. 场所要求　处置室。

3. 病人准备

(1) 测量生命体征。

(2) 告知拔管时注意事项,告知病人可能会有疼痛感,消除病人紧张情绪,练习屏气拔管。

（3）取平卧位或者健侧卧位。

4. 操作者准备

（1）洗手，戴帽子、口罩，查看伤口、揭开外层敷料、再洗手，此过程同换药过程。

（2）阅片，查体明确是否达到拔管指征。

（3）准备物品过程符合无菌原则。

（4）掌握相关操作知识、并发症的处理原则。

【操作步骤】

1. 核对病人信息。必要的宣教，如：病人的体位，如何屏气、配合操作等；向病人交代操作的目的，以及可能出现的疼痛等不适，消除病人的紧张情绪。测量生命体征，进行双肺听诊。

2. 洗手、查看伤口、揭开外层敷料、再洗手，此过程同换药过程。

3. 准备物品过程符合无菌原则。

4. 敷料的准备　外层为纱布（3~5块），内层为油纱（折叠后4层以上，大小超过引流创口）。

5. 除去敷料　外层用手，内层敷料或纱条须用镊子。

6. 消毒范围　以切口为中心半径15cm，引流管消毒长度距根部15cm，消毒过程符合无菌原则。

7. 剪断固定线，适当活动引流管，确认引流管没有被缝线缝住，教会病人如何屏气拔管。

8. 左手用准备好的敷料（内层为油纱，外层为纱布），置于切口上方，嘱病人屏气时右手拔管，同时迅速压住伤口，不漏气。拔管时引流管不能夹闭，保持引流状态。如是有预留缝线的双人操作，此时助手戴无菌手套，迅速收紧缝线，打结。

9. 轻揉伤口，促进肌肉闭合。

10. 胶带固定时要有加压动作，至少3道，与身体纵轴垂直（可以使用不透气的粘贴；可以使用胸带加压包扎）。

11. 整理物品，垃圾分类处理。复测病人生命体征，有听诊器行双侧听诊。

【操作后处理】

1. 气胸复发　拔管病人再次出现胸闷、气短，查体符合气胸表现，此时应进行影像学检查，如考虑气胸再发，需立即行胸腔闭式引流。如量少，考虑拔管漏气所致，可暂时观察或行胸腔穿刺排气。

2. 血胸　病人有失血性休克表现，影像学检查提示胸腔积液，立即行胸腔闭式引流，必要时剖胸探查。

3. 引流管漏液　再次给予挤压包扎，必要时给予缝合。

4. 引流管折断留置胸腔　需手术取出。

5. 切口不愈，换药原则同正常切口换药。

6. 引流管口感染，同感染切口换药，局部可给予引流。

【操作要点】

1. 拔管指征判断正确。

2. 动作快速、轻柔，减轻病人不适感。

3. 拔管过程中保证装置密闭性。

【易错点】

指征判断不清,不能明确是否需要拔管。

【相关知识】

1. 注意事项

(1) 目前针对是吸气末还是呼气末拔管始终存有争议,但两种方法在临床观察并无优劣,所以本书只强调屏气后拔管。

(2) 若病人为呼吸机辅助机械通气,则在呼气末拔管。

(3) 各种原因引起的脓胸拔管要慎重,通常在2~3周产生广泛胸膜粘连后改为开放引流,后逐步退管,直至残腔完全消失,将引流管顶出后撤管,一般不给予直接拔管。

(4) 一侧全肺切除的病人拔管时,必须满足无明显症状、胸腔除外活动性出血,以及除外胸腔感染时,才可以拔管。拔管时必须是引流管夹闭状态,可以胶带反折或是双止血钳夹闭引流管。气管和纵隔的最佳位置是略偏向于患侧。

(5) 其他引流情况,必须保持引流管开放通畅才能拔管,如果发现引流管夹闭12~24小时,需在操作前打开引流管,挤管后嘱病人咳嗽观察有无漏气,再考虑是否拔管。

(6) 乳糜胸在满足上述拔管条件后需胸腔积液乳糜试验正常3次时才可拔管。

2. 重要名词的英文术语

胸腔闭式引流管的拔出 removal of thoracic closed drainage tube

十五、耻骨上膀胱穿刺造瘘术

【项目简介】

耻骨上膀胱穿刺造瘘术是暂时性或永久性尿流改道的主要方法之一,用于治疗急、慢性尿潴留。消除长期存在的尿路梗阻对上尿路的不利影响,或下尿路手术后确保尿路的愈合。

【适应证】

1. 膀胱出口梗阻导致的急性尿潴留,导尿失败者。如良性前列腺增生、尿道狭窄、尿道结石等。

2. 阴茎和尿道损伤、尿道手术,以及膀胱手术后,为充分引流尿液,确保尿路愈合。

3. 男性神经源性膀胱,不能长期留置导尿,或留置导尿后反复出现睾丸附睾炎。

4. 下尿路梗阻伴慢性尿潴留,因病人身体状态差不能耐受手术者。

5. 尿道周围脓肿、前列腺脓肿,需尿流改道,充分引流尿液。

6. 经尿道前列腺手术时减轻膀胱内压力,避免TUR综合征(电切综合征)发生。

【禁忌证】

1. 严重凝血功能障碍者。

2. 下腹部盆腔手术史致局部组织器官粘连严重者。

3. 盆腔内巨大肿瘤压迫膀胱,导致膀胱无法充盈者。

4. 下腹部穿刺部位皮肤软组织严重感染者。

5. 膀胱癌合并尿潴留病人。

【操作前准备】

1. 物品准备

(1) 耻骨上膀胱穿刺造瘘包:弯盘1~2个、止血钳1把、持针器1把、有齿镊1把、无齿镊

1 把、尖刀柄 1 把、线剪 1 把、膀胱穿刺造瘘针 1 套。

（2）5ml 注射器、20ml 注射器、0.9% 氯化钠注射液、尖刀片、3-0 针带线、16F 硅胶导尿管、导尿袋及无菌手套。

（3）消毒物品：0.5% 碘伏或 2.5% 碘酊及 75% 酒精。

（4）麻醉药物：2% 利多卡因 10ml 或者 1% 普鲁卡因 10ml。

（5）确认膀胱穿刺造瘘包有效期，完整无破损。

2. 场所要求　可于处置室或手术室内进行操作，若病人不能活动，可于床旁进行操作。

3. 病人准备

（1）向病人及家属解释手术的目的、意义、过程，消除病人的紧张心理，以取得病人的配合。

（2）操作者交代手术操作可能存在的风险，病人及家属知情同意并签署知情同意书。

（3）下腹部及会阴部备皮。

（4）确认膀胱充盈满意及穿刺部位，必要时可超声引导下确认穿刺部位，做好标记。

4. 操作者准备

（1）核对病人信息，确认病人生命体征适于操作，取得病人及家属配合。

（2）仪表端庄、服装整洁，修剪指甲、洗手、戴口罩。

【操作步骤】

1. 平卧位，或可采用骶部以下向下倾斜的体位，或在臀部下面用枕头垫高，以利于膀胱的暴露。

2. 叩诊确认膀胱已经充分充盈。常规消毒、铺巾。常用穿刺点选取：下腹部正中线，耻骨联合上方 2~3cm，或结合超声定位穿刺点。

3. 麻醉采用逐层麻醉，并将注射器以几乎垂直皮肤的角度刺入膀胱，回抽出尿液以确认穿刺部位。肥胖者可选用心内穿刺针。

4. 皮肤切口 1~2cm，尖手术刀切开皮肤、浅筋膜、腹直肌前鞘。然后右手将套管针垂直缓慢刺入膀胱，左手在下方保护，刺入膀胱前壁时会有明显落空感。

5. 拔出套管针芯，见尿液流出，同时将套管针外鞘向膀胱腔内深入 2~3cm，防止套管针外鞘脱出膀胱，立刻将相应管径的导尿管经外鞘插入膀胱，见尿液引出后再稍向下插入 5cm，根据规格向气囊内注入生理盐水 10~20ml。拔出套管，并适当外牵导尿管使球囊贴于膀胱壁，以减少尿液外渗、膀胱壁渗血及对膀胱的刺激，连接尿袋，缝合固定尿管。

6. 整理并洗手，交代注意事项并书写记录。

【操作后处理】

1. 术后观察　术后注意观察尿液颜色变化，若为血性尿液，可适当加压牵拉尿管以止血，必要时给予膀胱冲洗。

2. 护理　每 2~3 天换敷料，定期每周换尿袋，每月换管。

【操作要点】

膀胱是贮存尿液的肌性囊状器官，其大小、形态和位置均随尿液的充盈程度而异，位于盆腔前部、耻骨联合及左右耻骨支的后方，容量 300~500ml。膀胱穿刺造瘘时需保证膀胱充盈良好，利用膀胱穿刺套管针于耻骨上膀胱穿刺后插入导尿管引流尿液。

【易错点】

确认膀胱充分充盈及注射器试穿可避免误伤前列腺及肠管；穿刺成功后及时置入导尿管，避免因尿液流失导致置管失败；采用缝合的方式固定导尿管时应避免损伤尿管，导致漏尿可能。

【相关知识】

1. 注意事项

(1) 穿刺误入腹腔和伤及肠管,应立即手术治疗。

(2) 置管失败,必要时行耻骨上切开膀胱造瘘术。

(3) 膀胱内出血或切口出血,牵拉导尿管,严重者行膀胱冲洗,缝合切口。

(4) 尿管脱落,若窦道形成,立即重置尿管。

(5) 膀胱刺激症状,可服用琥珀酸索利那新缓解膀胱痉挛。

2. 重要名词的英文术语

耻骨上膀胱穿刺造瘘术 suprapubic bladder puncture ostomy

十六、运动系统理学检查

【项目简介】

运动系统理学检查是骨科诊治疾病的基础,详细、全面、仔细地查体是一名骨科医生应具备的基本功。

【操作前准备】

1. 物品准备　皮尺、量角器。

2. 场所要求　室内安静、室温适宜、光线充足。关闭门窗,围帘或屏风遮挡病人。

3. 病人准备　病人和家属了解查体的目的、过程及配合要点。

4. 操作者准备　衣帽整洁,修剪指甲,洗手,戴口罩。

【操作步骤】

1. 脊柱及神经系统查体

(1) 操作前准备:向病人/家属解释查体目的,嘱病人暴露充分。请病人取坐位或卧位,医生站在病人后方或右侧;女性病人需有女性医务人员陪同(隐私保护)。

(2) 查体顺序:充分显露,双侧对比;先查健侧,后查患侧;先主动,后被动;按照视诊、触诊、动诊、量诊、特殊试验、感觉、肌力、反射的顺序进行。

(3) 视诊

1) 嘱病人平地行走,观察其步态是否异常。

2) 分别自背面和侧面观察脊柱生理弯曲是否存在,是否有侧凸、后凸等畸形。

3) 局部皮肤有无发红、发绀、色素沉着或瘢痕等。

4) 软组织有无肿胀,肌肉有无萎缩。

(4) 触诊

1) 以双手小鱼际测试局部皮温是否对称。

2) 逐个按压各棘突有无压痛。

3) 椎旁肌肉有无压痛。

4) 检测包块:部位、硬度、大小、活动度、与邻近组织关系、波动感。

5) 叩击痛

①直接叩击痛:以手指或叩诊锤直接叩击各个脊椎棘突,此法多用于检查胸、腰段;②间接叩击痛:病人取端坐位,医师用左手掌面放在病人的头顶,右手半握拳以小鱼际肌部叩击

左手,如脊椎某处疼痛,则表示该处有病变。

6) 颈部:颈椎棘突间痛性硬节、椎旁肌压痛、肩胛内上角、肩胛上切迹。

7) 腰椎:棘突、棘突间、椎旁叩痛。

(5) 动诊

1) 先主动活动,后被动活动。

2) 颈椎:双手固定病人双肩,嘱主动及被动颈部屈曲、后伸、左右侧弯和旋转角度并记录。

3) 腰椎:双手扶住病人骨盆,嘱主动及被动腰部屈曲、后伸、左右侧弯和旋转角度并记录。

(6) 量诊:肢体的长度和畸形角度。

(7) 特殊试验

1) 颈椎

①椎间孔挤压试验(Spurling test):病人端坐,头后仰并偏向患侧,检查者用手掌在其头顶加压。出现颈痛并向患手放射者,为阳性。常见于颈椎病神经根型。

②臂丛神经牵拉试验(Eaton test):病人坐位,头向健侧偏,检查者一手抵患侧头侧,一手握患腕,向相反方向牵拉。因臂丛神经被牵张,刺激已受压之神经根而出现放射痛或麻木等感觉。常见于颈椎病神经根型。

2) 腰椎

①直腿抬高试验(Lasegue test):病人双下肢伸直仰卧,检查者一手扶住病人膝部使其膝关节伸直,另一手握住踝部并徐徐将之抬高,直至病人产生下肢放射痛为止,记录下此时下肢与床面的角度,即为直腿抬高角度。正常人一般可达 80° 左右,且无放射痛。若抬高不足 70°,且伴有下肢后侧的放射痛,则为阳性。

②直腿抬高加强试验(Bragard test):在直腿抬高试验基础上,将病人下肢抬高到最大限度后,放下约 10° 左右,在病人不注意时,突然将足背屈,若能引起下肢放射痛即为阳性。

③拾物试验(pick-up test):将一物品放在地上,令病人拾起。脊椎正常者可两膝伸直,腰部自然弯曲,俯身将物品拾起;如病人先以一手扶膝、蹲下、腰部挺直地用手接近物品,屈膝屈髋而不弯腰地将物拾起,此即为拾物试验阳性。

(8) 感觉:检查感觉平面。

1) C_4 肩锁关节的顶部。

2) C_5 肘前窝的外侧面。

3) C_6 拇指近节背侧皮肤。

4) C_7 中指近节背侧皮肤。

5) C_8 小指近节背侧皮肤。

6) T_4 锁骨中线和第 4 肋间(乳线)。

7) T_6 锁骨中线和第 6 肋间(剑突水平)。

8) T_{10} 锁骨中线和第 10 肋间(脐)。

9) T_{12} 锁骨中线腹股沟韧带中点。

10) L_3 股骨内髁。

11) L_4 内踝。

12）L₅足背第3跖趾关节。

13）S₁足跟外侧。

（9）肌力

0级：肌力完全消失，无活动。

Ⅰ级：肌肉能收缩，关节不活动。

Ⅱ级：肌肉能收缩，关节稍活动，但不能对抗肢体重力。

Ⅲ级：能对抗肢体重力使关节活动，但不能抵抗阻力。

Ⅳ级：能抵抗外来阻力，但肌力较弱。

Ⅴ级：肌力正常。

（10）反射

1）浅反射：腹壁反射、提睾反射、肛门反射。

2）深反射：肱二头肌反射、肱三头肌反射、桡反射、膝反射、跟腱反射。

3）病理反射

①霍夫曼征：前臂旋前，掌面向下，检查者向掌侧弹拨中指指甲，拇指和其他各趾迅速屈曲为阳性；②巴宾斯基征：锐器在足底外侧缘，自后向前快速划过，蹬趾背伸，余趾外展呈扇形分开为阳性。

2. 肩关节查体

（1）操作前准备：向病人/家属解释查体目的，嘱病人脱去外衣（完整暴露患侧肩部）；请病人取坐位，放松肩部肌肉医生站在病人对侧；女性病人需有女性医务人员陪同（隐私保护）。

（2）查体顺序：充分显露，双侧对比；先查健侧，后查患侧；先主动，后被动；按照视诊、触诊、动诊、量诊、特殊试验的顺序进行。

（3）视诊：双肩关节高度，脱衣时动作协调性，有无肿胀、畸形，肌肉有无萎缩，皮肤有无红肿、破溃、窦道、瘢痕等。

（4）触诊

1）检查是否存在局部渗出，皮肤颜色异常。

2）触摸肌肉轮廓，对称性及皮纹。

3）检查肩关节四周有无包块及压痛。

4）触诊的顺序：胸骨上切迹—胸锁乳突肌—胸锁关节—锁骨—肩锁关节—肩峰—大结节—喙突—二头肌沟—斜方肌—胸大肌—三角肌—肱二头肌—肩胛冈—肩胛骨内侧缘—外侧缘—肩袖—肩峰下滑囊—大小菱形肌—背阔肌—腋部—前锯肌。

（5）动诊

1）嘱病人主动做横轴的屈伸，矢状轴的内收、外展，纵轴的内外旋动作（测量或估算角度），并由前后两个方向观察，注意有无疼痛弧，有无翼状肩，有无异常活动。

2）嘱病人放松，再以手被动行前屈、后伸、外展、内收、旋内及旋外等动作（测量或估算角度）。测量需使用测角器。

（6）量诊

1）角度：肩关节活动时同时测量其活动角度。

2）肩周径测量：医者用软尺从病人肩峰绕过腋窝测其周径。检查时患侧与健侧对比（角度测量可在动诊时完成）。

(7) 特殊试验

1) 杜加征(Dugas sign):又称搭肩试验。患肢肘关节屈曲,手放在对侧肩关节前方,如肘关节不能与胸壁贴紧为阳性,提示肩关节脱位。

2) 落臂征(drop arm sign):检查者将病人肩关节外展至 90°以上,嘱病人自行保持肩外展 90°~100°的位置,患肩无力坠落者为阳性。该试验对诊断冈上肌损伤具有高度的特异性,但阳性率不高,多见于冈上肌完全撕裂的病例。

3) 肱二头肌长腱阻抗试验(Yergason test):前者为前臂旋后,前屈肩 90°,伸肘位,阻抗位屈肘,出现肩痛为阳性;后者为屈肘 90°,阻抗屈肘时结节间沟产生疼痛为阳性。提示肱二头肌腱鞘炎。

4) 直尺试验:正常人肩峰位于肱骨外上髁与肱骨大结节连线的内侧。用直尺贴在上臂的外侧,下端靠近肱骨外上髁,上端如能与肩峰接触则为阳性征,表示肩关节脱位。

5) 撞击试验(Neer sign):检查者立于病人背后,一手固定肩胛骨,另一手保持肩关节内旋位,使病人拇指尖向下,然后使患肩前屈过顶,如果诱发疼痛,即为阳性,机制是人为地使肱骨大结节与肩峰前下缘发生撞击,从而诱发疼痛。

3. 肘关节查体

(1) 操作前准备:向病人/家属解释查体目的,嘱病人充分暴露双侧肘关节,去除饰品。请病人取坐位,放松上肢肌肉,医生站在病人对侧。

(2) 查体顺序:充分显露,双侧对比;先查健侧,后查患侧;先主动,后被动;按照视诊、触诊、动诊、量诊、特殊试验的顺序进行。

(3) 视诊:双肘部有无肿胀、内外翻畸形,肌肉有无萎缩,皮肤有无红肿、破溃、窦道、瘢痕等。

(4) 触诊:肘伸直和屈曲至 90°时分别检查肱骨外上髁、肱骨内上髁、尺骨鹰嘴和尺神经沟。

(5) 动诊

1) 屈曲:135°~150°。

2) 伸直:-10°。

3) 旋前、旋后:80°~90°。

4) 外旋、内旋:70°。

(6) 量诊

1) 角度:肘关节活动时同时测量其活动角度。

2) 前臂周径测量:前臂可在尺骨鹰嘴下 10cm 平面测量。检查时患侧与健侧对比。

3) 如双侧肘部不对称,需测量其提携角(角度测量可在动诊时完成)。

(7) 特殊试验

1) 网球肘试验(Mill's sign):前臂稍弯曲,手半握拳,腕关节尽量屈曲,然后将前臂完全旋前,再将肘伸直。如在肘伸直时,肱桡关节的外侧发生疼痛,即为阳性。

2) 侧方应力试验:检查者一手握住病人上臂,另一手握住病人前臂,伸直肘关节作肘关节外翻活动,肘关节内侧有异常活动并内上髁肿胀压痛可诊断肘内侧副韧带损伤,为试验阳性。相反应力作用于肘关节内侧,为外侧副韧带损伤。

3) 尺神经沟 Tinel 试验:于肘管上、下各 2cm 处轻轻叩击,如有尺神经疼痛可放射到环指、小指,即为阳性。

4. 腕关节及手查体

(1) 操作前准备:向病人/家属解释查体目的,嘱病人充分暴露双侧手腕肘关节,去除饰品。请病人取坐位,放松上肢肌肉,医生站在病人对侧。

(2) 查体顺序:充分显露,双侧对比;先查健侧,后查患侧;先主动,后被动;按照视诊、触诊、动诊、量诊、特殊试验的顺序进行。

(3) 视诊:双腕部及双手有无肿胀、畸形,肌肉有无萎缩,皮肤有无红肿、破溃、窦道、瘢痕等。

(4) 触诊:检查有无压痛及异常包块。顺序:桡骨茎突、"鼻烟窝"、下尺桡关节、各指间关节。

(5) 动诊

1) 先主动后被动,测量各关节活动时,应限制上下关节的运动。

2) 腕关节(中立位为完全伸直位):嘱其双腕背屈相对,双掌合十相对,以检查双腕是否对称。①掌屈:50°~60°;②背屈(伸):35°~60°;③桡屈:25°~30°;④尺屈:30°~40°。

3) 手(中立位为手指各关节完全伸直):①拇指第一掌指关节掌屈20°,后伸50°;指间关节屈90°,后伸0°;外展30°~40°,内收0°。对掌:拇指的旋转度,使其远节指骨能接触第五指的皮肤为准。②其他手指:掌指关节屈80°~90°,过伸0°~20°;近侧指间关节屈90°~100°,伸0°;远侧指间关节屈70°~90°,伸0°。经第三指为轴心,靠拢第三指为内收,远离为外展。

(6) 量诊

1) 角度:关节活动时同时测量其活动角度。

2) 前臂周径测量:前臂可在尺骨鹰嘴下10cm平面测量。检查时患侧与健侧对比。

3) 如双侧肘部不对称,需测量其提携角。

4) 分别相应颈髓各节段所支配的感觉平面。

5) 测量握拳、对掌及屈伸时,手指的肌力。

(7) 特殊试验

1) 屈腕试验(Phalen test):病人腕关节极度屈曲,即引起手指麻痛,为腕管综合征的体征。

2) 握拳试验(Finkelsein test):患手握拳(拇指在里、四指在外),腕关节尺偏,桡骨茎突处疼痛为阳性,提示桡骨茎突狭窄性腱鞘炎。

3) 夹纸试验(Froment test):临床上用来检查尺神经是否有损伤。检查者将一纸片放在病人手指间,让病人用力夹紧,如检查者能轻易地抽出纸片,即为阳性。

5. 髋关节及骨盆查体

(1) 操作前准备:向病人/家属解释查体目的,嘱病人脱去外裤、鞋袜,留短裤(至少暴露至大腿中部)。请病人取仰卧位,医生站在病人右侧;女性病人需有女性医务人员陪同(隐私保护)。

(2) 查体顺序:充分显露,双侧对比;先查健侧,后查患侧;先主动,后被动;按照视诊、触诊、动诊、量诊、特殊试验的顺序进行。

(3) 视诊:嘱病人平地行走,观察其步态是否异常。双髋关节及骨盆有无肿胀,双下肢有无畸形(短缩、屈曲、内外旋),股四头肌有无萎缩,皮肤有无红肿、破溃、窦道、瘢痕等。

(4) 触诊

1) 以手指背侧检查双髋皮温是否对称正常。

2) 以拇指检查腹股沟中点有无压痛。

3) 检查大转子有无压痛、叩痛。

4) 检查内收肌有无挛缩。

5) 以拳叩足底检查有无纵向叩击痛。

(5) 动诊

1) 屈曲:嘱病人主动屈曲髋关节,再以手被动屈曲(测量角度)。

2) 外展:以手固定非检查侧骨盆,另一手向外平移检查侧下肢(测量角度)。

3) 内收:以手固定检查侧骨盆,另一手向内平移检查侧下肢(测量角度)。

4) 伸直:俯卧位,一手固定骨盆,嘱其主动抬起下肢,再被动抬起下肢(测量角度)。

5) 内外旋:俯卧位,膝关节屈曲 90°,向外移动足部即为内旋,反之为外旋(测量角度)。

(6) 量诊

1) 角度:膝关节活动时同时测量其活动角度。

2) 长度

①相对长度——髂前上棘到内踝尖的距离。

②绝对长度——大转子尖至外踝尖的距离。

3) 肌力

①屈曲——屈髋时,在膝关节上方以向下的力对抗。

②内收——髋外展,施力对抗其向中线移动。

③内外旋——髋膝中立位,向内和向外旋转下肢。

④外展——侧卧位,在大腿远端以向下的力对抗。

⑤伸直——俯卧位,一手固定骨盆,以向下的力对抗。

(7) 特殊试验

1) 骨盆分离挤压试验

①挤压试验:病人仰卧位,检查者两手分别放于髂骨翼两侧,两手同时向中线挤压,如有骨折则会发生疼痛,为阳性,用于诊断骨盆骨折和骶髂关节病变。

②分离试验:病人仰卧位,检查者两手分别置于两侧髂前上棘部,两手同时向外推按髂骨翼,使之向两侧分开。如有骨盆骨折或骶髂关节病变,则局部发生疼痛反应,为阳性,多用于检查骨盆骨折及骶髂关节病变。

2) "4"字试验(Patrick test):病人仰卧位,健肢伸直,患肢膝关节屈曲 90°。屈髋后外展将小腿外旋放于健腿上,一手固定骨盆,下压患肢,出现疼痛为阳性,见于髋部和骶髂关节疾病。

3) 髋屈曲畸形试验(Thomas test):病人仰卧位,健侧髋关节、膝关节尽量屈曲。并使腰部贴于床面。如患髋不能完全伸直,或腰部出现前突为阳性。此时记录患髋的屈曲角度,见于髋部病变和腰肌挛缩。

4) 单腿独站试验(Trendelenburg test):病人背向检查者,健肢屈髋屈膝上提,用患肢单独站立,如发现健侧骨盆及臀褶下降为阳性。多见于臀中、小肌麻痹,髋关节脱位,陈旧性股骨颈骨折等。

6. 膝关节查体

(1) 操作前准备:向病人 / 家属解释查体目的,嘱病人脱去外裤、鞋袜,留短裤(至少暴露至大腿中部)。请病人取仰卧位,医生站在病人右侧;女性病人需有女性医务人员陪同(隐私保护)。

(2) 查体顺序:充分显露,双侧对比;先查健侧,后查患侧;先主动,后被动;按照视诊、触诊、动诊、量诊、特殊试验的顺序进行。

(3) 视诊:双膝关节有无肿胀、内外翻畸形,肌肉有无萎缩,皮肤有无红肿、破溃、窦道、瘢痕等。

(4) 触诊

1) 以手指背侧检查双膝皮温是否对称正常。

2) 检查膝关节上方(股四头肌肌腱)及下方(胫骨结节周围)、髌尖及髌周有无压痛。

3) 屈曲膝关节成 90°,检查膝关节内外侧关节间隙、股骨内侧髁、胫骨内侧髁和腓骨头有无压痛。

4) 伸直膝关节,检查腘窝有无包块、压痛。

(5) 动诊

1) 嘱病人主动伸直膝关节,再以手被动伸直或过伸(测量或估算角度)。

2) 嘱病人主动屈曲膝关节,再以手被动屈曲(测量或估算角度)。

3) 膝关节屈曲状态下,内旋和外旋小腿。

(6) 量诊

1) 角度:膝关节活动时同时测量其活动角度。

2) 周径:测量髌骨上极周径,并以髌骨上极为参考测量髌上 10cm 周径。

(7) 特殊试验

1) 髌骨研磨试验(patella grind test):双手拇指、示指固定髌骨,向下加压的同时活动髌骨。如感关节面粗糙感或病人疼痛,则为阳性。

2) 浮髌试验(floating patella test):病人仰卧位,检查者用一手虎口置于髌骨上缘,手掌放于髌上囊,向远侧端挤压推动,另一手的示、中指将髌骨向下压。

3) 侧方应力试验:膝关节稍屈,一手握住踝关节向外侧施加压力,一手压在膝关节外侧,向内加压,如有疼痛或侧方活动说明内侧副韧带损伤;如向相反方向施加压力有疼痛或侧方活动,说明外侧副韧带损伤。

4) 抽屉试验(drawer test):屈膝 90°,双足平放于床,检查者坐在病人足面上,双手握住小腿端作前后拉推动作。如前拉活动加大,说明前交叉韧带损伤。反之则后交叉韧带损伤。

5) 回旋挤压试验(McMurray test):一手握住病人足跟,另一手拇指及其余四指分别捏住膝关节内外侧关节间隙,先使膝关节极度屈曲,使小腿内收、内旋的同时伸屈膝关节。如有弹响说明内侧半月板有病损,反之使小腿外展、外旋,同时伸屈膝关节,如有弹响,说明外侧半月板有病损。

7. 踝关节查体

(1) 操作前准备:向病人/家属解释查体目的,嘱病人脱去外裤、鞋袜(至少暴露至膝关节);请病人取仰卧位,医生站在病人右侧;女性病人需有女性医务人员陪同(隐私保护)。

(2) 查体顺序:充分显露,双侧对比;先查健侧,后查患侧;先主动,后被动;按照视诊、触诊、动诊、量诊、特殊试验的顺序进行。

(3) 视诊:踝关节有无肿胀、内外翻畸形,肌肉有无萎缩,皮肤有无红肿、破溃、窦道、瘢痕等。

(4) 触诊

1) 以手指背侧检查双膝皮温是否对称正常。

2) 注意疼痛的部位、性质,肿物的大小、质地。

3) 检查足背动脉,了解足和下肢的血循环状态。一般可在足背第一、二跖骨之间触及搏动。

4) 跟痛症多在跟骨前下方偏内侧,相当于跖腱膜附着于跟骨结节部。

5) 踝内翻时踝疼痛,而外翻时没有疼痛,压痛点在外踝,则考虑外踝韧带损伤。

(5) 动诊:先主动活动,再被动活动。

1) 背屈:0°~20°。

2) 跖屈:0°~50°。

3) 内翻:0°~35°。

4) 外翻:0°~15°。

5) 距下(后足)内翻:0°~5°。

6) 距下(后足)外翻:0°~5°。

(6) 量诊:关节活动时同时测量其活动角度。

(7) 特殊试验

1) 背屈阻力试验:一只手托住病人小腿,当病人用力背屈踝和内翻足时,对足给予一个向下外翻的力。意义:胫前肌胫骨附着点损伤;前间隔综合征。

2) 跖屈阻力试验:让病人用趾站立,通过身体的重量给予阻力。意义:腓肠肌、比目鱼肌损伤;跟腱炎;跟后滑囊炎。

3) 距下内翻阻力试验:一只手稳定小腿的下端,用另一只手放在前足的内侧缘。当病人内翻足时,对前足施以向下的压力。意义:胫后肌在胫骨内侧附着点的腱鞘炎;内踝后方的胫后肌或屈跗长肌腱鞘炎。

4) 距下外翻阻力试验:一只手稳定小腿的下端,用另一只手对足的外侧缘施以向下的压力。让病人抬起足的外侧缘,此手法对腓骨短肌更具有特殊性(当肌腱通过外踝前面时可听到弹响声)。意义:腓骨肌腱腱鞘炎;踝内翻扭伤。

5) Thompson 征:病人俯卧,足悬于检查床边进行此检查,用手牢固地挤压腓肠肌,观察跖,屈曲出现。无跖屈曲即为阳性,提示跟腱断裂。也可观察病人,在过度被动背曲,在肌腱处可触及间隙。

6) 前抽屉试验:检查者一手稳定小腿下方,另一只手握住跟骨,使踝关节跖屈 20°,将跟骨与距骨向前拉出踝穴,检查胫腓前韧带、前关节囊和跟腓韧带的结构是否完整。足过多前移(伴有摩擦音)为阳性。

7) 内翻应力试验:在前抽屉试验阳性的基础上检查跟腓韧带的损伤。把病人的足跟放在手掌内内翻跟骨和距骨,在踝穴内距骨的过度内翻活动为阳性。

【操作后处理】

1. 协助病人穿好衣服,向其解释检查的阳性结果及可能诊断,并给出进一步检查或治疗的措施。

2. 消毒双手,核对,书写门诊或病房病志。

【操作要点】

1. 准备 温度适宜、光线充足的操作环境。

2. 尊重病人隐私,男性医生对女性病人查体时应有女性医务人员陪同。

3. 掌握视触动量的基本顺序。

4. 掌握体格检查的原则 充分暴露,双侧对比;先健侧后患侧;先主动后被动;全面、轻柔。

5. 掌握各部位特殊试验的手法。

【易错点】

1. 注意先健侧、后患侧的原则。

2. 鉴别左右两侧。

3. 脊柱及四肢各关节不同特殊试验的操作。

【相关知识】

1. 注意事项

(1) 明确脊柱及四肢各关节的解剖,明确脊髓各节段与体表感染及肌群支配关系。

(2) 掌握常见脊柱和各关节疾病的症状、体征。

(3) 掌握常见脊柱和各关节疾病的特殊试验。

(4) 运动系统理学检查应与病史、辅助检查相结合。

2. 重要名词的英文术语

视诊 visual examination

触诊 palpation

动诊 dynamic diagnosis

量诊 measurement diagnosis

特殊试验 special test

感觉 sense

肌力 myodynamia

反射 reflex

十七、骨折固定法

(一) 手法复位技术

【项目简介】

通过术者的手法技术操作使位移的骨折端获得解剖或功能复位。

【适应证】

1. 新鲜的闭合骨折。

2. 稳定和易于外固定的骨折。

【禁忌证】

1. 开放性骨折。

2. 肢体高度肿胀难以复位及固定。

3. 骨折并发重要的血管、神经损伤。

4. 关节内骨折。

5. 整复后不易维持复位的不稳定骨折。

6. 病人无法配合麻醉和/或操作。

【操作前准备】

1. 病人准备

(1) 测量病人的生命体征,评估病人的一般情况。

(2) 向病人说明手法复位的优点和缺点,告知病人手法复位可能失败,并由病人自己选择是否接受手法复位。

(3) 向病人解释手法复位的具体步骤,告知病人在操作过程中应配合的事项,如充分放松患肢肌肉、有不适随时告知术者。

(4) 确认病人既往无麻醉药物过敏史。

2. 材料准备

(1) 治疗车。

(2) 消毒用品:2.5% 碘酊、75% 酒精。

(3) 局部麻醉药:2% 利多卡因 10ml。

(4) 其他:无菌手套、消毒棉签、10ml 的无菌注射器。

(5) 座椅或检查床。

3. 操作者准备

(1) 需要两人或多人操作。

(2) 术者仔细观阅病人的影像学资料,明确骨折的部位、移位情况、是否稳定等特征。

(3) 术者熟练掌握骨折手法复位的相关技术,对于手法复位中出现的并发症及复位失败等情况可以妥善处理。

(4) 术者洗手,戴帽子和无菌手套;助手协助病人摆放体位并显露出骨折部位。

【操作步骤】

1. 体位 根据具体的骨折部位和需要进行的手法复位操作而采取不同的体位。以常见的桡骨远端骨折为例,病人取直立坐位,患肢外展。

2. 消毒 用 2.5% 碘酊,以骨折部位的血肿进针点为中心,向周边环形扩展,以 75% 酒精脱碘 2 次。

3. 麻醉 以 10ml 无菌注射器吸入 2% 利多卡因 10ml,取骨折部位肿胀最明显处进针,回抽见淤血后将利多卡因注射入血肿内,等待 5~10 分钟。

4. 肌松弛位 将病人各关节置于肌松弛的体位,以减少肌肉对骨折段的牵拉。

5. 对准方向 将远端骨折段对准近端骨折段所指的方向。

6. 拔伸牵引 对骨折段施以适当的牵引力和对抗牵引力。在患肢远端,沿其纵轴牵引,矫正骨折移位。牵引时必须同时施以对抗牵引以稳定近端骨折段。根据骨折移位情况施以不同的拔伸手法以矫正短缩、成角和旋转移位。

7. 手摸心会 术者参考影像学资料所示的移位,用双手触摸骨折部位,体会骨折局部情况,并决定复位手法。

8. 反折、回旋 反折手法用于具有较尖锐尖齿的横行骨折,术者两拇指抵压于突出的骨折端,其余两手各指环抱下陷的另一骨折端,先加大其原有成角,两拇指再用力下压突出的骨折端,待两拇指感到两断端已在同一平面时,即可反折伸直,使两断端对正。回旋手法用于有背向移位,也称"背靠背"的斜行骨折(即两骨折面因旋转移位而反叠),先判断发生背向移位的旋转途径,然后以回旋手法循原途径回旋复位。

9. 端提、捺正　端提手法用于矫正前臂骨折的背、掌侧方移位,术者在持续手力牵引下,两拇指压住突出的骨折远端,其余各指握住骨折近端向上提拉。捺正手法用于矫正前臂骨折的内、外侧方移位,使陷者复起、突者复平。

10. 掰正、分骨　尺、桡骨和掌、跖骨骨折时,骨折段可因成角移位及侧方移位而相互靠拢,此时可采用掰正手法。术者用两手拇指及其余各指分别挤捏骨折背侧及掌侧骨间隙,矫正成角移位和侧方移位,使靠拢的骨折两端分开。儿童青枝骨折仅有成角移位时,可采用分骨手法。术者用两手拇指压住成角的顶部,其余四指分别掰折远、近骨折段即可矫正。

【操作后处理】

1. 检测生命体征。

2. 观察伤处骨折情况及患肢运动、感觉、血运情况。

3. 完善 X 线片检查。

【操作要点】

1. 严格遵守操作原则及操作流程。

2. 避免不当固定及副损伤。

【易错点】

复位方式不正确。

【相关知识】

1. 注意事项

(1) 注射局部麻醉药时出现心悸、气促、面色苍白等表现,应立即停止注射,并给予抗过敏治疗。

(2) 手法复位失败,可由以下原因引起:①适应证选择不当,如极度不稳定的骨折;②受伤时间过久,局部软组织肿胀严重;③病人不能充分配合;④术者操作手法不当。一次手法复位失败,可待病人稍事休息后再次尝试手法复位,若再次失败,应转为切开复位,切不可反复多次尝试和粗暴操作。

(3) 罕见并发症包括复位过程中骨折端伤及血管、神经,出现患肢麻木、苍白、皮温下降等,应立即停止操作,转为切开复位,并探查、修复相应的血管、神经。

2. 重要名词的英文术语

手法复位技术 manual reduction technology

(二) 小夹板固定技术

【项目简介】

应用小夹板稳定骨折端,利于骨折固定。

【适应证】

适用于四肢长管骨闭合性骨折,在复位后能用小夹板固定、维持对位者。

【禁忌证】

1. 错位明显的不稳定性骨折。

2. 伴有软组织开放性损伤、感染及血液循环障碍者。

3. 躯干骨骨折等难以确实固定者。

4. 昏迷或肢体失去感觉功能者。

【操作前准备】

1. 物品准备 夹板、纸压垫、绷带、棉垫和束带。

2. 病人准备

(1) 清洁患肢,皮肤有擦伤、水疱者,应先换药或抽空水疱。

(2) 向病人及家属交代小夹板固定的目的、意义、过程、注意事项及配合操作的要点。

【操作步骤】

1. 纸压垫准确地放在适当位置上,并用胶布固定,以免滑动。

2. 捆绑束带时用力要均匀,其松紧度应使束带在夹板上可以不费力地上下推移 1cm 为宜。

3. 在麻醉未失效时,搬动病人应注意防止骨折再移位。

4. 抬高患肢,密切观察患肢血运,如发现肢端严重肿胀、青紫、麻木、剧痛等,应及时处理。

5. 骨折复位后 4 天以内,可根据肢体肿胀和夹板的松紧程度,每天适当放松一些,但仍应以能上下推移 1cm 为宜;4 天后如果夹板松动,可适当捆紧。

6. 开始每周酌情透视或拍 X 线片 1~2 次;如骨折变位,应及时纠正或重新复位,必要时改做石膏固定。

7. 2~3 周后如骨折已有纤维连接可重新固定,以后每周在门诊复查 1 次,直至骨折临床愈合。

8. 指导病人进行功能锻炼。

【操作后处理】

1. 抬高患肢,密切观察患肢血运,如有剧痛、严重肿胀、青紫、麻木、水疱等,应随时报告医师及时处理。

2. 按医嘱适时组织、指导和帮助病人,有步骤地进行功能锻炼。

【操作要点】

1. 严格遵守操作原则及操作流程。

2. 避免不当固定及用力过大。

【易错点】

固定方式及位置不正确。

【相关知识】

1. 注意事项

(1) 绷带固定有效,上下活动范围 1cm。

(2) 保护骨性突起,避免皮肤坏死。

(3) 注意观察肢体血运。

(4) 定期复查 X 线片。

2. 重要名词的英文术语

小夹板固定技术 small splint fixation technique

（三）石膏绷带固定技术

【项目简介】

应用石膏绷带固定技术,固定骨折脱位,维持治疗体位。

【适应证】

石膏绷带固定技术

1. 稳定性骨折复位后 脊柱压缩复位、关节脱位复位、骨折开放复位及内固定后,以及关节扭伤、韧带撕裂及撕脱等。

2. 术后促进愈合及防止病理性骨折,如神经吻合、肌腱移植、韧带缝合、关节融合固定、截骨术、骨移植、关节移植、显微外科、骨髓炎等术后。

3. 纠正先天性畸形,如先天性髋关节脱位、先天性马蹄内翻足的畸形矫正等。

4. 对慢性骨关节病、骨关节感染及颈椎病等的治疗及手术前后包括脊柱手术前、后石膏床等。

【禁忌证】

主要是全身情况差,尤其心肺功能不全的年迈者,以及不可在胸腹部包扎石膏绷带者。

【操作前准备】

1. 物品准备 适当大小的石膏绷带卷、温热水(40℃左右)、石膏刀、剪刀、针、线、衬垫物、颜色笔。

2. 病人准备

(1) 向病人及家属交代包扎注意事项及石膏固定的必要性。

(2) 用肥皂水洗净患肢,有伤口者先行换药。

【操作步骤】

1. 先将肢体置于功能位,用器械固定或专人扶持,并保持该位置直至石膏包扎完毕、硬化定形为止。扶持石膏时应用手掌,禁用手指。

2. 缠绕石膏时要按一定方向沿肢体表面滚动,切忌用力抽拉绷带,并随时用手抹平,使各层相互黏合。

3. 在关节部位应用石膏条加厚加固,搬动时要防止石膏折断,过床后要用枕头或沙袋垫平。

4. 石膏包扎后应注明日期及诊断。

5. 石膏未干固以前,注意突出部勿受压,以免凹陷压迫皮肤,引起压迫性溃疡。

6. 为加速石膏凝固,可在温水中加放少许食盐,天气潮湿可用电炉、电吹风等方法烘干。

7. 石膏固定应包括骨折部位的远近端两个关节。肢体应露出指/趾端以便于观察。

【操作后处理】

1. 术后应密切观察,尤其最初六个小时。如有下列情况,应及时切开或拆除石膏:

(1) 肢体明显肿胀或剧痛。

(2) 肢体有循环障碍或神经受压。

(3) 不明原因的高热,疑有感染可能的病例。

2. 石膏松动、变软失效,应及时更换。

3. 应鼓励病人活动未固定的关节,固定部位的肌肉应做主动收缩、舒张的锻炼,以促进血液循环,防止肌肉萎缩及关节僵硬。

【操作要点】

1. 严格遵守三点固定的原理。

2. 充分做到良好的塑形。

3. 掌握合理的关节固定位置。

4. 防止压疮。

5. 严密观察。

【易错点】

石膏固定方式的选择及肢体固定位置的选择。

【相关知识】

1. 注意事项

(1) 防止皮肤压疮。

(2) 防止神经麻痹。

(3) 预防骨筋膜隔室综合征。

(4) 预防关节粘连。

(5) 拆除石膏后需功能锻炼。

2. 重要名词的英文术语

石膏绷带固定技术 fixed technique of plaster bandage

(四) 牵引术

【项目简介】

牵引术就是应用作用力与反作用力的原理,对抗软组织的紧张和回缩,使骨折或脱位得以整复,预防和矫正畸形,使受伤肢体得以休息和固定,便于开放性创面的观察与处理。

【适应证】

1. 皮肤牵引术

(1) 小儿股骨干骨折,牵引重量不超过 3 000g。主要用于学龄前儿童及骨折移位不明显的学龄儿童。

(2) 老年人股骨骨折(包括粗隆间骨折等)无明显移位者。

(3) 成年人轻度或小儿关节挛缩者。

2. 骨牵引术

(1) 成年人下肢不稳定型骨折者。

(2) 骨盆环(主要指后环)完全断裂及移位者。

(3) 学龄儿童股骨不稳定型骨折者。

(4) 小儿肘部骨折(髁部)不能立即复位而需牵引下观察、消肿与维持对位者。

(5) 皮肤牵引无法实施的短小管骨骨折者,如掌骨、指骨等。

(6) 髋臼中心性脱位、错位严重者。

(7) 其他需牵引治疗而又不适于皮肤牵引者。

【禁忌证】

1. 绝对禁忌

(1) 局部皮肤缺损感染。

(2) 软组织感染。

(3) 骨髓炎(为骨牵引禁忌)。

2. 相对禁忌

(1) 张力性水疱形成。

(2) 严重骨质疏松症。

(3) 骨缺损或关节漂浮。

(4) 牵引可造成血管神经损伤加重者。

【操作前准备】

1. 器材准备 胶布条、牵引床、牵引架、牵引弓、牵引套、牵引绳、骨针、牵引砣、垫高器、局部麻醉药、电钻、皮肤消毒剂、无菌手套。

2. 病人准备 皮肤准备。

3. 操作者准备 确定牵引方式,签署知情同意书。

【操作步骤】

1. 皮肤牵引术

(1) 先清洁皮肤,在牵引区涂上苯甲酸酊,并在其未干之前贴上胶布。

(2) 贴于肢体之胶布应先备妥,粘贴时要平坦无皱折,胶布末端分 2~3 块,以使牵引力均匀分布在患肢上。

(3) 在骨隆起处用纱块或棉垫保护,可用长条胶布大螺旋形将两侧牵引胶布连接,但切忌环形缠绕肢体。

(4) 再用绷带缠绕二层,但胶布近端留 1cm 露出,以利日后观察胶布有否脱落。

(5) 牵引端用宽窄适宜的扩张板。

(6) 放置牵引架,加上适当重量。下肢牵引时要抬高床尾。

2. 骨牵引术

(1) 穿针部位选择

①尺骨鹰嘴:肘关节屈曲 90°,在鹰嘴最突出部穿入,由内向外,注意勿损伤位于肱骨内上髁下方的尺神经;②胫骨结节:由胫骨外侧,自腓骨头和胫骨结节连线的中点,由外向内侧穿入,注意勿损伤腓总神经;③跟骨:踝关节置于中立位,自内踝尖端和足跟后下缘连线中点,由内向外穿入,注意勿损伤胫后动脉及胫神经;④股骨髁上部位:内上髁内收肌结节上方一横指处进入,由内向外,注意勿损伤动脉。

(2) 放好体位,做好标记,常规消毒,铺无菌巾。

(3) 在牵引针进出口处,采用局部浸润麻醉方法,由皮肤直至骨膜下,助手固定患肢,皮肤轻向近心端牵拉。

(4) 用骨钻,将牵引针直接穿入皮肤,按进出口位置,垂直于骨干钻入。

(5) 用酒精纱块保护针的进出口。

(6) 安装牵引弓、牵引架,按所需重量进行牵引,床脚抬高。

【操作后处理】

1. 皮牵引 观察皮肤条件,避免出现水疱、压疮,保护骨性突起。

2. 骨牵引 避免损伤血管神经、钉道感染。

3. 预防长期卧床并发症。

【操作要点】

1. 严格遵守操作原则及操作流程。

2. 避免不当固定及用力过大,造成骨折移位或引发副损伤。

【易错点】

皮牵引、骨牵引的选择,牵引重量选择。

【相关知识】

1. 注意事项

(1) 骨牵引术小孩易损伤骨骺,应慎用。

(2) 注意胶布有无松脱,扩张板是否在适合角度,有否折断。

(3) 经常检查牵引架的位置,如有错位或松动,应及时纠正。

(4) 注意牵引绳是否受阻,注意牵引重量是否合适。重锤应离地面 26cm 左右。

(5) 注意牵引针出入口处有无感染,有否移位,每天用 75% 酒精滴在纱布上,以防感染。

(6) 患肢牵引轴线是否符合要求,有无旋转、成角畸形。

(7) 注意肢体皮温、色泽,有无血液循环不良或神经受压现象。

(8) 每天测量并记录肢体长度变化情况。

(9) 应按病人具体情况、不同类型骨折,及时调整牵引重量。

(10) 视情况有规律地指导病人做肌肉运动及关节功能锻炼。

(11) 按术前或术后要求,及时调整牵引角度。

2. 重要名词的英文术语

皮肤牵引术 skin traction

骨牵引术 bone traction

(五) 急救现场锁骨骨折简易固定法

【项目简介】

锁骨位于皮下,位置表浅,受直接暴力或间接暴力极易骨折,急救现场锁骨骨折简易固定时警惕不当固定或用力过大所导致的神经、血管损伤等情况。

【适应证】

急救现场锁骨骨折。

【禁忌证】

无。

【操作前准备】

1. 物品准备　三角巾。

2. 病人准备　取舒适体位,告知病人和家属固定的目的、意义、过程、注意事项及配合操作的要点。

【操作步骤】

1. 检查　查看病人伤情,观察伤处骨折情况及患肢运动、感觉、血运情况。

2. 固定

(1) 无法行走的病人:病人仰卧位,双前臂三角巾固定。

(2) 可行走的病人:三角巾一底角至于对侧肩上,顶角置于患侧腋下,患侧前臂屈曲胸前,另一底角绕患侧肩上,两底角在颈后打结固定。健侧肢体辅助固定。

3. 快速转运。

【操作后处理】

1. 检测生命体征。

2. 观察伤处骨折情况及患肢运动、感觉、血运情况。

3. 完善 X 线片检查。

【操作要点】

1. 严格遵守操作原则及操作流程。

2. 避免不当固定及用力过大。

【易错点】

固定方式不正确。

【相关知识】

1. 注意事项

(1) 锁骨位于皮下,位置表浅,一旦发生骨折,即出现局部肿胀、斑,肩关节活动使疼痛加剧。病人常用健手托住肘部,减少肩部活动引起的骨折端移动而导致的疼痛,头部向患侧偏斜,以减轻因胸锁乳突肌牵拉骨折近端活动而导致疼痛。检查时,可扪及骨折端,有局限性压痛,有骨擦感。根据物理检查和症状,可对锁骨骨折作出正确诊断。

(2) 在无移位或儿童的青枝骨折时,单靠物理检查有时难以作出正确诊断,上胸部的正位 X 线片检查是不可缺少的。

2. 重要名词的英文术语

急救现场锁骨骨折简易固定法 first aid fixation of clavicular fracture

(六) 锁骨骨折"8"字绷带固定术

【项目简介】

锁骨骨折"8"字绷带固定术是对闭合骨折无神经、血管损伤病人所采取的保守治疗方法,一般骨折愈合良好,无明显畸形,功能活动正常。

【适应证】

闭合锁骨骨折无神经、血管损伤。

【禁忌证】

1. 有穿破皮肤危险的难复位骨折。

2. 锁骨外端骨折,合并喙锁韧带断裂,或合并肩胛颈骨折。

【操作前准备】

1. 器材准备 三角巾。

2. 操作者准备 告知病人即将进行的操作,消除病人紧张、恐惧心理,协助病人采取舒适体位,检查伤处,准备相应固定器材。

【操作步骤】

1. 将两条三角巾叠成 5cm 宽的长带形,分别环绕两个肩关节,于肩部后方打结。

2. 再分别将三角巾的底角拉紧,两肩关节保持后伸,在背部将底角拉紧打结。

【操作后处理】

告知病人注意休息,如有其他不适或若固定处松动及时就医进行固定。

【操作要点】

1. 三角巾环绕部位正确。

2. 打结稳固,牵拉力度合适。

【易错点】

打结不牢,力度不适。

【相关知识】

1. 近年来,由于手法复位及绷带固定的不可靠性,以及良好的手术功能恢复,切开复位内固定应用有增多趋势。有以下情况者可考虑行切开复位内固定术:①有穿破皮肤危险的难以复位骨折;②复位后再移位,影响外观;③合并神经血管损伤;④开放性骨折;⑤陈旧性骨折不愈合;⑥锁骨外端骨折,合并喙锁韧带断裂,或合并肩胛颈骨折;⑦对功能要求较高者。

2. 重要名词的英文术语

锁骨骨折 clavicular fracture

(七) 肱骨骨折外固定术

【项目简介】

肱骨骨折外固定术是针对肱骨骨折受伤时间短,局部肿胀轻,无血液循环障碍者,采取手法复位进行的固定。

【适应证】

肱骨骨折受伤时间短,局部肿胀轻,无血液循环障碍者。

【禁忌证】

1. 骨折合并神经、血管损伤。

2. 骨折有分离移位,或骨折端有软组织嵌入。

3. 陈旧性骨折不愈合。

【操作前准备】

1. 物品准备　准备四条三角巾和一块夹板。

2. 术者准备　了解病人伤情,熟悉手术操作。

【操作步骤】

1. 用两条三角巾和一块夹板将伤肢固定,夹板贴紧肱骨外侧,两三角巾分别于上下捆绑固定夹板。

2. 再用一块燕尾式三角巾中间悬吊前臂,肘部成 90°,使两底角向上绕颈部后打结。

3. 最后用一条带状三角巾分别经胸背于健侧腋下打结,将前臂固定于胸前。

【操作后处理】

告知病人注意休息,不要随意活动患肢,如有不适或固定不牢随诊。

【操作要点】

1. 正确纠正错位畸形。

2. 缠绕捆绑力度合适。

3. 打结结实牢靠。

【易错点】

捆绑力度合适,否则过紧会导致局部缺血,过松导致骨折移位。

【相关知识】

1. 注意事项

(1) 对于不适于手法复位外固定的病人,可考虑手术切开复位内固定,在臂丛阻滞麻醉或全身麻醉下手术。

(2) 近来,根据生物学固定原理,发展了骨折的微创钢板内固定术(MIPO),采用锁定加压接骨板(LCP)固定,手术不暴露骨折端,不剥离骨膜,有效地保护了骨折端的血液循环,提高了骨折的治疗效果。

2. 重要名词的英文术语

肱骨骨折 humeral fracture

(八) 伸直型肱骨髁上骨折外固定法

【项目简介】

伸直型肱骨髁上骨折为病人跌倒时肘关节处于半屈曲位或伸直位,手掌着地,暴力沿前臂传导至肱骨下端,将肱骨髁推向后方,而重力将肱骨干推向前方,造成肱骨髁上骨折。骨折线由前下斜向后上方,骨折远端向后上移位,近端向前下移位。其外固定法包含手法复位及石膏固定两个步骤。

【适应证】

无移位或轻度移位的闭合性肱骨髁上骨折病人。

【禁忌证】

1. 开放性骨折。

2. 有局部神经血管损伤。

3. 有全身合并伤。

【操作前准备】

1. 物品准备

(1) 治疗车上层:一次性垫巾、手消毒液。

(2) 治疗车下层:生活垃圾桶、医用垃圾桶。

(3) 准备石膏、绷带、棉纸。

(4) 如采用局部麻醉:2% 利多卡因、5ml 注射器、碘伏。

2. 场所要求　室内无其他人员,安静、室温适宜、光线充足。酌情关闭门窗,围帘或屏风遮挡病人。

3. 病人准备

(1) 病人和家属了解骨折复位的目的、意义、过程、注意事项及配合操作的要点。

(2) 清洁皮肤,选用合适的麻醉方法,做好骨折复位的准备。

4. 操作者准备　衣帽整洁,修剪指甲,洗手,戴口罩。

【操作步骤】

1. 核对、解释　携用物至病人床旁,核对病人床号、姓名,再次向病人解释操作目的及有关事项。

2. 准备

(1) 关闭门窗,拉上围帘或屏风遮挡。

(2) 选用臂丛神经阻滞麻醉或局部麻醉,小儿配合不佳也可选择全身麻醉。

3. 准备体位　病人平卧。

4. 垫巾　将治疗巾垫于病人骨折肢体下方,用洗手消毒液消毒双手。

5. 手法复位

(1) 牵引:以左侧尺偏型为例,一名助手握住病人上臂上段,另一名助手握住病人前臂近肘处,屈肘 90°~100° 旋后位对抗牵引矫正旋转重叠移位。

(2) 复位:术者应以左手小鱼际抵于肱骨内髁处,右手大鱼际抵于肱骨骨折近端上方桡侧,两手用力加压将骨折远端的尺侧移位完全整复,然后术者左手转为手掌托于鹰嘴背侧,右手转为手掌压于肱骨骨折近端上方屈侧,两手对压整复,同时助手将肘关节屈曲将前后移位复位。

(3) 桡偏型整复:采用屈肘 90°~100° 旋前位对抗牵引矫正旋转重叠移位,术者应以左手大鱼际抵于肱骨外髁处,右手小鱼际抵于肱骨骨折近端上方内侧,两手用力加压将骨折远端的桡侧移位完全整复,然后术者左手转为手掌托于鹰嘴背侧,右手转为手掌压于肱骨骨折近端上方屈侧,两手对压整复,同时助手将肘关节屈曲将前后移位复位。

6. 石膏外固定　伸直型骨折在不影响血液循环情况下尽量固定在屈肘 90° 位左右,尺偏型应采取前臂极度旋后位,桡偏型应采取前臂极度旋前位,给予石膏外固定。

(1) 石膏绷带固定前,首先在桡骨茎突、肘关节周围等骨骼隆起部位垫棉纸或棉垫,以免皮肤受压坏死,形成压疮。

(2) 两手握住石膏绷带卷的两端,轻轻地横放到水桶底部,以防石膏粉散失。等到气泡出完取出,用两手掌部轻轻对齐,除去多余的水分。

(3) 将浸透的石膏绷带卷迅速在玻璃板上摊开,按照测量的病人腕、前臂及上臂的长度,来回折叠石膏绷带并抹平,做成石膏托。厚度为 10~12 层。石膏托的两边和两端应该薄一些,以便石膏塑形时,易于衔接平整,防止石膏压迫引起疼痛或导致压疮。

(4) 骨折复位后,屈肘 90° 位左右,将刚制成的石膏托放在前臂及上臂的后侧,石膏托需包裹肢体的 2/3 圆周,近端至上臂三角肌止点,远端至掌横纹。使用普通绷带由肢体远端向近端逐层缠绕。

7. 石膏包扎完毕,应标记注明石膏固定及拆除日期。

【操作后处理】

1. 操作完成后处理医疗废物。

2. 麻醉清醒后嘱病人握拳活动,观察是否有神经损伤。

3. 复查 X 线片,评估复位及固定效果。

4. 向病人 / 家属交代,如有肿胀、麻木加重,立即就医。

【操作要点】

1. 准备温度适宜、安静的操作环境。

2. 根据病人的情况选择合适的麻醉方法。

3. 告知病人 / 家属骨折手法复位目的、注意事项,取得病人的配合。

4. 评估病人的年龄、病情、合作程度,根据影像学资料了解骨折的部位、骨折端的移位情况、是否合并血管及神经的损伤。

5. 掌握伸直型肱骨髁上骨折的受伤机制及解剖特点。

【相关知识】

1. 注意事项

(1) 严格执行查对制度和复位操作技术原则。

（2）在操作过程中注意保护病人的隐私,并采取适当的保暖措施防止病人着凉。

（3）操作需注意防止损伤周围血管及神经组织。

（4）避免过度损伤软组织,防止因软组织及关节囊粘连挛缩致肘关节活动受限。

2. 健康教育

（1）向病人/家属讲解骨折复位及固定的目的和意义:缓解疼痛,矫正局部。

（2）指导病人/家属配合操作。

（3）介绍相关疾病知识:伸直型肱骨髁上骨折,临床甚为常见,多发于 5~12 岁的儿童,成人则少见。为病人跌倒时肘关节处于半屈曲位或伸直位,手掌着地。骨折线位于肱骨下段鹰嘴窝水平或其上方,骨折的方向为前下至后上,骨折向前成角,骨折远端向后移位。肘部有后突畸形,但仔细触摸肘三点之正常关系未变。这与肘关节后脱位不同。肘前窝很易触知向前移位之骨折近端。应特别注意检查前臂动脉搏动,末梢循环,手的运动与感觉等,以确定有无血管神经损伤。有血管损伤者,桡动脉尺动脉搏动减弱或消失,末梢循环障碍。

3. 重要名词的英文术语

骨折复位 fracture reduction

固定 fixation

（九）屈曲型肱骨髁上骨折外固定法

【项目简介】

屈曲型肱骨髁上骨折为病人跌倒时肘关节处于屈曲位,肘后方着地,暴力传导致肱骨下端导致骨折。骨折线呈由前上斜向后下的斜形骨折,即骨折近端向后下移位,骨折远端向前移位。其外固定法包含手法复位及石膏固定两个步骤。

【禁忌证】

1. 开放性骨折。

2. 有局部神经血管损伤。

3. 有全身合并伤。

【操作前准备】

1. 物品准备

（1）治疗车上层:一次性垫巾、手消毒液。

（2）治疗车下层:生活垃圾桶、医用垃圾桶。

（3）准备石膏、绷带、棉纸。

（4）如采用局部麻醉:2% 利多卡因、5ml 注射器、碘伏。

2. 场所要求　室内无其他人员,安静、室温适宜、光线充足。酌情关闭门窗,围帘或屏风遮挡病人。

3. 病人准备

（1）病人和家属了解骨折复位的目的、意义、过程、注意事项及配合操作的要点。

（2）清洁皮肤,选用合适的麻醉方法,做好骨折复位的准备。

4. 操作者准备　衣帽整洁,修剪指甲,洗手,戴口罩。

【操作步骤】

1. 核对、解释　携用物至病人床旁,核对病人床号、姓名,再次向病人解释操作目的及有关事项。

2. 准备

(1) 关闭门窗,拉上围帘或屏风遮挡。

(2) 选用臂丛神经阻滞麻醉或局部麻醉,小儿配合不佳也可选择全身麻醉。

3. 准备体位 病人平卧。

4. 垫巾 将治疗巾垫于病人骨折肢体下方,用洗手消毒液消毒双手。

5. 手法复位

(1) 牵引:以左侧为例,一名助手握住病人上臂上段,另一名助手握住病人前臂近肘处,对抗牵引矫正旋转重叠移位。

(2) 复位:术者应以左手鱼际抵于骨折远端(肘窝处),右手鱼际抵于骨折近端上方背侧,两手用力加压并将肘关节伸展大于90°即可复位。

6. 石膏外固定 屈曲型骨折在不影响血液循环情况下尽量固定在屈肘40°位左右,给予石膏外固定。

(1) 石膏绷带固定前,首先在桡骨茎突、肘关节周围等骨骼隆起部位垫棉纸或棉垫,以免皮肤受压坏死,形成压疮。

(2) 两手握住石膏绷带卷的两端,轻轻地横放到水桶底部,以防石膏粉散失。等到气泡出完取出,用两手掌部轻轻对齐,除去多余的水分。

(3) 将浸透的石膏绷带卷迅速在玻璃板上摊开,按照测量的病人腕、前臂及上臂的长度,来回折叠石膏绷带并抹平,做成石膏托。厚度为10~12层。石膏托的两边和两端应该薄一些,以便石膏塑形时,易于衔接平整,防止石膏压迫引起疼痛或导致压疮。

(4) 骨折复位后,屈肘40°位左右,将刚制成的石膏托放在前臂及上臂的后侧,石膏托需包裹肢体的2/3圆周,近端至上臂三角肌止点,远端至掌横纹。使用普通绷带由肢体远端向近端逐层缠绕。

7. 石膏包扎完毕,应标记注明石膏固定及拆除日期。

【操作后处理】

1. 操作完成后处理医疗废物。

2. 麻醉清醒后嘱病人握拳活动,观察是否有神经损伤。

3. 复查X线片,评估复位及固定效果。

4. 向病人/家属交代,如有肿胀、麻木加重,立即就医。

【操作要点】

1. 准备温度适宜、安静的操作环境。

2. 根据病人的情况选择合适的麻醉方法。

3. 告知病人/家属骨折手法复位目的、注意事项,取得病人的配合。

4. 评估病人的年龄、病情、合作程度,根据影像学资料了解骨折的部位、骨折端的移位情况、是否合并血管及神经的损伤。

5. 掌握屈曲型肱骨髁上骨折的受伤机制及解剖特点。

【适应证】

无移位或轻度移位的闭合性肱骨髁上骨折病人。

【相关知识】

1. 注意事项

(1) 严格执行查对制度和复位操作技术原则。

（2）在操作过程中注意保护病人的隐私,并采取适当的保暖措施防止病人着凉。

（3）操作需注意防止损伤周围血管及神经组织。

（4）避免过度损伤软组织,防止因软组织及关节囊粘连挛缩致肘关节活动受限。

2. 健康教育

（1）向病人/家属讲解骨折复位及固定的目的和意义:缓解疼痛,矫正局部。

（2）指导病人/家属配合操作。

（3）介绍相关疾病知识:屈曲型肱骨髁上骨折,临床上少见。受伤后,局部肿胀,疼痛,肘后凸起,皮下瘀斑。检查可发现肘上方压痛,后方可扪到骨折端,X线片可发现骨折的存在及典型的骨折移位,即骨折近端向后下移位,骨折远端向前移位,骨折线呈由前上斜向后下的斜形骨折。由于肘后方软组织较少,折端锐利,可刺破皮肤形成开放性骨折,由于暴力作用的方向及跌倒时的体位改变,骨折可出现尺侧或桡侧移位。少有合并神经血管损伤。

3. 重要名词的英文术语

骨折复位 fracture reduction

固定 fixation

（十）前臂双骨折固定法

【项目简介】

尺桡骨双骨折是指尺骨干和桡骨干同时发生的骨折。由于局部特殊的解剖结构,骨折后易出现骨折错位。其固定法包含手法复位及石膏固定两个步骤。

【适应证】

尺桡骨双骨折的病人。

【禁忌证】

1. 开放性骨折。

2. 有局部神经血管损伤。

3. 上肢多处骨折,骨间膜破裂者。

【操作前准备】

1. 物品准备

（1）治疗车上层:一次性垫巾、手消毒液。

（2）治疗车下层:生活垃圾桶、医用垃圾桶

（3）准备石膏、绷带、棉纸。

2. 场所要求　室内无其他人员,安静、室温适宜、光线充足。酌情关闭门窗,围帘或屏风遮挡病人。

3. 病人准备

（1）病人和家属了解骨折复位的目的、意义、过程、注意事项及配合操作的要点。

（2）清洁皮肤,选用合适的麻醉方法,做好骨折复位的准备。

4. 操作者准备　衣帽整洁,修剪指甲,洗手,戴口罩。

【操作步骤】

1. 核对、解释　携用物至病人床旁,核对病人床号、姓名,再次向病人解释操作目的及有关事项。

2. 准备

(1) 关闭门窗,拉上围帘或屏风遮挡。

(2) 选用臂丛神经阻滞麻醉,小儿配合不佳也可选择全身麻醉。

3. 准备体位 病人仰卧位或靠坐位,肩关节外展90°,前屈30°~45°,肘关节屈曲90°,腕关节0°。

4. 手法复位

(1) 牵引:用布带绕肘关节掌侧向伤员的头侧或背侧固定于铁钩上,做对抗牵引,助手一手握伤肢拇指,一手握伤肢第2~4指,持续牵引5分钟。

(2) 复位:持续牵引状态下,将前臂放在骨折远端对向骨折近端所指的方向,对合骨折端。尺桡骨双骨折整复时必须纠正重叠、成角、旋转及侧方移位畸形,特别是成角和旋转畸形应彻底矫正。侧方对位应达2/3以上。尺桡骨干上1/3骨折,整复时前臂应置于旋后位,宜先整复尺骨,后整复桡骨。尺桡骨干中1/3骨折,整复时前臂取中立位。应根据两骨的相对稳定性决定先整复稳定性好的骨干,若两骨的稳定性相同,宜先整复易触摸的尺骨。尺桡骨下1/3骨折,整复时宜采用中立位或旋前位,宜先整复桡骨,后整复尺骨。不同平面的尺桡骨骨折,宜先整复骨干粗且骨折端较稳定的骨干。

5. 石膏外固定 尺桡骨干上1/3骨折,固定时前臂应置于旋后位;尺桡骨干中1/3骨折,固定时前臂取中立位;尺桡骨下1/3骨折,固定时宜采用旋前位。给予石膏外固定。

(1) 石膏绷带固定前,首先在桡骨茎突、肘关节周围等骨骼隆起部位垫棉纸或棉垫,以免皮肤受压坏死,形成压疮。

(2) 两手握住石膏绷带卷的两端,轻轻地横放到水桶底部,以防石膏粉散失。等到气泡出完取出,用两手掌部轻轻对齐,除去多余的水分。

(3) 将浸透的石膏绷带卷迅速在玻璃板上摊开,按照测量的病人腕、前臂及上臂的长度,来回折叠石膏绷带并抹平,做成石膏托。厚度为10~12层。石膏托的两边和两端应该薄一些,以便石膏塑形时,易于衔接平整,防止石膏压迫引起疼痛或导致压疮。

(4) 骨折复位后,屈肘90°位左右,将刚制成的石膏托放在前臂及上臂的后侧,石膏托需包裹肢体的2/3圆周,近端至上臂三角肌止点,远端至掌横纹。使用普通绷带由肢体远端向近端逐层缠绕。

6. 石膏包扎完毕,应标记注明石膏固定及拆除日期。

【操作后处理】

1. 操作完成后处理医疗废物。

2. 麻醉清醒后嘱病人握拳活动,观察是否有神经损伤。

3. 复查X线片,评估复位及固定效果。

4. 密切观察手的血供,注意手皮肤温度、颜色、感觉及手指活动情况。

5. 向病人/家属交代,如有肿胀、麻木加重,立即就医。

【操作要点】

1. 准备温度适宜、安静的操作环境。

2. 根据病人的情况选择合适的麻醉方法。

3. 告知病人/家属骨折手法复位目的、注意事项,取得病人的配合。

4. 评估病人的年龄、病情、合作程度,根据影像学资料了解骨折的部位、骨折端的移位情况、是否合并血管及神经的损伤。

5. 掌握尺桡骨双骨折的受伤机制及解剖特点。

【相关知识】

1. 注意事项

(1) 严格执行查对制度和复位操作技术原则。

(2) 在操作过程中注意保护病人的隐私,并采取适当的保暖措施防止病人着凉。

(3) 操作需注意防止损伤周围血管及神经组织。

(4) 避免过度损伤软组织,防止因软组织及关节囊粘连挛缩致肘关节活动受限。

2. 健康教育

(1) 向病人/家属讲解骨折复位及固定的目的和意义:缓解疼痛,矫正局部。

(2) 指导病人/家属配合操作。

(3) 介绍相关疾病知识:尺桡骨双骨折是指尺骨干和桡骨干同时发生的骨折。由于局部特殊的解剖结构,骨折后易出现骨折错位,且维持固定较为困难,多见于青少年。直接、间接(传导或扭转)暴力均可造成尺桡骨干双骨折。骨折后局部肿胀、疼痛、肢体畸形,前臂旋转功能障碍,完全骨折者可扪及摩擦音及骨擦音。

3. 重要名词的英文术语

骨折复位 fracture reduction

固定 fixation

(十一) 桡骨远端骨折固定法

【项目简介】

桡骨远端骨折是指骨折发生在桡骨远端 2~3cm 范围内。常伴桡腕关节及下尺桡关节的损坏,包括伸直型骨折(Colles 骨折)、屈曲型骨折(Smith 骨折)、巴顿骨折(Barton 骨折),其中 Barton 骨折手法复位不易保持对位,需手术复位。桡骨远端骨折固定法包含手法复位及石膏固定两个步骤。

【适应证】

桡骨远端骨折的病人。

【禁忌证】

1. 开放性骨折。

2. 有局部神经血管损伤。

3. 上肢多处骨折。

【操作前准备】

1. 物品准备

(1) 治疗车上层:一次性垫巾、手消毒液。

(2) 治疗车下层:生活垃圾桶、医用垃圾桶。

(3) 准备石膏、绷带、棉纸。

(4) 局部麻醉:2%利多卡因、注射器、碘伏。

2. 场所要求　室内无其他人员,安静、室温适宜、光线充足。酌情关闭门窗,围帘或屏风遮挡病人。

3. 病人准备

(1) 病人和家属了解骨折复位的目的、意义、过程、注意事项及配合操作的要点。

（2）清洁皮肤,选用合适的麻醉方法,做好骨折复位的准备。

4. 操作者准备　衣帽整洁,修剪指甲,洗手,戴口罩。

【操作步骤】

1. 核对、解释　携用物至病人床旁,核对病人床号、姓名,再次向病人解释操作目的及有关事项。

2. 准备

（1）关闭门窗,拉上围帘或屏风遮挡。

（2）局部麻醉:2%利多卡因 10~15ml 直接注入骨折处血肿内,即可获得满意麻醉。

3. 准备体位　病人仰卧位或靠坐位,肩关节外展,肘关节屈曲 90°。

4. 手法复位

（1）牵引:助手握住患肢前臂做对抗牵引,术者握住手腕,双拇指置于骨折远端背侧,缓慢有力牵引 5~10 分钟。

（2）复位:持续牵引状态下,骨折端牵引至骨折平面时,伸直型骨折（Colles 骨折）使前臂旋前,术者一手固定骨折远端,另一手拇指压于骨折远端,做屈腕动作同时下压骨折远端以复位骨折;屈曲型骨折使前臂旋后,术者一手掌按在腕部桡侧,另手掌按在腕部尺侧,做捺正,同时腕关节适度尺偏,接着双手拇指抵住骨折远端掌侧,余手指捏住前臂背侧,做端提,同时腕关节在牵引下适度背伸,复位骨折。

5. 石膏外固定　伸直型骨折于腕部屈曲尺侧偏及前臂旋前位固定;屈曲型骨折于腕部背屈尺侧偏及前臂旋后位固定。

（1）石膏绷带固定前,首先在桡骨茎突等骨骼隆起部位垫棉纸或棉垫,以免皮肤受压坏死,形成压疮。

（2）两手握住石膏绷带卷的两端,轻轻地横放到水桶底部,以防石膏粉散失。等到气泡出完取出,用两手掌部轻轻对齐,除去多余的水分。

（3）将浸透的石膏绷带卷迅速在玻璃板上摊开,按照测量的病人手掌、腕、前臂长度,来回折叠石膏绷带并抹平,做成石膏托。厚度为 10~12 层。石膏托的两边和两端应该薄一些,以便石膏塑形时,易于衔接平整,防止石膏压迫引起疼痛或导致压疮。

（4）骨折复位后,将刚制成的石膏托放在上臂及手的掌侧,石膏托需包裹肢体的 2/3 圆周,近端至前臂近肘关节,远端至掌横纹。使用普通绷带由肢体远端向近端逐层缠绕。

6. 石膏包扎完毕,应标记注明石膏固定及拆除日期。

【操作后处理】

1. 操作完成后处理医疗废物。

2. 麻醉清醒后嘱病人握拳活动,观察是否有神经损伤。

3. 复查 X 线片,评估复位及固定效果。

4. 密切观察手的血供,注意手皮肤温度、颜色、感觉及手指活动情况。

5. 向病人／家属交代,如有肿胀、麻木加重,立即就医。

【操作要点】

1. 准备温度适宜、安静的操作环境。

2. 根据病人的情况选择合适的麻醉方法。

3. 告知病人／家属骨折手法复位目的、注意事项,取得病人的配合。

4. 评估病人的年龄、病情、合作程度,根据影像学资料了解骨折的部位、骨折端的移位情况、是否合并血管及神经的损伤。

5. 掌握桡骨远端骨折的受伤机制及解剖特点。

【相关知识】

1. 注意事项

(1) 严格执行查对制度和复位操作技术原则。

(2) 在操作过程中注意保护病人的隐私,并采取适当的保暖措施防止病人着凉。

(3) 操作需注意防止损伤周围血管及神经组织。

(4) 避免过度损伤软组织,防止因软组织及关节囊粘连挛缩致肘关节活动受限。

2. 健康教育

(1) 向病人 / 家属讲解骨折复位及固定的目的和意义:缓解疼痛,矫正局部。

(2) 指导病人 / 家属配合操作。

(3) 介绍相关疾病知识:伸直型骨折最常见,多为间接暴力致伤。1814 年由 A.Colles 详加描述。跌倒时腕关节处于背伸及前臂旋前位、手掌着地,暴力集中于桡骨远端松质骨处而引起骨折。骨折远端向背侧及桡侧移位。儿童可为骨骺分离;老年人由于骨质疏松,轻微外力即可造成骨折且常为粉碎骨折,骨折端因嵌压而短缩。粉碎骨折可累及关节面或合并尺骨茎突撕脱骨折及下尺桡关节脱位。屈曲型骨折较少见,骨折发生原因与伸直型骨折相反,故又称反 Colles 骨折。跌倒时手背着地,骨折远端向掌侧及尺侧移位。

3. 重要名词的英文术语

骨折复位 fracture reduction

固定 fixation

(十二) 股骨髁上牵引术

【项目简介】

骨牵引是通过圆针直接牵引骨骼,通过作用力与反作用力的原理,使骨折和脱位得以整复,预防和矫正畸形。

【适应证】

1. 股骨干或股骨转子间不稳定性骨折、开放性骨折。

2. 骨盆骨折、髋臼骨折及髋关节中心性脱位。

3. 学龄儿童股骨不稳定性骨折。

4. 手术前的准备。

5. 皮肤损伤、肿胀严重、创口感染或粉碎性骨折严重不宜行手术的病人。

【禁忌证】

1. 牵引处有感染或开放性创伤污染严重者。

2. 牵引处局部严重骨质疏松或其他骨骼疾病。

3. 牵引处需切开复位者。

【操作前准备】

1. 物品准备

(1) 治疗车:碘伏棉球瓶 1 瓶、酒精棉球瓶 1 瓶、大钳筒(含大镊)。

(2) 5ml 注射器 1 支、2% 利多卡因 5ml、无菌手套 3 副、无菌纱布 4 块。

(3) 骨牵引包(弯盘 1 个、牵引弓 1 副、克氏针 2 枚、尖刀柄 1 个、镊子 2 个、无菌孔巾 1 块)。

(4) 电钻或手摇钻 1 个、尖刀片、牵引架(布朗架)、牵引绳、安瓿瓶 2 个、秤砣(共 10kg)。

2. 场所要求　室内无其他人员,安静、室温适宜、光线充足。酌情关闭门窗,围帘或屏风遮挡病人。

3. 病人准备

(1) 病人和家属了解骨牵引的目的、意义、过程、注意事项及配合操作的要点。

(2) 清洁下肢,做好皮肤准备。

4. 操作者准备　衣帽整洁,修剪指甲,洗手,戴口罩。

【操作步骤】

1. 操作前沟通　携带物品至病人床旁,向病人 / 家属解释操作目的及有关事项,签署知情同意书,请家属门外等候,仅留医务人员和病人。

2. 确认患肢　协助病人暴露患肢,并安置于布朗架上,注意轻柔操作,人文关怀,与病人核对患肢,再次确认左右侧。

3. 确认操作位置　自髌骨上缘近侧 1cm 内,画一条与股骨垂直的横线(老年人骨质疏松,进针点要距髌骨上缘高一些,青壮年骨质坚硬,进针点要距髌骨上缘近一些)。再沿腓骨头前缘与股骨内髁隆起最高点,各做一条与髌骨上缘横线相交的垂直线,相交的两点作为标志,即进出点,以记号笔描记。由内向外进针,防止进针时损伤股动脉。

4. 消毒铺巾　以穿刺部位为中心,碘伏棉球消毒 2 遍。铺无菌孔巾。

5. 局部麻醉　以 5ml 注射器抽取 2% 利多卡因,进针点和出针点局部麻醉,分层麻醉到骨膜。

6. 切口　以尖刀在进针点处划一 0.5cm 切口。

7. 进针　经皮插入骨牵引针到骨膜,垂直骨干纵轴,与邻近关节面平行,用骨钻(电钻、手摇钻或锤子)穿过骨质(骨皮质部位严禁锤击进针,防止骨皮质劈裂);尖刀在对侧出针部位做一切口,牵引针直接穿出。

8. 连接牵引弓　连接牵引弓,调整牵引针两侧长度对称,牵引针两端用安瓿瓶或特制尾帽保护,以免刺伤病人或划破床单。调整进出针部位的皮肤保持平整,酒精纱布覆盖。

9. 牵引　牵引绳一端与牵引弓连接,另一端通过牵引床或牵引架的滑轮,与距地面适当高度连接牵引砣。选择牵引重量为体重的 1/10~1/7,应根据不同部位、年龄、体重等进行调整。

【操作后处理】

1. 牵引完成后,牵引针针尖和针尾安置于安瓿,以防止误伤。

2. 每天于缠绕针孔的纱布内点酒精或更换酒精纱条,预防感染。

3. 牵引后 3 天 ~2 周经常测量患侧肢体长度,并进行 X 线片检查,以及时调整牵引重量。

4. 牵引安装完成后要定期测量肢体长度,观察肢体肿胀、肢体活动及血液循环情况。

【操作要点】

1. 准备温度适宜、隐蔽的操作环境。

2. 严格遵守无菌技术操作原则及操作流程。

3. 告知病人 / 家属牵引目的、注意事项,取得病人的配合。

4. 评估病人的年龄、病情、合作程度、骨折情况、局部皮肤情况等,选择合适的牵引器械。

5. 掌握股骨下段的解剖特点。

【易错点】

1. 按无菌技术操作原则打开治疗巾。

2. 戴无菌手套。

3. 判断左右侧。

4. 牵引针由内向外。

【相关知识】

1. 钢针直接通过皮肤穿入骨质,若处理不当可能导致穿刺处感染,严重者可致骨髓炎。

2. 进针部位选择错误可能损伤血管、神经或关节囊。

3. 进针前,需多位置明确是否方向正确;进针方向由内向外,以防止误伤股动脉。

4. 重要名词的英文术语

骨牵引 skeletal traction

(十三) 胫腓骨骨折夹板固定

【项目简介】

用扎带或绷带把木板、硬纸或塑料制成的夹板固定在骨折的肢体上,以使骨折断端相对静止,避免转运或活动过程中骨折断端损伤血管、神经等重要组织。

【适应证】

1. 胫腓骨骨折的院外固定。

2. 胫腓骨骨折不适宜石膏固定者。

【禁忌证】

1. 开放性骨折。

2. 伤肢肿胀严重,远端血液循环障碍。

3. 皮肤外伤严重。

4. 骨折合并神经损伤。

【操作前准备】

1. 物品准备 小夹板(合适长度、宽度,5 块)、棉纸 1 卷、绷带 4 条、手套 3 副、剪刀 1 把。

2. 病人准备 病人和家属了解夹板固定的目的、意义、过程、注意事项及配合操作的要点。

3. 操作者准备 衣帽整洁,修剪指甲,洗手,戴口罩。

【操作步骤】

1. 操作前沟通 向病人 / 家属解释操作目的及有关事项,签署知情同意书。

2. 充分暴露 A、B 医生持剪刀将患侧小腿裤子除去,充分暴露骨折部位,观察其有无开放性伤口并检查感觉足趾活动及足背动脉搏动。

3. 患肢牵引 A、B 医生分别跪立 / 蹲立于病人患侧,一人双手把持膝关节处,另一人双手把持足部,进行对抗牵引。C 医生在骨折部位,准备操作。

4. 缠绕棉纸 C 医生将棉纸缠绕于患侧小腿,长度要超过小夹板的长度,腓骨头、内外踝突起处要加厚缠绕。

5. 夹板放置　以骨折部位为中心,C医生将5块夹板放置于小腿的前内、前外、后内、后外、正后5处。A医生辅助把持夹板。

6. 绷带固定　先系中间2条,再系两端2条。以上下活动不超过1cm为度。修剪多余绷带。

7. 再次检查血运　检查感觉足趾活动及足背动脉搏动。

【操作后处理】

1. 抬高患肢。

2. 密切观察患肢肿胀、感觉、足趾活动及血运情况。

3. 转送医院行进一步处理。

【操作要点】

1. 告知病人/家属固定目的、注意事项,取得病人的配合。

2. 评估病人的病情和骨折情况,选择合适的夹板。

3. 注意轻柔操作,避免造成进一步损伤。

4. 操作前后都要检查患肢血运。

【易错点】

1. 判断左右侧。

2. 夹板固定前适当拔伸牵引。

3. 系好绷带后注意检查松紧度。

【相关知识】

1. 注意跟病人/家属的沟通,以缓解其紧张情绪。

2. 充分暴露损伤部位以利于全面评估病情。

3. 骨突起部位要加厚保护,以免造成皮肤、神经卡压。

4. 密切观察患肢情况,评估是否固定过紧。

5. 重要名词的英文术语

骨牵引| skeletal traction

(十四) 脊柱脊髓损伤搬运

【项目简介】

只要怀疑有脊柱损伤就应按脊柱损伤情况处理,将脊柱不稳定的病人仰卧固定在一块坚硬长背板上并将他放置在中心直线位置,即头部、颈部、躯干、骨盆应以中心直线位置逐一固定,保持脊柱伸直位,严禁弯曲或扭转。

【适应证】

外伤尚不能明确是否合并脊柱脊髓损伤病人的搬运。

【操作前准备】

1. 物品准备　脊柱板(带约束带、头部固定器)。

2. 病人准备　病人和家属了解搬运的目的、意义、过程、注意事项及配合操作的要点。

3. 操作者准备　衣帽整洁,修剪指甲,洗手,戴口罩。

【操作步骤】

1. 站位准备　A为指挥员,位于伤者的头顶部;B、C、D为助手,分别位于伤者的一侧肩部、腿部及对侧腰部,背柱板放置在D侧备用,伤者俯卧位,四肢伸展,头偏向一侧。

2. 由 B 做头背锁固定并报告固定完毕。

3. A 做头肩锁固定(拟翻向 B、C 侧,则该侧手持肩)并报告。

4. B 解锁放手,判断意识,询问伤情并检查背部,将伤者双上肢放置身体两侧,一手抓对侧肩,一手抓对侧髋部,准备翻身。

5. C 检查下肢伤情,将双下肢叠放一起,一手抓伤者对侧手腕,一手抓对侧下肢膝部,准备翻身。

6. A 口令指挥,B、C 同时用力将伤者翻向自己成侧卧位。

7. C 扶持伤者,B 行胸背锁固定并报告。

8. A 松开头肩锁,倒手再行头肩锁固定并报告。

9. A 口令指挥,B、C 稍向后退,同步向自己翻转伤者成仰卧位。

10. B 行头胸锁固定并报告。A 松开头肩锁,行头锁固定并报告。

11. B 用远离头端手的中指摸到喉结,划到伤者胸骨中线处立起。

12. A 牵引并轻转头部将伤者鼻尖对准中指。

13. B 用手指测量伤者颈长,调整并安放颈托(操作期间 A 持续头牵引)。

14. B 进行头、颈、胸、腹检查,C 行下肢检查。

15. B 行头胸锁固定并报告。

16. A 松开头锁,改换头肩锁固定并报告。

17. B 解锁,两手分别抓住对侧肩、髋部。

18. C 抓住伤者对侧手腕、膝部。

19. A 口令指挥,B、C 同时将伤者翻向自己成侧卧位。

20. D 协助将脊柱板对准伤者放置在其背侧。

21. A 口令指挥,B、C 同时向前将伤者翻转仰卧在脊柱板上。

22. B 行头胸锁固定并报告,C 将伤者双腿放上脊柱板。

23. A 松开头肩锁,行双肩锁固定并报告。

24. B、C 双臂叠放(D 扶持脊柱板),A 口令指挥将伤者平推至脊柱板中央。

25. A 口令指挥,伤者位置上下调整:

(1) B、C 分别一手扶肩,一手插到伤者腋窝下向上移动。

(2) A 取双肩锁向下推移伤者。

26. B 行头胸锁固定并报告。

27. A 改行头锁牵引固定并报告。

28. B、C、D 准备躯干约束带。

29. B、D 将方扣约束带锁钩挂住伤者肩部锁眼,拉向对侧斜下方,使约束带方扣位于对侧腋前线位置。

30. B、D 再将插扣约束带锁钩挂住伤者腰部锁眼,并将插扣插入对侧方扣,拉紧插扣约束带,固定躯体。

31. C 将两根方扣约束带锁钩挂住伤者膝部两侧锁眼,拉向斜下方,使方扣位于对侧小腿外侧方;再将两根插扣约束带固定住伤者脚踝处锁眼,将插扣插入对侧方扣,拉紧插扣约束带固定下肢。

32. B 行头胸锁固定并报告。

33. A、D 安放两侧头部固定器。

34. A 上紧头部固定器上额约束带,B 松头锁。B 行头胸锁固定并报告。

35. D 上头部固定器下颌约束带,B 松胸锁。

36. A、B 蹲跪于伤者头侧两边,C、D 蹲跪于伤者下肢两边,挺直腰背,抬起脊柱固定板。

【操作后处理】

1. 密切观察生命体征变化。

2. 转送医院行进一步处理。

【操作要点】

1. 告知病人 / 家属搬运目的、注意事项,取得病人 / 家属的配合。

2. 评估病人的病情,选择合适的脊柱板。

3. 脊柱损伤搬运始终保持脊柱伸直位,严禁弯曲或扭转。

4. 各项抢救措施的重要性排序:环境安全>生命体征平稳(CPR)>开放性创伤及严重骨折(创口止血、骨折固定)>搬运。

【易错点】

1. 搬运始终保持脊柱伸直位。

2. 各种锁的应用混乱。

3. 不能准确判断抢救的重要性排序。

【相关知识】

1. 注意跟病人 / 家属的沟通,以缓解其紧张情绪。

2. 充分暴露损伤部位以利于全面评估病情。

3. 转运过程中需注意观察生命体征和病情变化。

十八、膝关节腔穿刺术

膝关节腔穿刺术

【项目简介】

膝关节腔穿刺术常用于检查关节腔内积液的性质,或抽液减压或关节腔内注药。

【适应证】

1. 关节腔抽液减压。

2. 抽液明确关节腔流体性质。

3. 关节腔内注药治疗。

4. 关节腔内注药造影检查。

【禁忌证】

1. 穿刺部位局部皮肤有溃破、严重皮疹或感染者。

2. 严重凝血机制障碍,如血友病。

【操作前准备】

1. 物品准备

(1) 治疗车:碘伏棉球瓶 ×1、酒精棉球瓶 ×1、大钳筒(含大镊)×1。

(2) 5ml 注射器 ×1、10ml 注射器 ×1、利多卡因 ×1、无菌手套 ×3、无菌纱布 ×4、绷带 ×2、胶布 ×1。

(3) 穿刺包(弯盘 ×2、镊子 ×2、无菌孔巾 ×1)。

2. 场所要求 室内无其他人员,安静、室温适宜、光线充足。酌情关闭门窗,围帘或屏风遮挡病人。

3. 病人准备

(1) 病人和家属了解穿刺的目的、意义、过程、注意事项及配合操作的要点。

(2) 清洁下肢,做好皮肤准备。

4. 操作者准备 衣帽整洁,修剪指甲,洗手,戴口罩。

【操作步骤】

1. 操作前沟通 携带物品至病人床旁,向病人/家属解释操作目的及有关事项,签署知情同意书,请家属门外等候,仅留医务人员和病人。

2. 暴露患肢 协助病人暴露患肢,与病人核对是否患肢,再次确认左右侧。行浮髌试验以验证。

3. 确认操作位置 病人仰卧位,膝关节伸直,髌骨上缘与髌骨内外侧缘的交点为两点,斜向髌骨关节中心,以 45° 穿刺。

4. 消毒铺巾 以穿刺部位为中心,碘伏棉球消毒 2 遍。铺无菌孔巾。

5. 局部麻醉 以 5ml 注射器抽取 2% 利多卡因,局部注射形成一个皮丘,逐层进针,回抽无血后注药。

6. 穿刺抽液 麻醉生效后,更换 10ml 注射器,抽出关节腔内液体,注意观察液体性状。

7. 留检化验 如必要,可将抽出的液体行镜下细胞学检查、细菌培养和药敏试验。

8. 操作后处置 抽液后再次碘伏棉球消毒,并加压包扎。

【操作后处理】

1. 穿刺后局部包扎,3 天不能碰水。

2. 抽出液体需做镜下检查、细菌涂片、细菌培养和药敏试验,给予及时治疗。

3. 判断抽出液体性状 正常为淡黄色,澄清透明;血性液体伴外伤史,考虑外伤性;抽出液含脂肪滴,则可能为关节内骨折;浑浊提示感染。

【操作要点】

1. 准备温度适宜、隐蔽的操作环境。

2. 严格遵守无菌技术操作原则及操作流程。

3. 告知病人/家属穿刺目的、注意事项,取得病人的配合。

4. 评估病人的年龄、病情、合作程度、局部皮肤情况等。

5. 掌握膝关节的解剖特点。

【易错点】

1. 按无菌技术操作原则操作。

2. 戴无菌手套。

3. 穿刺后回抽确认针是否在关节腔内。

【相关知识】

1. 严格无菌操作,否则可致关节腔继发感染。

2. 操作前再次确认左右,以明确患侧肢体。

3. 穿刺时应边抽吸,边进针,注意有无新鲜血液,如有则说明刺入血管,应将穿刺针退出少许,改变方向再继续进针。

4. 关节腔有明显积液者,穿刺后应加压包扎,适当给予固定。

5. 膝关节积液原因。

6. 重要名词的英文术语

关节穿刺术 arthroparacentesis

第二篇　内　科　篇

一、穿　刺　术

（一）胸腔穿刺术

【项目简介】

胸腔穿刺术是指无菌穿刺针经皮肤、肋间组织、壁胸膜，穿刺进入胸膜腔的操作。用于抽取胸膜腔内积液、积气、积血，从而对呼吸系统疾病进行诊断与治疗。

【适应证】

1. 明确胸腔积液的性质。

2. 抽出胸腔积液促进肺复张，缓解胸闷、呼吸困难等症状。

3. 胸膜腔内注药。

【禁忌证】

对有严重凝血功能障碍或重症血小板减少者应慎用。如此种情况病人需行该检查，必要时可补充一定量的凝血因子或血小板，使凝血功能及血小板得到部分纠正后，再进行胸腔穿刺术。

【操作前准备】

1. 医生准备

（1）两人操作，洗手，戴帽子、口罩。

（2）操作者：完成整个主要操作过程。

（3）助手：术前测量病人生命体征，协助摆体位，观察穿刺中病人情况。

（4）两人均需了解病人病情、穿刺目的、胸部 X 线片/胸部 CT 及胸腔超声情况。掌握穿刺操作相关知识、注意事项、并发症的诊断和处理。

2. 病人准备

（1）测量生命体征（心率、血压、呼吸、指脉氧饱和度）。

（2）向病人讲解胸腔穿刺术的目的、操作过程、可能出现的并发症，确认无穿刺禁忌，无利多卡因等麻醉药过敏。

（3）告知病人需要配合操作的要点，如：穿刺过程中保持固定体位不动，穿刺过程中避免讲话、咳嗽，如有不适及时通知医生。

（4）签署知情同意书。

3. 物品准备

（1）胸腔穿刺包：穿刺针 2 根、纱布 2 块、洞巾 1 块、无菌手套 1 副、标本管 3 个。注射器：

5ml、50ml 各 1 个。

（2）局部麻醉药：2% 利多卡因 5ml。

（3）消毒用品：2.5% 碘酊和 75% 酒精，或 0.5% 碘伏。

（4）其他用品：治疗车（上层放操作所需物品，下层放医用垃圾桶、生活垃圾桶、锐器桶）、无菌手套 1 副、止血钳 2 把、胶布 1 卷、带椅背椅子 1 把。

（5）场所要求：室内无其他人员，安静、室温适宜、光线充足。关闭门窗，遮挡屏风。

【操作步骤】

1. 核对信息　把病人带至处置室，核对病人姓名、床号，再次向病人确认无利多卡因过敏，已签署知情同意书。

2. 体位

（1）坐位：常规采取直立坐位，嘱病人面向椅背骑坐在椅子上，两手臂置于椅背上，前额伏于前臂上，以使肋间隙能够充分暴露。

（2）卧位：卧床病人可以采取仰卧高坡卧位，患侧略向健侧转，便于暴露穿刺部位。

3. 穿刺点　一般通过叩诊结合胸部 X 线片及胸部 CT 确定穿刺部位，必要时可通过超声来进一步确定穿刺点及穿刺深度，甚至在超声引导下完成穿刺。

常选择叩诊实音最明显部位：

（1）肩胛下角线第 7~8 肋间。

（2）腋后线第 7~8 肋间。

（3）腋中线第 6~7 肋间。

（4）腋前线第 5 肋间。穿刺点应避开局部皮肤感染灶。确定后用甲紫标记穿刺点。

4. 消毒　以穿刺点为中心，向周边环形扩展消毒至少 15cm。碘伏消毒消两遍，如为碘酊，消毒一遍后酒精脱碘两遍。

5. 检查穿刺包　检查包装是否完整，挤压无漏气，在有效期范围内，打开穿刺包。

6. 戴无菌手套、铺巾　取出无菌手套，按无菌技术操作原则戴好无菌手套。取出无菌洞巾，中心对准穿刺点，上方用胶布固定于病人皮肤或衣服上。

7. 检查物品　检查包内物品是否齐全，穿刺针通畅性及密闭性是否良好。

8. 麻醉

（1）用 5ml 注射器抽取 2% 利多卡因 3~5ml。

（2）在穿刺点局部皮下注射形成一个皮丘，将注射器垂直于皮肤表面，沿下一肋骨上缘缓缓刺入。遵循进针—回吸—注药—进针的原则，逐层浸润麻醉各层组织，直至胸膜；如有液体吸出，提示进入胸腔。拔出麻醉针，记录进针长度，为下一步穿刺进针深度做对比；如有鲜血吸出且体外凝集，则提示损伤血管，应拔针、压迫，待平稳后更换穿刺部位或方向再穿。

9. 穿刺

（1）准备：止血钳夹闭胸腔穿刺针尾部的乳胶管。

（2）比针：与麻醉针对比估算出穿刺达到此深度后，需留在胸部皮肤外的穿刺针长度。

（3）穿刺：左手示指与中指固定皮肤，右手持穿刺针在麻醉区沿下一肋骨上缘，垂直于皮肤缓慢刺入，当达到预定穿刺深度或有落空感后，停止穿刺。用止血钳紧贴皮肤固定穿刺针。乳胶管后接 50ml 注射器，松开夹闭乳胶管的止血钳。负压回抽注射器，如抽得与局部麻醉过程中颜色一致的液体时，标志穿刺针已进入胸腔。如不成功，适当改变穿刺针的深度与角度，缓慢抽吸直到有液体吸出为止。当抽满 50ml 液体时，助手先用止血钳夹闭乳胶管，摘下注射器,将抽出的液体分别装入各个标本瓶中。再次连接乳胶管,打开止血钳,循环操作,抽吸液体。注意各个连接点要连接紧密,防止漏气产生气胸。

【术后处理】

1. 拔出穿刺针,局部消毒,压迫片刻,无菌敷料覆盖,胶布固定。帮助病人恢复体位,嘱平卧位休息,测量生命体征。

2. 记录液体量与性质,标本标记。根据临床需要进行相应检查:常规、生化、酶学、细菌学及病理学。

3. 物品分类处理。

【操作要点】

1. 准备温度适宜、隐蔽的操作环境。

2. 严格遵守无菌技术操作原则及操作流程。

3. 告知病人／家属胸腔穿刺术目的、注意事项,取得病人的配合。

4. 了解病人病情,胸部 X 线片／胸部 CT 及胸腔超声情况。

5. 掌握肋间局部解剖特点。

6. 胸腔放液治疗首次不超过 600ml,以后每次不超过 1 000ml。

【易错点】

1. 判断穿刺左、右侧。

2. 戴无菌手套。

3. 进针方向与肋骨上缘关系。

4. 进针前是否夹闭乳胶管。

【相关知识】

1. 注意事项

(1) 操作前应向病人说明穿刺的目的,消除顾虑;对精神紧张者,可于术前半小时给予地西泮 10mg 或可待因 0.03g 以镇静止痛。

(2) 穿刺针应沿下一肋骨上缘垂直进针,以免损伤肋间神经和血管。

(3) 避免在第 9 肋间以下穿刺,以免损伤腹腔脏器。

(4) 一次抽液不宜过多、过快,诊断性抽液 50~100ml。如为脓胸,每次尽量抽尽。

(5) 严格无菌操作,操作中要防止空气进入胸腔,始终保持胸腔负压。

2. 并发症及处理

(1) 胸膜反应:穿刺时病人出现头晕、心悸、气促、面色苍白、血压下降。停止操作,0.1%肾上腺素 0.3~0.5ml 皮下注射。

(2) 气胸:由 3 个原因引起。①穿刺过深伤及肺;②抽液过程中病人咳嗽,使肺膨胀,被穿刺针刺伤;③在更换注射器或拔出穿刺针时气体漏入胸腔。少量观察;大量放置胸腔闭式引流管。

(3) 血胸:穿刺过程中损伤肺、肋间血管。多数可自行止血,不需要特殊处理。大量出血时需输血、输液、闭式引流。

(4) 复张性肺水肿:抽液过多、过快引起。表现为气促、咳泡沫痰。以限制入量,利尿为主。

(5) 腹腔脏器的损伤:穿刺部位过低引起,应避免肩胛线第 9 肋间及腋后线第 8 肋间以下穿刺。

(6) 其他包括咳嗽、疼痛、局部皮肤红肿等,对症处理即可。

3. 重要名词的英文术语

胸腔穿刺术 thoracentesis

[套管针胸腔穿刺术]

【项目简介】

套管针胸腔穿刺术是指将中心静脉导管针经皮肤、肋间组织、壁胸膜,留置在胸膜腔的操作。是用于持续引流胸膜腔内积液、积气、积血,从而对呼吸系统疾病进行诊断与治疗的技术。

【适应证】

1. 明确胸腔积液的性质。

2. 抽出胸腔积液促进肺复张,缓解胸闷、呼吸困难等症状。

3. 胸膜腔内注药。

【禁忌证】

对有严重凝血功能障碍或重症血小板减少者应慎用。如此种情况病人需行该检查,必要时可补充一定量的凝血因子或血小板,使凝血功能及血小板得到部分纠正后,再进行胸腔穿刺术。

【操作前准备】

1. 医生准备

(1) 两人操作,洗手,戴帽子、口罩。

(2) 操作者:完成整个主要操作过程。

(3) 助手:术前测量病人生命体征,协助摆体位,观察穿刺中病人情况。

(4) 两人均需了解病人病情、穿刺目的、胸部 X 线片 / 胸部 CT 及胸腔超声情况。掌握穿刺操作相关知识、注意事项、并发症的诊断和处理。

2. 病人准备

(1) 测量生命体征(心率、血压、呼吸、指脉氧饱和度)。

(2) 向病人讲解胸腔穿刺术的目的、操作过程、可能出现的并发症,确认无穿刺禁忌,无利多卡因等麻醉药过敏。

(3) 告知病人需要配合操作的要点,如:穿刺过程中保持固定体位不动,穿刺过程中避免讲话、咳嗽,如有不适及时通知医生。

(4) 签署知情同意书。

3. 物品准备

(1) 麻醉穿刺包:纱布 2 块、洞巾 1 块、无菌手套 1 副、5ml 注射器 1 个。

(2) 中心静脉导管包:穿刺针 1 根、扩皮器 1 个、导丝 1 根、中心静脉导管 1 根。

(3) 局部麻醉药:2% 利多卡因 5ml。

(4) 消毒用品:2.5% 碘酊和 75% 酒精,或 0.5% 碘伏。

(5) 其他用品:治疗车(上层放操作所需物品,下层放医用垃圾桶、生活垃圾桶、锐器桶)、无菌手套 1 副、止血钳 2 把、胶布 1 卷、带椅背椅子 1 把。

(6) 场所要求:室内无其他人员,安静、室温适宜、光线充足。关闭门窗,遮挡屏风。

【操作步骤】

1. 核对信息 把病人带至处置室,核对病人姓名、床号,再次向病人确认无利多卡因过敏,已签署知情同意书。

2. 体位

(1) 坐位:常规采取直立坐位,嘱病人面向椅背骑坐在椅子上,两手臂置于椅背上,前额伏于前臂上,以使肋间隙能够充分暴露。

(2) 卧位:卧床病人可以采取仰卧高坡卧位,患侧略向健侧转,便于暴露穿刺部位。

3. 穿刺点 一般通过叩诊结合胸部 X 线片及胸部 CT 确定穿刺部位,必要时可通过超声来进一步确定穿刺点及穿刺深度,甚至在超声引导下完成穿刺。

常选择叩诊实音最明显部位:

(1) 肩胛下角线第 7~8 肋间。

(2) 腋后线第 7~8 肋间。

(3) 腋中线第 6~7 肋间。

(4) 腋前线第 5 肋间。穿刺点应避开局部皮肤感染灶。确定后用甲紫标记穿刺点。

4. 消毒 以穿刺点为中心,向周边环形扩展消毒至少 15cm。碘伏消毒消两遍,如为碘酊,消毒一遍后酒精脱碘两遍。

5. 检查穿刺包 检查包装是否完整,挤压无漏气,在有效期范围内,打开穿刺包及中心静脉导管包。

6. 戴无菌手套、铺巾 取出无菌手套,按无菌技术操作原则戴好无菌手套。取出无菌洞巾,中心对准穿刺点,上方用胶布固定于病人皮肤或衣服上。

7. 检查物品 检查包内物品是否齐全,穿刺针通畅性及密闭性是否良好。

8. 麻醉

(1) 用 5ml 注射器抽取 2% 利多卡因 3~5ml。

(2) 在穿刺点局部皮下注射形成一个皮丘,将注射器垂直于皮肤表面,沿下一肋骨上缘缓缓刺入。遵循进针—回吸—注药—进针的原则,逐层浸润麻醉各层组织,直至胸膜。如有液体吸出,提示进入胸腔。拔出麻醉针,记录进针长度,为下一步穿刺进针深度做对比;如有鲜血吸出且体外凝集,则提示损伤血管,应拔针、压迫,待平稳后更换穿刺部位或方向再穿。

9. 穿刺

(1) 比针:与麻醉针对比估算出穿刺达到此深度后,需留在胸部皮肤外的穿刺针长度。

(2) 进针:左手示指与中指固定皮肤,右手持穿刺针在麻醉区沿下一肋骨上缘,垂直于皮肤缓慢刺入,当达到预定穿刺深度或有落空感后,停止穿刺。负压回抽注射器,如抽得与局部麻醉过程中颜色一致的液体时,标志穿刺针已进入胸腔。如不成功,适当改变穿刺针的深度与角度,缓慢抽吸直到有液体吸出为止。左手固定穿刺针,右手沿穿刺针针芯置入导丝,固定导丝不动,退出穿刺针,沿导丝置入扩皮器扩皮,扩张穿刺通道后退出扩皮器。沿导丝置入中心静脉软管,深度 6~15cm,退出导丝,连接 50ml 注射器,如有液体抽出,拔出注射器,连接引流袋。如无液体抽出,可适当调整软管深度,直到有液体抽出,拔出注射器,连接引流袋。注意各个连接点要连接紧密,防止漏气产生气胸。

【操作后处理】

1. 用无菌贴膜固定,保护穿刺点。覆盖无菌纱布,胶布固定,注意粘贴胶布与身体纵轴垂直,超出敷料宽度一半。

2. 帮助病人恢复体位,嘱平卧位休息,测量生命体征。

3. 记录液体量与性质,标本标记。根据临床需要进行相应检查:常规、生化、酶学、细菌学及病理学。

4. 物品分类处理。

【操作要点】

1. 准备温度适宜、隐蔽的操作环境。

2. 严格遵守无菌技术操作原则及操作流程。

3. 告知病人/家属胸腔穿刺术目的、注意事项,取得病人的配合。

4. 了解病人病情,胸部X线片/胸部CT及胸腔超声情况。

5. 掌握肋间局部解剖特点。

6. 胸腔放液治疗首次不超过600ml,以后每次不超过1 000ml。

【易错点】

1. 判断穿刺左、右侧。

2. 戴无菌手套。

3. 进针方向与肋骨上缘的关系。

4. 导丝避免进入胸膜腔过深。

5. 扩皮器扩皮时注意力度适当,不要采取暴力。

【相关知识】

1. 注意事项

(1) 操作前应向病人说明穿刺的目的,消除顾虑;对精神紧张者,可于术前半小时给予地西泮10mg或可待因0.03g以镇静止痛。

(2) 穿刺针应沿下一肋骨上缘垂直进针,以免损伤肋间神经和血管。

(3) 避免在第9肋间以下穿刺,以免损伤腹腔脏器。

(4) 抽液首次不超过600ml,以后每次不超过1 000ml。

(5) 严格无菌操作,操作中要防止空气进入胸腔,始终保持胸腔负压。

(6) 导丝避免进入胸膜腔过深。

(7) 扩皮器扩皮时注意力度适当,不要采取暴力。

(8) 留置软管后如无液体抽出可适当调整软管深度。

2. 并发症及处理

(1) 胸膜反应:穿刺时病人出现头晕、心悸、气促、面色苍白、血压下降。停止操作,0.1%肾上腺素0.3~0.5ml皮下注射。

(2) 气胸:由3个原因引起。①穿刺过深伤及肺;②抽液过程中病人咳嗽,使肺膨胀,被穿刺针刺伤;③在更换注射器或拔出穿刺针时气体漏入胸腔。少量观察;大量放置闭式引流管。

(3) 血胸:穿刺过程中损伤肺、肋间血管多数可自行止血,不需要特殊处理。大量出血时需输血、输液、闭式引流。

(4) 复张性肺水肿:抽液过多、过快引起。表现为气促、咳泡沫痰。限制入量,利尿为主。

(5) 腹腔脏器的损伤:穿刺部位过低,避免肩胛线第9及腋后线第8肋间下穿刺。

(6) 其他包括咳嗽、疼痛、局部皮肤红肿等,对症处理即可。

3. 重要名词的英文术语

胸腔穿刺术 thoracentesis

（二）腰椎穿刺术

【项目简介】

腰椎穿刺术是神经科临床常用的检查方法之一,常用于检查脑脊液的性质,对诊断脑膜炎、脑炎、脑血管病变、脑瘤、脊髓病变等神经系统疾病有重要诊断意义,也可测定颅内压力,以及了解蛛网膜下腔是否阻塞等,有时也用于鞘内注射药物。

腰椎穿刺术

【适应证】

1. 在下列情况下需进行脑脊液分析以协助诊断 脑膜炎、脑炎、吉兰 - 巴雷综合征、脊髓炎、蛛网膜下腔出血、淋巴瘤、脑膜转移性肿瘤及其他情况。

2. 脑脊液压力及脑脊液动力学检查。

3. 注射造影剂及药物 脊髓造影时注射造影剂;注射抗肿瘤药、镇痛药及抗生素。

【禁忌证】

1. 相对禁忌证 出血性疾病及体质衰弱、病情危重,难以耐受操作者。

2. 绝对禁忌证

(1) 颅内占位性病变,尤其是后颅窝占位性病变。

(2) 严重颅内压增高或已经出现脑疝迹象者。

(3) 穿刺部位的皮肤、皮下软组织或脊柱感染者。

【操作前准备】

1. 物品准备

(1) 消毒腰椎穿刺包:内含无菌手套、洞巾、内含弯盘、5ml 注射器、腰椎穿刺针、一次性测压管、纱布、标本容器。

(2) 麻醉药物:2% 利多卡因。

(3) 消毒物品:2.5% 碘酊和 75% 酒精,或 0.5% 碘伏。

2. 场所准备 室内无其他人员,安静、室温适宜、光线充足。酌情关闭门窗,围帘或屏风遮挡病人。

3. 病人准备

(1) 向病人交代腰椎穿刺的目的、操作过程和可能的风险。

(2) 检查病人眼底、判断是否存在眼底水肿,查看病人头颅或脊髓的 CT 或 MRI 影像。

(3) 明确病人有无凝血功能障碍及局部麻醉药过敏史,有严重凝血功能障碍者需输血浆或相应凝血因子,纠正后再实施,过敏体质者需行利多卡因皮试,阴性者方可实施。

(4) 签署知情同意书。

(5) 穿刺前先嘱病人排尿。

4. 操作者准备

(1) 核对病人信息。

(2) 掌握腰椎穿刺术操作相关知识,了解病人病情、穿刺目的,并发症的诊断及处理。

(3) 需要两个人操作。

(4) 操作者洗手,戴好帽子、口罩。

(5) 测量生命体征(血压、心率)。

【操作步骤】

1. 核对、解释　携用物至病人床旁,核对病人床号、姓名,再次向病人解释操作目的及有关事项。

2. 摆放体位　病人左侧卧位于硬板床上,背部靠近床沿,背面与床面垂直,头部尽量向前胸屈曲,两手抱膝紧贴腹部,使躯干尽可能弯曲呈弓形;或由助手在术者对面用一手挽病人头部,另一手挽双下肢腘窝处并用力抱紧,使脊柱尽量向后凸以增宽椎间隙,便于进针。

3. 确定穿刺点　沿双侧髂嵴最高点做一连线,与脊柱中线相交处为第四腰椎棘突,然后选择第 3~4 腰椎间隙进针,双侧髂后上棘连线与后正中线交点相当于第 3~4 腰椎间隙,以此为穿刺点进行标记,穿刺部位充分暴露,检查穿刺点局部皮肤无破溃(如有破溃更换上一或下一腰椎间隙穿刺)。

4. 消毒　再次洗手,以穿刺点为中心,消毒范围约 15cm,由内而外,至少消毒 2 遍,消毒范围递减,覆盖上下椎间隙。

5. 检查腰椎穿刺包　开包,戴无菌手套,铺无菌洞巾,检查包内物品是否齐全,检查穿刺针通畅性及有无缺陷,检查测压管刻度是否清晰,检查标本瓶有无缺陷,检查注射器是否通畅。

6. 打开穿刺包并检查包内物品　开包,戴无菌手套,铺无菌洞巾,检查包内物品是否齐全,检查穿刺针通畅性及有无缺陷,检查测压管刻度是否清晰,检查标本瓶有无缺陷,检查注射器是否通畅。

7. 局部麻醉　以 5ml 注射器抽取 2% 利多卡因 2ml,在穿刺点自皮肤到椎间隙韧带作逐层局部麻醉。注射前应回抽,观察无血液,方可推注麻醉药(进针—回抽—无血—注药)。

8. 穿刺过程　术者用左手固定穿刺皮肤,右手持穿刺针,针尖斜面朝上,以垂直于背部,针尖稍向头部的方向缓慢刺入,成人进针深度 4~6cm,儿童 2~4cm。当针头穿过韧带与硬脊膜时,可感到阻力突然消失的落空感。此时可将针芯缓慢抽出,见脑脊液流出为穿刺成功,再将针芯插入。穿刺时腰椎穿刺针的针尖斜面应平行于病人身体长轴,以免损伤硬脊膜纤维。穿刺时如出现呼吸、脉搏、面色异常等症状,立即停止操作,并做相应处理。鞘内给药时,应先放出适量脑脊液,然后再等量置换药液注入。操作过程严格无菌操作。

9. 测脑脊液压力　将针尖斜面旋转 90° 朝向头侧。用于固定穿刺针,嘱病人缓慢伸展头颈及下肢,拔出针芯,连接测压管,脑脊液在管内上升到一定水平出现液面随呼吸有轻微波动,此时的读数为病人脑脊液压力(正常侧卧位脑脊液压力为 80~180mmH$_2$O)。

10. 留取标本　无菌试管收集脑脊液 2~5ml 送检常规、生化、细胞学、病原学(革兰氏染色、墨汁染色)等。第 1 管标本不能送检常规及细胞学检查。

11. 拔针　脑脊液采集完毕后放回针芯,拔出穿刺针,按压止血,再次消毒穿刺部位,无菌纱布覆盖并固定。

【操作后处理】

1. 帮助病人恢复体位并宣教　术后再次复测病人生命体征,观察术后反应,注意并发症,如有无头痛,及穿刺点有无渗血、渗液。嘱病人去枕平卧 4~6 小时,穿刺点局部禁浴 3 天。

2. 整理物品　收拾整理物品,锐器分离,垃圾分类处理。

3. 书写操作记录　洗手,书写腰椎穿刺操作记录。

【操作要点】

1. 确保病人无操作禁忌证,如颅内高压等。

2. 摆好病人体位,充分暴露椎间隙。

3. 穿刺针垂直于背部刺入皮肤,缓慢推进。

【易错点】

1. 确认好穿刺位点。

2. 测脑脊液压力前一定要嘱病人放松,缓慢将双腿伸直。

3. 拔出穿刺针前要放回针芯。

【相关知识】

1. 注意事项

(1) 严格掌握禁忌证,凡疑有颅内压升高者必须先做眼底检查,如有明显视盘水肿或脑疝先兆者,禁忌穿刺。

(2) 穿刺时病人如出现呼吸、脉搏、面色异常等情况时,立即停止操作,并做相应处理。

(3) 鞘内给药时,应先放出等量脑脊液,然后等量置换药液注入。

2. 并发症

(1) 腰椎穿刺后疼痛:是最常见的腰椎穿刺并发症,见于穿刺后 24 小时。病人卧位时头痛消失,坐位时头痛加剧,多为枕部跳痛,可持续一周。病因可能是穿刺点渗出或脑组织牵拉、移位。腰椎穿刺后嘱病人平卧 6 小时、多饮水,尽量用细的穿刺针,穿刺针的针尖斜面与病人身体长轴平行有助于预防腰椎穿刺后头痛。

(2) 马尾及脊髓圆锥损伤:少见。腰椎穿刺中如果突然出现感觉异常(如下肢麻木或疼痛)应立即停止穿刺。

(3) 小脑或延髓下疝:腰椎穿刺过程中或穿刺后发生脑疝非常少见,多见于高颅压病人,及早发现则可以治疗。

(4) 脑膜炎。

(5) 蛛网膜下腔或硬膜下腔出血:见于正在接受抗凝治疗或存在凝血障碍的病人,可导致瘫痪。

3. 腰椎穿刺的目的 是从蛛网膜下腔获取脑脊液,即从终池(也称腰池)获取液体。终池是从脊髓圆锥至硬脊膜下端的腔隙,被蛛网膜及其外的硬脊膜包绕,内有终丝及马尾神经根。

4. 常用穿刺点及穿刺所经解剖结构 成人脊髓多终止于第 1~2 腰椎间隙水平,儿童脊髓多终止于第 2~3 腰椎间隙。腰椎穿刺最常用的穿刺点是第 3~4 腰椎间隙。沿双侧髂嵴最高点做一连线,与脊柱中线相交处为第四腰椎棘突,然后选择第 3~4 腰椎间隙进针,双侧髂后上棘连线与后正中线交点相当于第 3~4 腰椎间隙。自第 3~4 腰椎间隙进针,穿刺针依次穿过下列结构:皮肤、脊上韧带、脊间韧带、黄韧带、硬膜外腔、硬脊膜、硬膜下间隙、蛛网膜、蛛网膜下腔。

5. 重要名词的英文术语

腰椎穿刺术 Lumbar Puncture

(三) 骨髓穿刺术

【项目简介】

骨髓穿刺术是血液科最主要的检查手段,在血液病诊断上占有重要地位。从骨髓细胞获取的信息,如细胞形态学、细胞免疫分型、细胞遗传学、分子生物学等是血液系统疾病及某些相关疾病诊断的重要依据。通过骨髓穿刺还可以对获得的细胞进行培养等。

【适应证】

1. 外周血细胞数量或形态异常者。

2. 经一定检查原因不明的肝脾大、淋巴结肿大、骨痛、骨质破坏、发热待查、红细胞沉降率明显增高、免疫球蛋白增高、蛋白尿或肾功能损伤、高钙血症及皮肤紫癜、黄疸、多浆膜腔积液等。

3. 对病情进行评估,如肿瘤骨髓转移、自身免疫疾病等。

4. 进行疗效评估,如白血病化疗前后、干细胞移植前后。

5. 需要骨髓标本检查者,如染色体、融合基因、免疫分型、骨髓细菌培养等。

6. 某些寄生虫病,如疟疾、黑热病等。

【禁忌证】

1. 血友病等凝血因子重度缺乏者。

2. 穿刺部位局部有炎症或破损者,骨髓炎。

3. 晚期妊娠的妇女慎做骨髓穿刺,小儿及不合作者不宜做胸骨髓穿刺。

【操作前准备】

1. 物品准备

(1) 治疗车上层:一次性无菌骨髓穿刺包、手消毒液。

(2) 治疗车下层:锐器盒、生活垃圾桶、医用垃圾桶。

(3) 操作台:麻醉药、消毒用碘伏、无菌敷料、玻片、推片、采血管。

2. 场所要求 室内无其他人员,安静、室温适宜、光线充足。酌情关闭门窗。

3. 病人准备

(1) 病人和家属了解骨髓穿刺的目的、意义、过程、注意事项及配合操作的要点。

(2) 签署骨髓穿刺知情同意书。

4. 操作者准备 衣帽整洁,修剪指甲,洗手,戴口罩。

【操作步骤】

1. 核对、解释 病人带到处置室,特殊情况可于病人床旁操作,核对病人床号、姓名,再次向病人解释操作目的及有关事项。

2. 穿刺部位选择

(1) 髂前上棘:常取髂前上棘后上方 1~2cm 处作为穿刺点,此处骨面较平,容易固定,操作方便安全。

(2) 髂后上棘:位于骶椎两侧、臀部上方骨性突出部位。

(3) 胸骨柄:此处骨髓含量丰富,当上述部位穿刺失败时,可做胸骨柄穿刺,但此处骨质较薄,其后有心房及大血管,严防穿透发生危险。

(4) 腰椎棘突:位于腰椎棘突突出处,极少选用。

3. 准备

(1) 关闭门窗,病人摆好体位(依穿刺点不同可俯卧、仰卧、侧卧或坐位)。

(2) 帮助病人打开上衣或褪下裤子,暴露穿刺部位。

4. 操作

(1) 消毒铺巾:常规消毒皮肤,戴无菌手套,将消毒液棉球倒入小方盘内,操作者一手持镊子夹取消毒液棉球,消毒穿刺部位皮肤;污棉球置外包装袋内;消毒完毕,铺消毒洞巾。

（2）麻醉:用 2% 利多卡因做局部浸润麻醉直至骨膜。先将穿刺点皮肤局部注射一个皮丘,然后注射器垂直皮肤进入,间断回抽确定无血液吸出,逐层注射麻醉药,直至骨膜,以穿刺点为中心,多点麻醉,形成一个麻醉面。

（3）将骨髓穿刺针固定器固定在适当长度上（髂骨髓穿刺约 1.5cm,肥胖者可适当放长,胸骨柄穿刺约 1.0cm）,以左手拇、示指固定穿刺部位皮肤,右手持针于骨面垂直刺入（若为胸骨柄穿刺,穿刺针与骨面成 30°~40° 斜行刺入）,当穿刺针接触到骨质后则左右旋转,缓缓钻刺骨质,当感到阻力消失,且穿刺针已固定在骨内时,表示已进入骨髓腔。

（4）用干燥的 20ml 注射器,将内栓退出 1cm,拔出骨髓穿刺针芯,接上注射器,用适当力度缓慢抽吸,可见少量红色骨髓液进入注射器内,骨髓液抽吸量以 0.1~0.2ml 为宜（即注射器针栓部分见到骨髓液即可）,取下注射器,将骨髓液推于玻片上,由助手迅速制作涂片 8~10 张,送检细胞形态学及细胞化学染色检查。

（5）如需做骨髓培养或其他免疫、基因等检查,再接上注射器,抽吸相应骨髓液,注入采血管或培养液内。

（6）如未能抽得骨髓液,可能是针腔被皮肤、皮下组织或骨片填塞,也可能是进针太深或太浅,针尖未在髓腔内,此时应重新插上针芯,稍加旋转或再钻入少许或退出少许,拔出针芯,如见针芯上带有血迹,再行抽吸可望获得骨髓液。

（7）抽吸完毕,插入针芯,轻微转动拔出穿刺针,随后将消毒纱布盖在针孔上,稍加按压,用胶布加压固定。

5. 涂片送检。

6. 取标本　若需做染色体、融合基因等检查或骨髓培养,将标本管放置合适处。

【操作后处理】

1. 术后应嘱病人注意休息,局部禁浴 3 天。

2. 清洁穿刺场所,将针头、骨髓穿刺针等锐器置于锐器盒;骨髓穿刺包及手套弃于医用垃圾桶。用手消毒液消毒双手,协助病人穿好衣裤。整理床单位。

3. 抽取骨髓和涂片要迅速,以免凝固。需同时做周围血涂片,以做对照。

4. 做好穿刺记录。

【操作要点】

1. 准备温度适宜的操作环境。

2. 严格遵守无菌技术操作原则及操作流程。

3. 告知病人 / 家属骨髓穿刺目的、注意事项,取得病人的配合。

4. 评估病人的年龄、病情、合作程度,选择合适的穿刺部位。

5. 掌握穿刺部位的解剖特点。

6. 标本留取的流程,注意涂片取材量,防止混血。

【易错点】

1. 确定准确的穿刺部位。

2. 按无菌技术操作原则打开穿刺包。

3. 戴无菌手套。

4. 穿刺针进针方法及深度。

5. 抽取骨髓液的方法。

【相关知识】

1. 骨髓穿刺成功的标志

(1) 按照骨髓穿刺的操作规范,过程顺利。

(2) 抽取骨髓液时通常病人有短暂锐痛。

(3) 骨髓液中可见骨髓小粒。

(4) 骨髓涂片中可见骨髓特有的细胞成分,如巨核细胞、浆细胞、网状细胞等。

2. 多次干抽时应进行骨髓活检。

3. 健康教育

(1) 向病人讲解骨髓穿刺的目的和意义。

(2) 教会病人如何配合操作。告知病人摆好体位后,身体不能随意活动,防止无菌区域被污染。穿刺时病人随时告知医生疼痛情况。

(3) 介绍骨髓穿刺的安全性,抽出骨髓后,病人可以马上起床活动。每次骨髓穿刺抽取的量很少,加之骨髓是人体再生能力很强的组织,抽取以后会很快生成,所以对病人健康没有任何损伤,也不会引起远期损伤。

4. 重要名词的英文术语

骨髓穿刺术 bone marrow puncture

[制片技术]

【项目简介】

血液及骨髓细胞等形态学检查是血液系统疾病诊断的重要依据。良好的制片技术是进行细胞形态分析的前提,是获取准确细胞信息的基础。

【涂片前准备】

1. 物品准备

(1) 操作台。

(2) 玻片、推片。

(3) 铅笔。

(4) 血液制品。

2. 操作者准备 手部清洁。

【操作步骤】

1. 核对信息 核对申请单上的病人床号、姓名、取材物。

2. 操作

(1) 用铅笔在玻片头端写上病人姓名、日期、取材物(如骨髓标记为 M,外周血标记为 B)。

(2) 抽出骨髓液立即打在玻片上。

(3) 以推片轻轻粘取适量米粒大小骨髓液,以 45°慢慢均匀向前推进,制成有头、体、尾的涂膜。一般涂膜长度约为 3cm,宽度约为 1.5cm。骨髓涂片一般要涂 10 张以上,稀少病例要尽量全部涂片,以供细胞化学染色检查。

(4) 一般同时采取外周血(通常采耳血),同法涂片 4 张以上。

(5) 玻片晾干立即送检。

【操作要点】

1. 注意清洁玻片。

2. 注意涂片取材量,防止涂片过厚或过薄。

3. 涂片用力要轻,否则易造成细胞破碎或细胞分布异常。

4. 涂片要分成头、体、尾三部分,涂膜约 3cm×1.5cm 为宜,涂片均匀一致,较薄为好。

【易错点】

1. 玻片污染。

2. 取材量多,涂膜过厚。

3. 取材量少,涂膜过短。

【相关知识】

1. 当骨髓液抽取过多可能有血液稀释情况发生时,为减少稀释,可将载玻片倾斜,任由血液下流,取上方遗留下的骨髓液进行制片;或者将骨髓液滴于水平载玻片上,迅速用注射器回吸过多的血液,用剩余的骨髓液涂片。

2. 预期骨髓增生极度活跃时,骨髓涂片要薄;增生低下或极度低下时,涂片要厚。

3. 重要名词的英文术语

制片术 the smear technique

(四)腹腔穿刺术

【项目简介】

腹腔穿刺术是指对有腹腔积液的病人,为了诊断和治疗疾病进行腹腔穿刺、抽取积液的操作过程。其目的是用于检查腹腔积液的性质、给药、抽取积液,进行诊断和治疗。

腹腔穿刺术

【适应证】

1. 抽取腹腔积液明确性质。

2. 缓解由于大量腹腔积液引起的胸闷、气促、少尿等症状。

3. 腹腔内注药。

4. 腹水回输治疗。

5. 人工气腹。

【禁忌证】

1. 躁动不能合作。

2. 肝性脑病前期(相对禁忌证)及肝性脑病。

3. 电解质严重紊乱。

4. 腹膜炎广泛粘连。

5. 棘球蚴病。

6. 巨大卵巢囊肿。

7. 明显出血倾向。

8. 妊娠中后期。

9. 肠麻痹、腹部胀气明显。

【操作前准备】

1. 物品准备

(1) 治疗车上层:腹腔穿刺包(内有穿刺针 2 根、纱布 2 块、洞巾 1 块、无菌手套 1 副、标本管 3 个,注射器 5ml、50ml 各 1 个)、常规消毒治疗盘 1 套、碘酒、酒精(或碘伏)、局部麻醉药

(2% 利多卡因 5ml)、皮尺、多头腹带、培养瓶、引流袋等。

(2) 治疗车下层:生活垃圾桶、医用垃圾桶、锐器盒。

2. 场所要求　室内无其他人员,安静、室温适宜、光线充足。

3. 病人准备

(1) 签署知情同意书。

(2) 有凝血功能障碍者,需输血浆或相应凝血因子,纠正后实施。

(3) 过敏体质者,行利多卡因皮试,阴性方可实施。

(4) 嘱病人术前排尿。

4. 操作者准备

(1) 核对病人信息。

(2) 操作前洗手。

(3) 操作前测量病人的腹围、脉搏、血压和检查腹部体征。

【操作步骤】

1. 选择合适体位　如坐位、平卧位、半卧位或左侧卧位。大量腹水病人背部铺腹带。

2. 操作前行腹部查体,叩诊移动性浊音,确认有腹水。

3. 选择合适穿刺位点　一般常选左下腹脐与髂前上棘连线中外 1/3 交点处,还有脐与耻骨联合连线中点上 1cm,偏左或右 1.5cm 处,或侧卧位脐水平线与腋前线或腋中线的交点。少量或包裹性积液,须在超声引导下定位穿刺。

4. 穿刺部位消毒(以穿刺点为中心,向周边扩展消毒直径大约 15cm),碘伏消毒两遍。如为碘酊,消毒一遍后酒精脱碘两遍。

5. 检查包装是否完整,挤压无漏气,在有效期范围内,打开穿刺包。

6. 取出无菌手套,按无菌技术操作原则戴好无菌手套。取出无菌洞巾,中心对准穿刺点,用胶布固定于病人皮肤或衣服上。

7. 检查包内物品是否齐全,穿刺针通畅性及密闭性是否良好,止血钳夹闭穿刺针尾部乳胶管。

8. 用 5ml 无菌注射器抽取 2% 利多卡因 3ml 以上,双人核对。

9. 自皮肤至壁腹膜以 2% 利多卡因做局部麻醉(遵循先进针—回吸—注射麻醉药物—进针原则),逐层浸润麻醉各层组织,直至腹膜;如有液体吸出,提示进入腹腔。拔出麻醉针,记录进针长度,为下一步穿刺进针深度做对比;如有鲜血吸出且体外凝集,则提示损伤血管,应拔针、压迫,待平稳后更换穿刺部位或方向再穿。

10. 麻醉生效后,麻醉针与穿刺针比针,确定穿刺针进针深度。

11. 左手示指及中指固定穿刺部位皮肤,右手持穿刺针经麻醉处逐步刺入腹壁,待感到针尖抵抗突然消失时,表示针尖已穿过腹膜壁层,即可抽取腹水。正确固定穿刺针,接注射器,松开止血钳,抽取腹水,留取标本送检。在放腹水时如引流不畅,可将穿刺针稍调整或变换体位。

12. 穿刺完毕,拔出穿刺针。覆盖无菌纱布,胶布固定,注意粘贴胶布与身体纵轴垂直,超出敷料宽度一半。

13. 垃圾分类放置,腹水消毒保留 30 分钟后倒入医疗污物渠道;腹腔穿刺针、注射器等锐器须放入医疗锐器收集箱;其余物品放入医疗废物垃圾袋。

【操作后处理】

1. 告知局部禁浴 3 天。

2. 再次测量病人的腹围、脉搏、血压。

3. 整理物品。

【操作要点】

1. 严格遵守无菌技术操作原则及操作流程。

2. 告知病人/家属腹腔穿刺术目的、注意事项,取得病人的配合。

3. 术前评估病人的凝血功能、有无局部麻醉药过敏史。

4. 术前嘱病人排空膀胱。

5. 根据病人病情,选择合适穿刺位点,麻醉过程严格遵守进针—回抽—无血—注药—进针的原则。

【易错点】

1. 操作前嘱病人排尿,避免穿刺时损伤膀胱。

2. 麻醉后需比针,确定穿刺针插入深度。

3. 进针前是否夹闭乳胶管。

4. 腹腔放液不宜过多过快。

【相关知识】

1. 有肝性脑病前兆者,禁忌腹腔穿刺放腹水。

2. 术中应密切观察病人,如发现头晕、恶心、心悸、气促、面色苍白应立即停止操作,并适当处理。

3. 腹腔放液不宜过多过快,肝硬化病人一次放腹水一般不超过 3 000ml,过多放液易诱发肝性脑病及电解质紊乱,但在补充大量白蛋白基础上,也可大量放液。

4. 放腹水时如流出不畅,可将穿刺针稍做移动或变换体位。

5. 大量腹水病人,为防止穿刺后腹水渗漏,在穿刺时需移行进针。

6. 注意无菌操作,避免感染。

7. 重要名词的英文术语

腹腔穿刺术 abdominocentesis

二、三腔二囊管置入术

【项目简介】

用三腔二囊管局部压迫控制一般止血措施难以控制的门静脉高压合并食管-胃底静脉曲张破裂出血,抽取胃内积液(血)、积气,减轻胃扩张。

三腔二囊管置入术

【适应证】

一般止血措施难以控制的门静脉高压合并食管-胃底静脉曲张破裂出血。

【禁忌证】

1. 病情垂危或躁动不合作。

2. 咽喉、食管肿瘤病变或曾经手术。

3. 胸腹主动脉瘤。

4. 严重冠心病、高血压、心功能不全者。

【操作前准备】

1. 物品准备　治疗巾、治疗碗、三腔二囊管、50ml 注射器 2 个、止血钳 3 把、无菌包(内备弯盘 1 个、无菌纱布 2 块)、液体石蜡、0.5kg 重物(沙袋或者盐水瓶)、胶布、治疗碗内盛凉开水、胃肠减压器、滑轮、绳、血压计、听诊器、手电筒、压舌板。

2. 场所要求　室内无其他人员,安静、室温适宜、光线充足。酌情关闭门窗。

3. 病人准备

(1) 核对病人信息,测量生命体征(血压、呼吸、脉搏),评价意识状态。

(2) 告知操作目的、过程,可能的风险、需要配合事项,签署知情同意书。

(3) 询问有无鼻腔手术史,检查两侧鼻腔有无鼻中隔偏曲及黏膜破损。

4. 操作者准备　衣帽整洁,两人操作,修剪指甲,洗手,戴口罩。

【操作步骤】

1. 体位　向病人解释,取得病人理解及合作。取平卧位、头偏向一侧(或取半卧位,也可取左侧卧位)。

2. 润滑　用液体石蜡充分润滑三腔二囊管、抽空胃囊和食管囊,止血钳夹闭。

3. 铺治疗巾,润滑鼻孔。

4. 置管　持三腔二囊管沿一侧鼻腔进入,到咽喉部(大约 15cm)助手检查口腔内有无盘曲,嘱病人做吞咽动作,顺势插入,插入 65cm,胃管内抽出胃内容物或向胃内注气能听到胃内气过水音可证明三腔二囊管插入胃内。

5. 胃囊注气　先用注射器向胃囊内注气 200~300ml(囊内压 40mmHg),并用钳子钳住胃气囊开口端以免漏气。

6. 牵引　将三腔二囊管往外牵引直到有轻度弹性阻力,表示胃囊压于胃底贲门部。适度拉直三腔管,做好标记。在三腔二囊管的尾端前 10~20cm 处用细绳扎住 0.5kg 重物,通过滑轮牵引三腔二囊管压迫胃底(牵引方向应顺身体纵轴与鼻唇部成呈 45° 左右,沙袋距离地面 10~15cm),胶布固定。

7. 食管囊注气　胃管腔接负压引流瓶,经观察仍未止血者,再向食管囊注气 100~150ml(囊内压 35~45mmHg),用止血钳夹紧食管气囊开口端。

8. 拔管　充气压迫一般不能连续超过 24 小时,后需减压 15~30 分钟。减压前服液体石蜡 20ml,10 分钟后先放松食管囊,然后放松牵引,将管向内略送(气囊、胃底黏膜分离),去止血钳,气囊自行放气,抽取胃液观察是否有活动出血。一旦发现活动出血,立即再行充气压迫。如无,30 分钟后仍需再充气压迫 12 小时;再喝 20ml 液体石蜡,放气减压,观察 24 小时,如无出血可拔管。拔管前先 20ml 液体石蜡口服,气囊内气体抽尽,缓慢拔出。食管囊压迫 8~12 小时为宜,放气 15~30 分钟。

【操作后处理】

整理用物,再次测血压、脉搏,安置病人。

【操作要点】

1. 遵守无菌技术操作原则及操作流程。

2. 告知病人家属三腔二囊管置管目的、操作过程、可能的风险、注意事项,取得病人的配合并签署知情同意书。

3. 询问有无鼻腔手术史,检查两侧鼻腔有无鼻中隔偏曲及黏膜破损,选择鼻腔较大侧插管,清除鼻腔内结痂及分泌物。

4. 掌握三腔二囊管操作相关知识、并发症的诊断与处理。

【易错点】

1. 测量三腔二囊管置入深度。

2. 检查气囊是否漏气。

3. 插管时应将气囊内空气尽量抽尽。

4. 三腔二囊管置入达咽喉部时嘱病人做吞咽动作,避免插入气道。

5. 先向胃囊注气,后向食管囊注气。

6. 胃囊充气不够、牵拉不紧是压迫止血失败的常见原因。

【相关知识】

1. 注意事项　做好插管前病人的心理指导能提高插管的成功率。

(1) 取左侧卧位插管优于平卧位插管,取左侧位头稍向前,喉头位置向左移位,左侧的会厌襞呈水平位,掩盖左侧梨状窝,右侧梨状窝变平坦,易使管道顺右侧梨状窝进入食管内。

(2) 充分利用液体石蜡的润滑作用,可提高插管成功率,减少黏膜损伤。

(3) 插管过咽喉部后嘱病人继续做吞咽动作可减少呕吐,提高成功率。

(4) 三腔二囊管可使 80% 食管 - 胃底静脉曲张出血得到控制,但拔管后约一半病人会再发出血,且易并发食管溃疡、呼吸道感染等。故目前仅限于药物和内镜治疗不能控制的情况。

2. 并发症及处理

(1) 鼻咽部及食管黏膜损伤、狭窄乃至梗阻:由于大出血时病人躁动不配合,食管处于痉挛状态,操作者强行插管易损伤食管黏膜甚至肌层组织,导致瘢痕狭窄。为防止上述并发症,应充分润滑后再行插管,动作轻柔。

(2) 心动过缓:膨胀的气囊压迫胃底,导致迷走张力突然提高所致。应立即抽出胃囊内气体并吸氧,症状可消失。

(3) 呼吸困难:插管时胃囊未完全过贲门,充气后嵌顿于贲门口或食管下段,或气囊漏气后脱入喉部。如为胃囊充气不足引起,应放尽囊内气体,将管送至胃内,重新注气。

(4) 食管穿孔:避免暴力操作。

3. 健康教育

(1) 插管前做好病人的心理指导,缓解其紧张、恐惧心理,讲解置管对于治疗该病的重要性。让病人冷静面对并遵守操作者的嘱咐主动配合插管过程。

(2) 教会病人如何配合操作,告知病人摆好体位,以利于吸尽咽喉部分泌物,防止吸入性肺炎。

4. 重要名词的英文术语

三腔二囊管 Sengstaken-Blakemore tube

三、血 压 测 量

【项目简介】

血压是人体的重要生命体征,血压测量是为测量、记录病人的血压,为疾病的诊疗提供依据;监测血压变化,间接了解循环系统的功能状况。

【适应证】

1. 高血压的疾病诊断及治疗效果监测。

2. 了解病人的生命体征,评估病人状态。

3. 监测血压变化,间接了解循环系统的功能状况。

【禁忌证】

无特殊禁忌证。

【操作前准备】

1. 医生准备

(1) 衣帽整齐、规范洗手、戴口罩。

(2) 检查血压计的玻璃管有无裂损,水银有无漏出,加压气球、橡皮管、袖带有无老化、漏气,听诊器是否完好等。

2. 病人准备

(1) 病人半小时内禁烟、禁咖啡、排空膀胱,安静环境下在有靠背的椅子安静休息至少 5 分钟。

(2) 让病人充分了解血压测量的目的、操作过程、注意事项。

3. 物品准备

(1) 血压计、听诊器、记录本。

(2) 场所要求:安静、室温适宜、光线充足。关闭门窗,遮挡屏风。

【操作步骤】

1. 携用物至病人床旁,核对病人床号、姓名,向病人说明检查的目的、方法、注意事项;评估病人情绪及病情,嘱其安静。

2. 病人取坐位或仰卧位,协助病人脱去测量侧衣袖(避免向上过度卷起,以免影响血压测量结果),手臂伸直,手掌向上并轻度外展。

3. 打开血压计,保持血压计"零"点,病人手臂位置(肱动脉)与心脏在同一水平(坐位时平第 4 肋,卧位时平腋中线)。

4. 放平血压计,打开汞槽开关,驱尽袖带内空气;嘱病人手臂放平,平整地将袖带缠于病人上臂,使其下缘在肘窝以上 2~3cm,松紧以能放入一指为宜;将听诊器体件置于肘窝肱动脉波动最明显处,用一手固定,另一手握加压球,关闭气门,快速平稳充气至肱动脉搏动消失,压力再升高 30mmHg 左右,以恒定速率(2~6mmHg/s)缓慢放气,至听到肱动脉搏动的第一音,汞柱所指刻度为收缩压,当搏动声音消失,汞柱所指刻度为舒张压。

5. 嘱病人轻微活动上臂,间隔 1~2 分钟,重复测量一次,取两次平均值,并记录,告知病人血压数值。

【操作后处理】

1. 测量完毕,取下袖带,排尽袖带内余气,关闭气门。

2. 整理袖带卷好后放回血压计盒内,血压计盒盖右倾 45°,使水银全部流入槽内,关闭汞槽开关及血压计盒,平稳放置;记录液体量与性质,标本标记。根据临床需要进行相应检查:常规、生化、酶学、细菌学及病理学。

3. 整理用物,协助病人恢复舒适体位,必要时协助穿衣,规范洗手,记录并告知血压测量值。物品分类处理。

【操作要点】

1. 病人半小时内禁烟、禁咖啡,排空膀胱,安静环境下在有靠背的椅子安静休息至少5分钟。

2. 病人取坐位(特殊情况下可取仰卧位或站立位),上肢裸露伸直并轻度外展,肘部置于心脏同一水平。

3. 将气袖均匀缠于上臂,使其下缘在肘窝以上 2~3cm,气袖中央位于肱动脉表面。

4. 检查者触及肱动脉搏动后,将听诊器体件置于搏动位置上准备听诊。

5. 检查者向袖带内充气,边充气边听诊,待肱动脉搏动声音消失,继续加压使水银柱再升高 30mmHg 后,缓慢放气(2~6mmHg/s),双眼随汞柱下降,平视汞柱表面。

6. 检查者首先听到的响亮拍击声代表收缩压,最终声音消失为舒张压,根据听诊结果读出血压值。

7. 对于 12 岁以下儿童、妊娠妇女、严重贫血、甲状腺功能亢进症、主动脉瓣关闭不全等病人以声音突然变调时的数值作为舒张压值。

8. 血压至少应测量两次,间隔 1~2 分钟,取平均值;如收缩压与舒张压 2 次读数相差 5mmHg 以上,应再次测量,以 3 次读数的平均值作为测量结果。

【易错点】

1. 保持测量者视线与血压计刻度平行。

2. 根据病人的情况选择合适袖带,偏瘫病人选择健侧肢体。

3. 若衣袖过紧或太多时,应当脱掉衣服,以免影响测量结果。

4. 听诊器体件需置于肘窝肱动脉搏动明显处,位于袖带外,不可放置于袖带内,影响测量结果。

5. 充气不可过猛、过高,防止水银外溢;放气不可过快、过猛,以免读值误差。

6. 如为测量下肢血压,应单独注明。

7. 血压计要定期检查和校正,保持其准确性,切勿倒置或震动,需长期密切观察血压的病人应定时间、定部位、定体位、定血压计,保持结果的准确性和可比性。

8. 重复测量,要间隔 1~2 分钟,可嘱病人轻微活动上臂,避免前臂缺血。

【相关知识】

1. 血压可随季节、昼夜、环境、情绪等因素影响而波动较大,而非固定不变。

2. 对于 12 岁以下儿童、妊娠妇女、严重贫血、甲状腺功能亢进症、主动脉瓣关闭不全等病人舒张压数值以动脉波动声音突然变调汞柱所指刻度为舒张压。

3. 正常情况下双上肢血压并不一致,一般推荐测量右上臂血压,正常双上肢血压差别达 5~10mmHg,若超过此范围属异常,见于多发性大动脉炎或先天性动脉畸形等;正常下肢血压高于上肢血压达 20~40mmHg,如下肢血压低于上肢血压应考虑主动脉缩窄或胸腹主动脉型大动脉炎等。

4. 正常成人血压参考值 根据 2010 年《中国高血压防治指南》建议,正常血压为收缩压<120mmHg,舒张压<80mmHg;正常血压的高值是收缩压 120~139mmHg,舒张压

80~89mmHg。收缩压≥140mmHg,舒张压≥90mmHg 则为高血压。

5. 可以使用符合国际标准(BHS、AAMI 和 ESH)的上臂式全自动或半自动血压计进行血压测量。

6. 重要名词的英文术语

血压 blood pressure

高血压 hypertention

四、心电图相关知识

(一)临床心电学的基本知识

【基本概念】

心电图:心脏的机械收缩受电激动的控制,这一电激动可以在体表被记录到,我们称之为心电图。

心电图导联体系:为全面地记录心脏电激动信息,需要在体表不同的位置放置记录导联,称为心电图导联体系。

心电向量:心电图记录到的既有强度,又有方向性的电位幅度称为心电向量。

【基本内容】

1. 心电图产生原理　单细胞动作电位是单个心肌细胞除极与复极的电位,可以分为几个不同的时相:快速除极化期称为 0 相;有些心肌细胞尤其是浦肯野细胞,拥有一个极快速的复极时期,称为 1 相;维持除极化状态或非常缓慢复极化的阶段称为平台或 2 相;最后的复极化阶段称为 3 相;舒张期或静息状态的电位称为 4 相(图 2-1)。心脏各种心肌细胞的动作电位有明显的差别,几亿个心肌细胞动作电位汇集在一起形成了心电图。

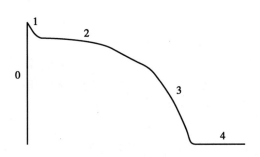

图 2-1　单细胞动作电位

体表记录的心脏电位强度与下列因素相关:与心肌细胞数量成正比;与记录电极位置和心肌之间的距离成反比;与记录电极的方位和心肌除极的方向所构成的角度有关,夹角越大,心电位在导联记录到的电位越弱(图 2-2)。

2. 心电图各波段的组成和命名　最早出现的幅度较小的波为 P 波,反映心房的除极;随后出现的幅度较大的为 QRS 波群,反映心室的除极;QRS 波群后面的幅度较小的波为 T 波,反映心室的复极(图 2-3)。

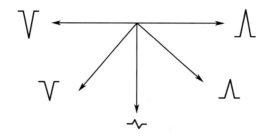

图 2-2 体表记录的电位强度

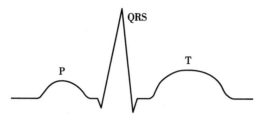

图 2-3 心电图各波段的命名

QRS 波群可因记录电极的位置不同而形态各异。首先出现的位于等电位线以上的正向波称为 R 波;R 波之前的负向波称为 Q 波,R 波之后的第一个负向波呈为 S 波,R′ 波为继 S 波之后的正向波,R′ 波后再出现负向波为 S′ 波。根据幅度大小采用大小写,如 Q 或 q、R 或 r、S 或 s。如果 QRS 波只有负向波,则称为 QS 波(图 2-4)。

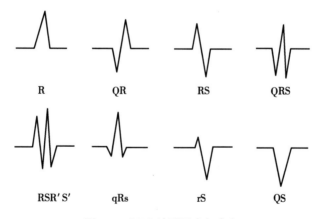

图 2-4 QRS 波群形态与命名

3. 心电图导联体系 目前国际上应用最为普遍的心电图导联体系为由 Einthoven 创立的 12 导联体系,包括额面的肢体导联和横截面的胸导联。

肢体导联波包括准肢体导联Ⅰ、Ⅱ、Ⅲ及加压肢体导联 aVR、aVL、aVF 导联。构成额面六轴系统。以左侧为 0°,顺钟向为正,逆钟向为负,各导联依次记录额面不同方向上的心电信号(图 2-5)。

胸导联包括 V_1~V_6 导联,记录横截面各方向的电信号(图 2-6)。

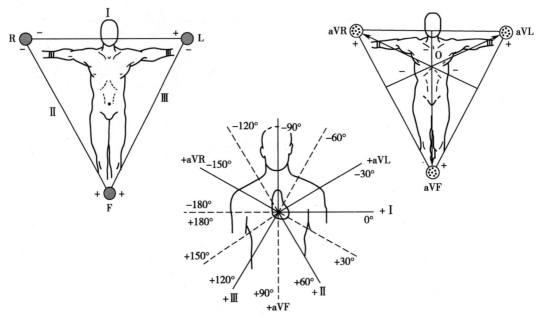

图 2-5 额面六轴系统

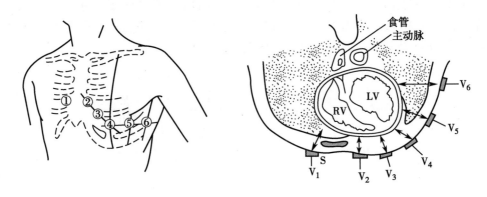

图 2-6 胸导联系统

(二)心电图的测量和正常数据

1. 心电图测量要点 心电图是电压随时间变化的曲线,心电图记录在坐标线上,横坐标为时间,通常采用 25mm/s 纸速记录,1 小格 =1mm=0.04 秒(40 毫秒);纵坐标为电压,当标准电压 1mV=10mm 时,1 小格 =1mm=0.1mV。测量应从波形起点内缘到终点内缘(图 2-7)。

(1)心率的测量常用两种方法

1)测量 15cm 长心电图内 P 波或 QRS 波群出现的数目,该数目乘以 10,即为每分钟的心率。

2)测量 PP 或 RR 间期:测量 5 个或 5 个以上 PP 或 RR 间期,计算其平均值,60 除以该周期即为每分钟的心率。

(2)各波段振幅的测量

1)心电图记录在坐标线上,纵坐标为电压。通常情况下,电压为每毫米 0.1mV。

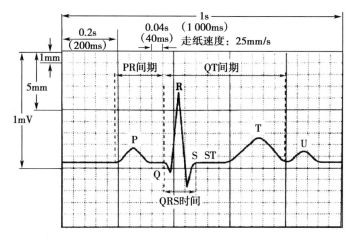

图 2-7　心电图测量

2) 向上的波的电压从基线的上缘至顶点；向下的波的电压从基线的下缘到底端测量。

3) 基线为 T-P 段。

（3）各波段时间的测量

1) 测量 P 波和 QRS 波时间，应分别从 12 导联同步记录中最早的 P 波起点测量至最晚的 P 波终点，以及从最早的 QRS 波起点测量至最晚的 QRS 波终点。

2) PR 间期从 12 导联同步记录中最早的 P 波起点测量至最早的 QRS 波起点。

3) QT 间期从 12 导联同步记录中最长的 QT 间期。

4) 测量各波时间应自波形起点的内源测至波形终点的内缘。

（4）平均心电轴

1) 概念：心室除极过程中全部瞬间向量的综合。

2) 测定方法

①目测法：目测Ⅰ和Ⅲ导联 QRS 波群的主波方向，估测电轴是否发生偏移（图 2-8）。

②精确测量法。

3) 平均心电轴的临床意义：正常心电轴的范围为 –30° ~+90°。电轴位于 –30° ~–90° 范围为左偏，位于 +90° ~+180° 范围为右偏，位于 –90° ~–180° 范围称为极度右偏或不确定电轴（图 2-9）。

①心脏解剖位置：横位心电轴可左偏，<–30°；垂位心电轴可右偏，>+120°。

②左右心室的对比：左室肥大，电轴偏左；右室肥大，电轴偏右；婴幼儿右室比例大，电轴右偏。

（5）心脏循长轴转位：自心尖朝心底部方向观察顺钟向转位：V_3、V_4 波形出现在 V_5、V_6 导联；逆钟向转位：V_3、V_4 波形出现在 V_1、V_2 导联（图 2-10）。顺钟向转位可见于右心室肥大，逆钟向转位可见于左心室肥大，钟向转位也可见于正常人。

2. 正常心电图的波形特点与正常值

（1）P 波

1) 时限：<0.12 秒。

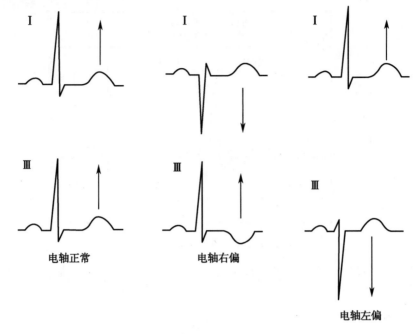

图 2-8　平均心电轴目测法

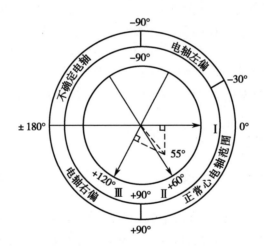

图 2-9　正常心电轴及其偏移

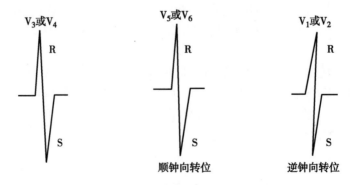

图 2-10　心电图判断心脏转位的方法

2）振幅：<0.25mV（肢导联），<0.2mV（胸导联）。

3）方向：窦性心律时Ⅰ、Ⅱ、aVF、V₄~V₆导联直立，aVR导联倒置，其他导联直立、倒置或双相。

（2）PR间期：PR正常值0.12~0.20秒，代表了房室传导时间。年龄越大，心率越慢，PR间期越长；年龄越小，心率越快，PR间期越短。

（3）QRS波群

1）时限：0.06~0.10秒，<0.12秒。

2）波形：根据主波方向和有无Q（q）波，Ⅰ、Ⅱ、V₄~V₆导联主波向上，aVR、V₁导联主波向下，V₁、V₂导联不应有Q（q）波，（可呈QS），aVR、Ⅲ、aVL导联可有Q波或q波，Ⅰ、Ⅱ、aVF、V₄~V₆导联不应有Q波（可有q波），V₁至V₆导联R波逐渐变大，S波逐渐变小，R/S由小变大。Q波小于0.04秒，振幅<1/4同导联R波。

3）电压：至少一个肢导联QRS波群电压和≥0.5mV，至少一个胸导联QRS波群电压和≥0.8mV。$R_{V_5}<2.5mV$，$R_{aVL}<1.2mV$，$R_{aVF}<2.0mV$，$R_1<1.5mV$，$R_{V_5}+S_{V_1}<3.5$（女），$R_{V_5}+S_{V_1}<4.0mV$（男），$R_{V_1}<1.0mV$，$R_{V_1}+S_{V_5}<1.2mV$，$R_{aVR}<0.5mV$，Q波<¼R波（同导联）。

4）R峰时间（室壁激动时间）：QRS起点到R波顶端垂直线的间距。正常在V_1、V_2时限：≤0.04秒，在V_5、V_6≤0.05秒（图2-11）。

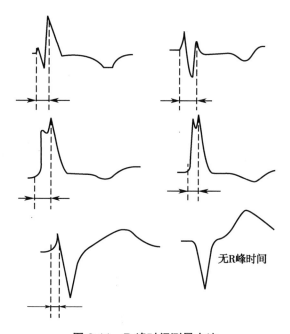

图2-11 R峰时间测量方法

（4）J点：QRS波群的终末与ST段起始之交接点，大多数在等电位线上。

（5）ST段：ST段一般位于等电线上，无明显偏移。偏移正常范围：①所有导联ST段下移≤0.05mV；②所有肢导联及V₄~V₆导联ST抬高≤0.1mV；③V₁~V₂导联ST段抬高≤0.3mV；④V₃导联ST段抬高≤0.5mV。

（6）T波

1）形态：两支不对称，上升支平缓，下降支陡。

2) 方向：Ⅰ、Ⅱ、V_3~V_6 导联直立，aVR 倒置，其余可直立、平坦、倒置、双相。

3) 振幅：QRS 波群直立的导联，T 波电压应超过同一导联 R 波的十分之一。

(7) QT 间期

1) 正常范围：0.32~0.44 秒。

2) 校正 QT 间期（QTc）= QT/RR$^{1/2}$。

3) 临床意义：代表心室除极、复极的时间总和。

(8) U 波：U 波代表心室除极后电位，心室后继电位，机制不清。异常 U 波为心室复极异常。正常人可无 U 波，如有应较低小，一般 V_3~V_4 导联较明显，电压、时间应显著小于 T 波，U 波必须直立；明显增高，见于血钾过低。

（三）心房肥大和心室肥厚

【基本概念】

1. 心房肥大是以心房扩张为改变的心腔结构异常，很少伴有心房壁增厚。

2. 心室肥厚是以心室壁增厚为主要改变的心腔结构异常，常伴有心室扩张。

【机制】

1. 右心房肥大 右心房肥大时，除极时间延长，与稍后的左心房除极时间重叠，导致总的心房除极波振幅增高，而总除极时间并未延长。

2. 左心房肥大 左心房肥大时，除极时间延长，由于左心房最后除极，引起总的除极时间延长，左、右心房除极波峰距离增加，形成双峰。

3. 右心室肥厚 当右心室肥厚达到相当程度时，综合向量由左心室优势转化为右心室优势，导致位于右心室面导联（V_1、aVR）的 R 波增高，而位于左心室面导联（Ⅰ、aVL、V_5）的 S 波变深。

4. 左心室肥厚 左心室肥厚时，可使左心室优势的情况显得更为突出，引起面向左心室的导联（Ⅰ、aVL、V_5、V_6）R 波振幅增加，而面向右心室的导联（V_1、V_2）表现为较深的 S 波。

【常见病因】

1. 右心房肥大 慢性阻塞性肺气肿、肺源性心脏病、肺栓塞、右室梗死、先天性心脏病等。

2. 左心房肥大 高血压病、心房颤动、瓣膜病等。

3. 右心室肥厚 瓣膜病、慢性肺源性心脏病、肺动脉狭窄、肺动脉高压、先天性心脏病等。

4. 左心室肥厚 高血压病、冠心病、瓣膜病、先天性心脏病等。

【心电图特点】

1. 右心房肥大 右心房肥大主要表现为 P 波高尖，振幅大于等于 0.25mV。这一特点在Ⅱ、Ⅲ、aVF 导联更为明显，又称为"肺型 P 波"。而在 V_1 导联 P 波正向振幅大于等于 0.15mV，或双向的 P 波振幅算数和大于等于 0.2mV（图 2-12）。右心房肥大时 P 波时限常正常。

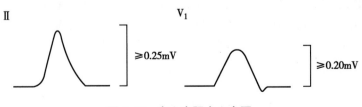

图 2-12　右心房肥大心电图

上述心电图表现除见于右心房肥大外,还见于肺栓塞、房内传导阻滞等情况。

2. 左心房肥大　左心房肥大主要表现为 P 波增宽,时限大于等于 120 毫秒,常呈双峰,峰间距 40 毫秒或更长,这一特点在Ⅰ、Ⅱ、aVL 导联更为明显,又称为"二尖瓣型 P 波"。在 V_1 导联 P 波终末电势(负向 P 波的时间乘以负向 P 波的振幅)绝对值大于等于 0.04mm·s(图 2-13)。

上述心电图表现除见于左心房肥大外,还见于心房内传导阻滞、左心衰竭等情况。

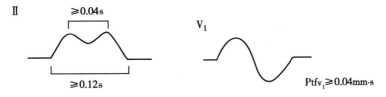

图 2-13　左心房肥大心电图

3. 双心房肥大　同时具有左、右心房肥大的特点,表现为 P 波振幅大于等于 0.25mV,时限大于等于 120 毫秒。

4. 左心室肥厚(图 2-14)

(1) QRS 波群电压增高

1) 胸导联:V_5 或 V_6 导联的 R 波振幅大于 2.5mV;V_5 导联 R 波 +V_1 导联 S 波男性大于 4mV,女性大于 3.5mV。

2) 肢体导联:Ⅰ导联 R 波大于 1.5mV;aVL 导联 R 波大于 1.2mV;aVF 导联 R 波大于 2mV;Ⅰ导联 R 波 +Ⅲ导联 S 波大于 2.5mV。

3) Cornell 标准:aVL 导联 R 波 +V_3 导联 S 波男性大于 2.8mV,女性大于 2mV。

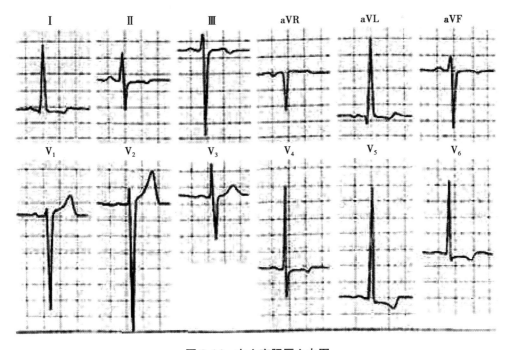

图 2-14　左心室肥厚心电图

（2）额面 QRS 电轴左偏。

（3）QRS 波群时限延长到 0.10~0.12mV。

（4）ST 段及 T 波改变：在以 R 波为主的导联，如 V_5、V_6、I、aVL 导联可见 ST 段下移 0.05mV 以上，T 波低平、双向或倒置。

上述标准符合越多，诊断可靠性越高。

5. 右心室肥厚（图 2-15）

（1）QRS 波群电压增高：V_1 导联 R 波大于等于 S 波，或呈 qR 型；aVR 导联 R 波大于 0.5mV；V_1 导联 R 波 +V_5 导联 S 波大于 1.05mV。

（2）额面电轴右偏。

（3）ST 段及 T 波改变：右胸导联（V_1、V_2、aVR）ST 段下移 0.05mV 以上，T 波低平、双向或倒置。

上述标准符合越多，诊断可靠性越高。

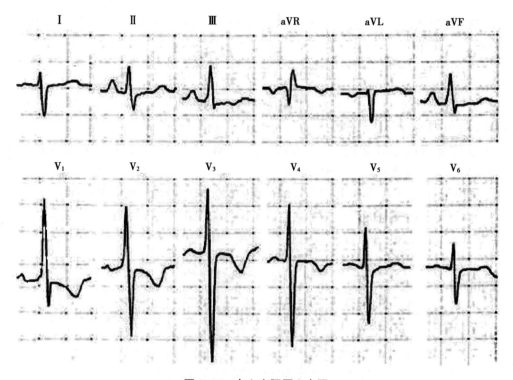

图 2-15 右心室肥厚心电图

临床上在一些慢性肺源性心脏病还可以看到 V_1~V_6 导联均呈 rS 型，称为极度顺钟向转位，为右心室肥厚，肺体积增大，心脏位置改变的综合结果（图 2-16）。

6. 双心室肥厚 与双心房扩大不同，双心室肥厚心电图表现不一定是简单的二者叠加，可出现下面三种情况：

（1）大致正常心电图。

（2）单侧心室肥厚表现。

（3）双侧心室肥厚表现：既表现右心室肥厚某些特点如 V_1 导联 R 波大于等于 S 波，又表现左心室肥厚的一些特点，如 V_5、V_6 导联 R 波振幅增加。

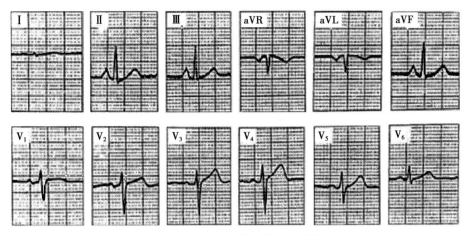

图 2-16 极度顺钟向转位心电图

（四）心肌梗死

【基本概念】

心肌梗死（myocardial infarction）定义为由于长时间心肌缺血导致的心肌细胞坏死。绝大多数心肌梗死是在冠状动脉粥样硬化病变的基础上，病变斑块不稳定，继而斑块破裂、出血、血栓形成，引起冠状动脉不完全或完全性堵塞，导致冠状动脉内血流量减少的一系列病理生理过程的临床综合征，称为急性冠脉综合征（acute coronary syndrome，ACS）。急性冠脉综合征分为 ST 段抬高和非 ST 段抬高急性冠脉综合征，冠状动脉完全性堵塞表现为 ST 段抬高心肌梗死，冠状动脉不完全性堵塞，表现为不稳定型心绞痛或非 ST 段抬高心肌梗死。心肌梗死的诊断需要结合临床症状，特征性的心电图动态演变，心肌坏死标志物的动态变化，其中心电图 ST 段改变非常重要，是急性心肌梗死早期心肌缺血损伤表现，是早期分型、指导治疗依据，是急性心肌梗死定位和相关动脉分析的依据。本部分将介绍心肌梗死的基本图形及机制；心肌梗死的心电图演变；心肌梗死的定位诊断及梗死相关血管的判断；心肌梗死的分类及鉴别诊断。

【基本图形及机制】

1. 缺血型 T 波

（1）心内膜下肌层缺血，在面向缺血区导联出现高耸直立 T 波，升支与降支对称。

（2）心外膜下肌层缺血，在面向缺血区导联表现为 T 波由直立（与 QRS 波群主波方向一致）变为倒置（与 QRS 波群主波方向相反）。

2. 损伤型 ST 段　ST 段"弓背向上"抬高超过正常，以及"单向曲线"的出现（图 2-17）。

3. 坏死型 Q 波（图 2-18）　面对梗死区的导联出现坏死型 Q 波或 QS 波，而在背向梗死区的导联则出现增高的 R 波。"坏死型 Q 波"：① Q 波时限≥0.03 秒；② Q 波电压≥同导联 R 波的 1/4。

当冠状动脉某一分支发生闭塞时，心肌梗死中心部位发生坏死，坏死区周围部位发生损伤和缺血，因此心电图显示的电位变化是缺血、损伤及坏死心电变化的综合结果（图 2-19）。

【心肌梗死的图形演变及分期】

1. 超急性期　急性心肌梗死发病数分钟后，首先心内膜下心肌缺血，心电图出现巨大高耸 T 波，以后迅速出现 ST 段上斜型或弓背向上型抬高，ST-T 也可连成单向曲线，但无坏死型 Q 波。此期通常持续数小时。

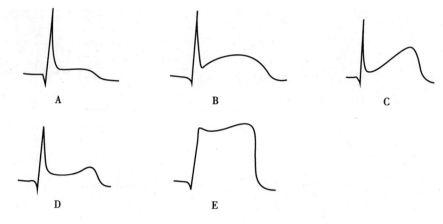

图 2-17　常见的损伤型 ST 段抬高形态

A. 平抬型;B. 弓背型;C. 上斜型;D. 凹面向上型;E. 单向曲线型。

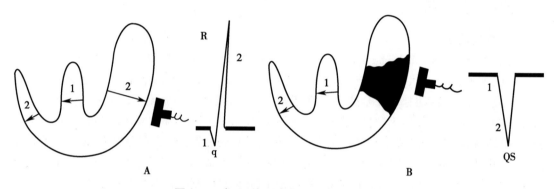

图 2-18　坏死型 Q 波或 QS 波发生机制

1. 室间隔向量;2. 除极向量。

A. 正常心肌除极顺序:室间隔向量产生 Q 波,左右心室综合除极向量产生 R 波;

B. 心肌坏死后,电极透过坏死"窗口",只能记录相反的除极向量,产生 QS 波。

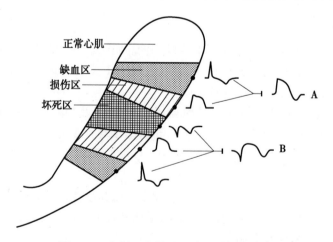

图 2-19　急性心肌梗死心电图的特征改变

A. 位于坏死区周围的体表电极记录到缺血和损伤型的图形;B. 位于坏死区中心的体表
电极同时记录到缺血、损伤、坏死型的图形。

2. 急性期　心电图表现为动态演变过程,抬高的 ST 段逐渐下降;面向坏死区导联的 R 波振幅降低或丢失,出现坏死型 Q 波或 QS 波;T 波由直立变为倒置,逐渐加深,损伤型 ST 段抬高和缺血型 T 波倒置同时并存。有无坏死型 Q 波是早期与急性期的区别点。此期持续数日至数周。

3. 近期(亚急性期)　抬高的 ST 段回复到基线,而坏死型 Q 波及缺血型 T 波改变依然存在。ST 段是否回到基线是急性期与近期的区别点。此期持续数周至数月。

4. 陈旧期(愈合期)　遗留有坏死型 Q 波,倒置的 T 波已恢复正常或长期无变化(图2-20)。

随着急性心肌梗死救治绿色通道的推广,对于急性心肌梗死实施早期有效的治疗,已经显著缩短了心肌梗死的病理过程,心电图可不呈现典型的动态演变过程。

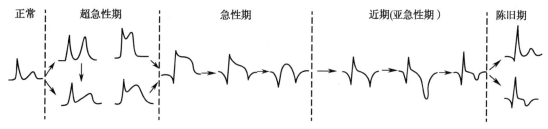

图 2-20　急性心肌梗死的图形演变过程

【心肌梗死的定位诊断】(表 2-1,图 2-21~ 图 2-24)

表 2-1　心电图导联与心室部位及供血冠状动脉关系

导联	心室部位	供血的冠状动脉
Ⅱ、Ⅲ、aVF	下壁	右冠或回旋支
Ⅰ、aVL、V_5、V_6	侧壁	前降支、对角支或回旋支
V_1~V_3	前间壁	前降支
V_3~V_5	前壁	前降支
V_1~V_5	广泛前壁	前降支
V_7~V_9	正后壁	回旋支或右冠

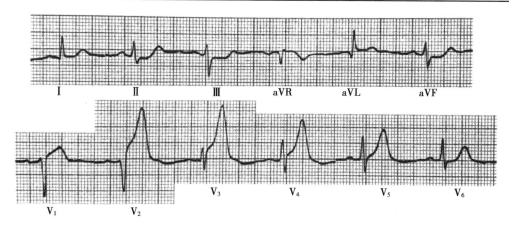

图 2-21　急性前间壁心肌梗死

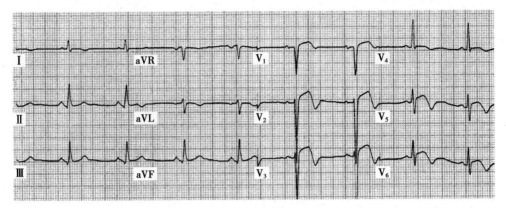

图 2-22 急性广泛前壁心肌梗死

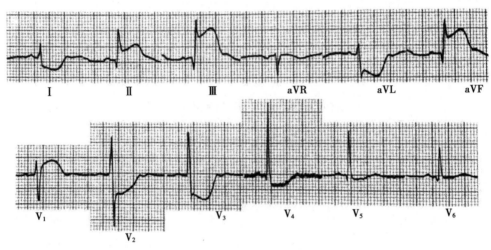

图 2-23 急性下壁心肌梗死

【心肌梗死的分类和鉴别诊断】

1. 分类　近年来,以 ST 段是否抬高,将急性心肌梗死分为 ST 段抬高心肌梗死与非 ST 段抬高心肌梗死,与不稳定型心绞痛统称为急性冠脉综合征,ST 段抬高心肌梗死与非 ST 段抬高心肌梗死干预治疗策略不同,ST 段抬高心肌梗死可根据特征性心电图改变及早诊断,而非 ST 段抬高心肌梗死心电图表现不典型,可表现为 ST 段压低和 / 或 T 波低平倒置或无 ST-T 变化,需结合临床表现及心肌坏死标志物作出诊断。

ST 段抬高标准:

(1) 在男性和女性除 $V_2 \sim V_3$ 导联以外所有导联≥0.1mV。

(2) 在≥40 岁的男性,$V_2 \sim V_3$ 导联≥0.2mV。

(3) 在<40 岁男性,$V_2 \sim V_3$ 导联≥0.25mV。

(4) 在女性,$V_2 \sim V_3$ 导联≥0.15mV。

2. 心肌梗死合并其他病变

(1) 心肌梗死合并室壁瘤,ST 段持续性抬高达数月以上,同时伴有坏死型 Q 波或 QS 波 (图 2-25)。

(2) 心肌梗死合并右束支阻滞,心室除极初始向量表现心肌梗死特征,终末向量表现右束支阻滞图形 (图 2-26)。

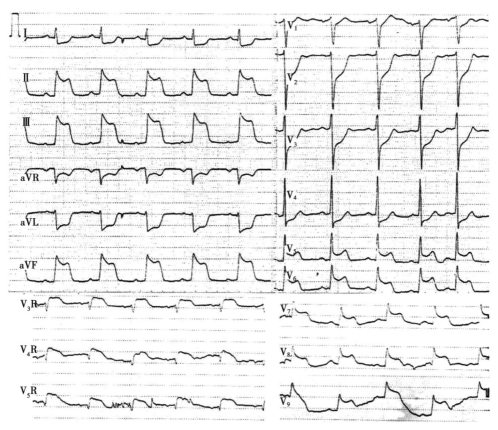

图 2-24 急性下壁、后壁、侧壁、右室心肌梗死

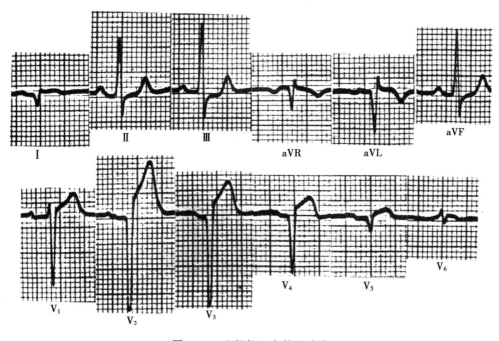

图 2-25 心肌梗死合并室壁瘤

急性广泛前壁心肌梗死后 3 个月心电图 $V_2 \sim V_6$ 导联 ST 仍然抬高。

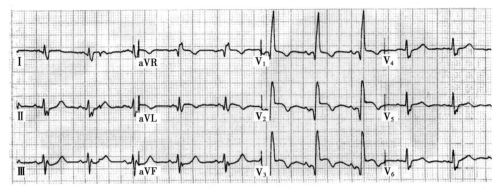

图 2-26 急性心肌梗死合并右束支传导阻滞

（3）心肌梗死合并左束支阻滞，按常规心肌梗死图形改变标准诊断比较困难。左束支阻滞时，心电图有如下变化，提示合并心肌梗死或心肌缺血（图 2-27）。

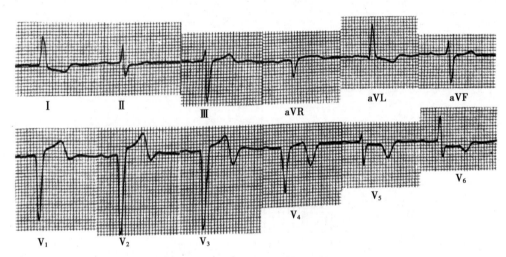

图 2-27 急性心肌梗死合并左束支传导阻滞

1）以 R 波为主的导联，突然出现 ST 段抬高，一般单纯完全性左束支传导阻滞时，以 R 波为主的导联应伴有继发的 ST 段压低，T 波双向或倒置。如 ST 段不但不压低，反而上抬，应考虑有急性心肌梗死。

2）在 $V_1 \sim V_3$ 导联，出现 ST 段显著压低，≥0.1mV。

3）以 S 波或 QS 波为主的导联上出现 ST 段抬高≥0.5mV。

3. 鉴别诊断 其他 ST 段抬高的疾病：变异型心绞痛、急性心包炎、急性心肌炎、主动脉夹层、高血钾、早期复极等。

异常 Q 波不一定提示心肌梗死，可见于脑血管意外、心脏横位、顺钟向转位、心肌肥厚、心肌炎等。

（五）心律失常

【基本概念】

由于激动起源异常、传导异常或干扰，导致的频率或节律的异常，称为心律失常。

【机制】

心肌的生理特点是有自律性、兴奋性、传导性及收缩性,前三者与心律失常有密切关系,后者主要保证排空以维持血液循环。

1. 自律性　心肌细胞按功能可分为两大类:一类具有自律性,称自律性细胞,另一类为非自律性细胞,自律性细胞可以在没有外来刺激条件下自动地有节奏地产生激动。心脏中有自律性的组织包括窦房结、结间束、房室结、房室束、室束支、蒲氏纤维。在所有节奏点中,以窦房结点频率最高 60~100 次 /min,房室结 50 次 /min,心室 20~40 次 /min。

2. 兴奋性　心肌受刺激以后,能发生反应的能力称兴奋性。在生理情况下,在心动周期不同阶段中心肌兴奋性是变化的。当心肌激动以后,兴奋性随即降低称为不应期,不应期前一阶段对任何刺激都不发生反应,称绝对不应期,大致相当于 QRS 波开始至 T 波顶峰。不应期后一阶段对强刺激尚能发生反应,但反应程度较正常为低,称相对不应期,大致相当于 T 波顶峰至 U 波终末部,在 T 波前 0.03 秒左右有一段兴奋增强称为易损期,落于此期的期前收缩,则易发生心动过速及心室纤颤。超长期在相对不应期之后,相当于从 −80mV 到复极完毕一段时间,跨膜电位小于正常,用稍低于阈值的刺激能产生动作电位,相当于 T-U 段连接处。

3. 传导性　心肌纤维的激动能自动地引起邻近心肌细胞激动的这种能力称为传导性,当心肌自律性、兴奋性、传导性发生异常时,就会引起心律失常。

心律失常产生的电生理机制包括折返、自律性异常、触发活动。

【分类】

心律失常分类:

1. 窦性心律失常　包括窦性心动过速、窦性心动过缓、窦性心律不齐、窦性停搏等。

2. 激动来源于异位节律点(窦房结以外节律点)

(1) 主动性异位心律:期前收缩、心动过速、扑动与颤动。

(2) 被动性异位心律:逸搏、逸搏心律。

3. 激动传导异常

(1) 传导阻滞。

(2) 预激综合征。

【常见心律失常】

1. 窦性心律失常　是起源于窦房结的异常节律。

(1) 窦性心动过速:窦性心律的频率>100 次 /min(图 2-28)。

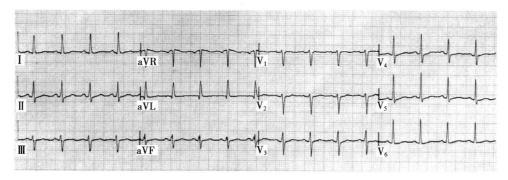

图 2-28　窦性心动过速心电图

(2) 窦性心动过缓:窦性心律的频率<60 次 /min(图 2-29)。

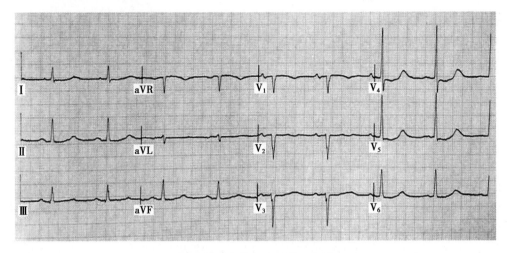

图 2-29　窦性心动过缓心电图

（3）窦性心律不齐：窦性心律的 PP 间期相差>0.12 秒（图 2-30）。

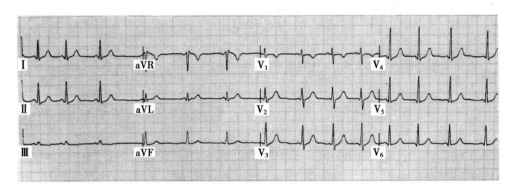

图 2-30　窦性心律不齐心电图

（4）窦性停搏：亦称窦性静止，起源于窦房结的节律突然停止发放激动，其心电图表现为规则的窦性 PP 间期突然出现窦性 P 波脱落，形成长 PP 间期且与正常窦性 PP 间期不成倍数关系，窦性停搏后常出现逸搏或逸搏心律（图 2-31）。

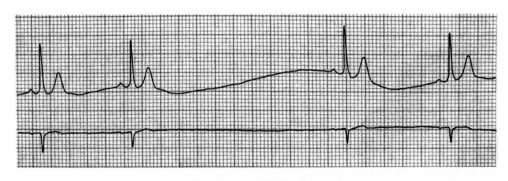

图 2-31　窦性停搏心电图

（5）窦房传导阻滞：窦房传导阻滞是因为窦房结周围心房肌病变导致窦房结的冲动不能正常传导到心房而导致的心律失常。心电图可记录到的是二度窦房传导阻滞。二度窦房传导阻滞分两型,I型和II型。

1) 二度I型窦房传导阻滞心电图特点:PP 由长渐短,然后出现长 PP 间期,长 PP 间期小于短 PP 间期 2 倍,有规律重复出现(图 2-32)。

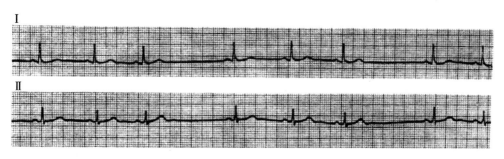

图 2-32　二度I型窦房传导阻滞心电图

2) 二度II型窦房传导阻滞:长 PP 间期倍数于短 PP 间期,2 倍更常见(图 2-33)。

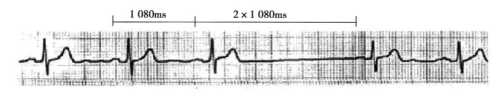

图 2-33　二度II型窦房传导阻滞心电图

(6) 病态窦房结综合征心电图表现

①严重窦性心动过缓:平均心率<50 次 /min,阿托品试验心率仍<90 次 /min;②窦性停搏或窦房传导阻滞;③窦性心动过缓的基础上出现室上性快速性心律失常(包括房性心动过速、心房扑动或心房颤动),即慢 - 快综合征(图 2-34);④双结病变,病变同时累及房室交界区,引起房室传导阻滞表现。

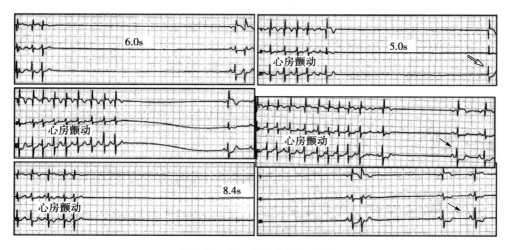

图 2-34　慢 - 快综合征心电图

心房颤动终止后出现窦性停搏(5~8 秒不等),停搏后窦性心动过缓(箭头)
或交界区逸搏(空心箭头)。

2. 期前收缩　亦称过早搏动。通常是指在窦性心律的基础上,心脏另一部位比基本节律提前发出激动,形成除极。按节律点不同可分房性期前收缩、交界区期前收缩、室性期前收缩,后者最为常见。

(1) 代偿间歇的定义(图 2-35)

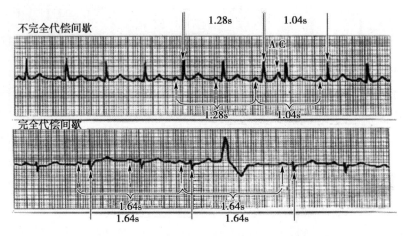

图 2-35　不完全代偿间歇和完全代偿间歇

1) 不完全代偿间歇:期前收缩前后两个心动周期之和小于不含期前收缩的两个基本心动周期之和。

2) 完全代偿间歇:期前收缩前后两个心动周期之和等于不含期前收缩的两个基本心动周期之和。

(2) 房性期前收缩(房早)的心电图特点(图 2-36、图 2-37):①提前出现的 P′ 波,形态与窦性 P 波有差异;②如 P′ 波后有 QRS 波,则 PR>0.12 秒,QRS 波形呈室上性,即与窦性 QRS 波相同;③有不完全代偿期。

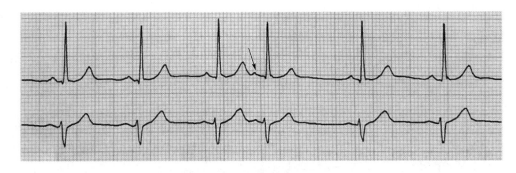

图 2-36　房性期前收缩的心电图

(3) 交界区期前收缩的心电图特点(图 2-38):①提前出现的 QRS 波群,QRS 波通常呈室上性;② QRS 波前后如有倒置的 P′ 波,通常 P′ R<0.12 秒,RP′ <0.20 秒,也常无 P′ 波;③有完全代偿期。

(4) 室性期前收缩的心电图特点(图 2-39~ 图 2-45):①提前出现的 QRS 波,波形宽大>0.12 秒,T波与 QRS 主波方向相反;② QRS 波前后通常无与之有关的 P 波;③有完全代偿期。

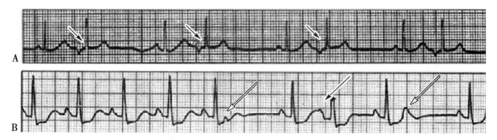

图 2-37　房性期前收缩的心电图

A. 提前出现的 P′波（箭头），后有 QRS 波，与窦性 QRS 波相同，房性期前收缩与窦性心搏交替形成
二联律；B. 提前出现的 P′波（箭头）之后无 QRS 波者称未下传的房性期前收缩（空心箭头）。

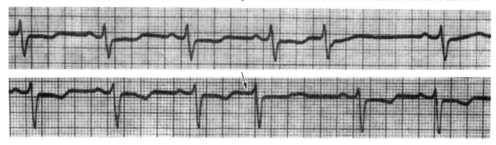

图 2-38　交界区期前收缩的心电图

箭头示提前出现的 QRS 波。

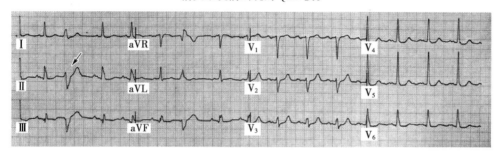

图 2-39　室性期前收缩的心电图

箭头示提前出现的 QRS 波。

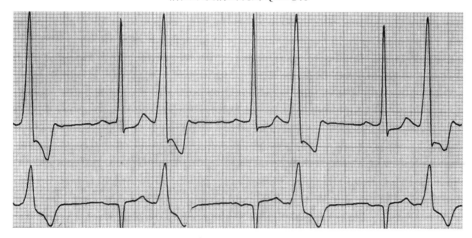

图 2-40　室性期前收缩二联律

一次窦性心律与一次室性期前收缩交替出现。

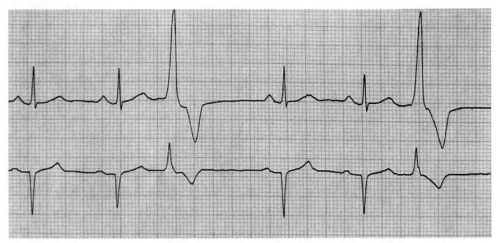

图 2-41 室性期前收缩三联律

两次窦性心律与一次室性期前收缩交替出现。

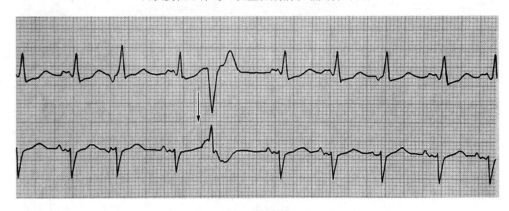

图 2-42 室性期前收缩,R on T

室性期前收缩落在前一次心动周期的 T 波之上(箭头)。

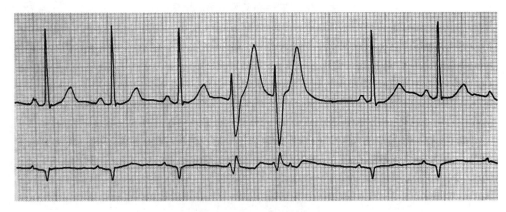

图 2-43 成对室性期前收缩

两个室性期前收缩连续出现。

3. 室上性心动过速 起源于心房或交界区的异位兴奋性增高或折返激动引起的连续三个或三个以上的异位节律,称为室上性心动过速。室上性心动过速分类:房室结折返性心动过速;房室折返性心动过速;房性心动过速;非阵发性交界区心动过速。

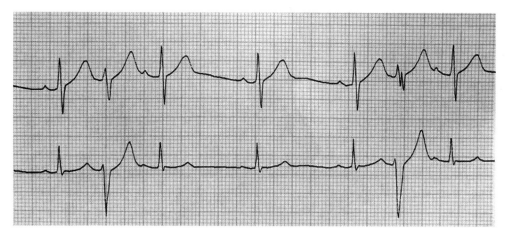

图 2-44　间位室性期前收缩：期前收缩落在两个窦性心搏之间，没有代偿间歇

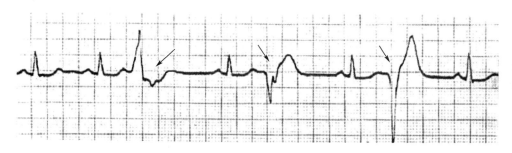

图 2-45　多源室性期前收缩：同时记录到 QRS 波（箭头）形态不一致的室性期前收缩

（1）阵发性室上性心动过速：最常见的机制是房室折返性心动过速（AVRT）和房室结折返性心动过速（AVNRT），发作特点为突发突止，多发生于年轻人，可通过射频消融得到根治。心电图表现：频率在 160~250 次 /min，RR 间期快而规则，QRS 波群为室上性的。如果逆行 P′ 波与 QRS 波融合，通常在 V₁ 导联终末可见 r′ 波，提示为房室结折返性心动过速（AVNRT）（图 2-46），如果在 ST 段上可见逆行 P′ 波（RP′ 间期>0.7 秒），提示为房室折返性心动过速（AVRT）（图 2-47）。

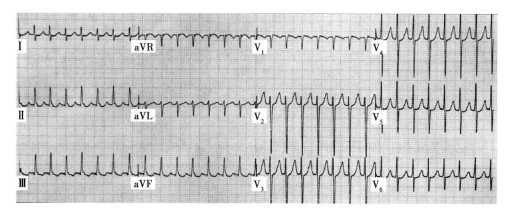

图 2-46　房室结折返性心动过速

QRS 波群正常，RR 间期快而规则，频率在 180 次 /min。Ⅱ、Ⅲ导联 QRS 波终末可见切迹，V₁ 导联终末可见 r′ 波，提示为房室结折返性心动过速（AVNRT）。

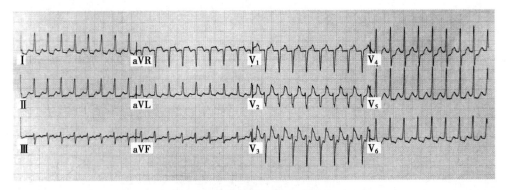

图2-47 房室折返性心动过速

QRS波群正常,RR间期快而规则,频率200次/min。Ⅰ、Ⅲ、V₁等导联ST段上可见

逆行P′波,提示为房室折返性心动过速(AVRT)。

(2)房性心动过速:由心房内小折返或异位兴奋增高引起。心电图特点(图2-48):规律出现P′-QRS波群,P′波异型或不显见,P′R间期常常大于0.12秒,QRS正常或伴差传,频率120~220次/min,可伴房室阻滞。

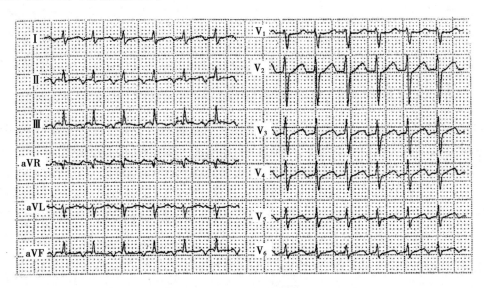

图2-48 房性心动过速心电图

(3)非阵发性交界区心动过速:机制是异位起搏点自律性增高所致。心电图表现(图2-49):交界区心率频率多为70~130次/min,QRS波群正常。

4. 心房扑动(简称房扑)的发生机制是心房内大折返环路激动。典型心房扑动是右心房内经过三尖瓣环和下腔静脉之间狭部区域的大折返,又称峡部依赖性心房扑动。心电图表现(图2-50、图2-51):正常P波消失,代之以大小相形态相同的F波,F波间无等电位线,频率在250~350次/min,常以固定房室比率2:1或4:1下传。心室律规则,如果房室传导比例不恒定,心室律则不规则(图2-52)。QRS波群通常为室上性。

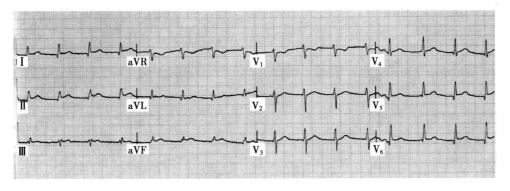

图 2-49　非阵发性室上性心动过速心电图

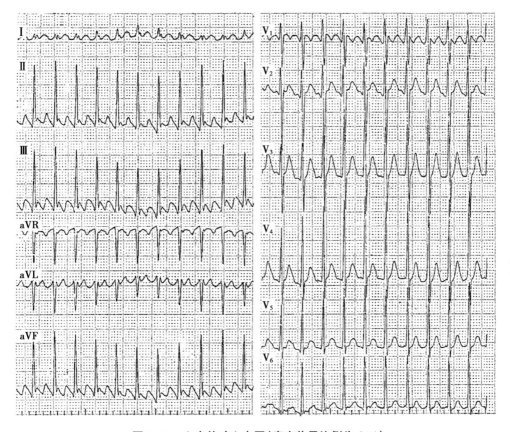

图 2-50　心房扑动心电图（房室传导比例为 2∶1）

P 波消失，代之以大小相形态相同的锯齿波（F 波），频率 340 次 /min，

房室传导比例 2∶1，心室律规则，QRS 波群为室上性。

5. 心房颤动（简称房颤）　是临床上一种常见的异位心律，此时心房呈不规则的紊乱状态，使整个心房失去协调一致的收缩，使排血量降低 20%~30%，特别是快心室率时更会加重血流动力学改变。心电图表现（图 2-53~ 图 2-55）：P 波消失，代以一系列大小不同，形态不同，频率不规则的颤动波（f 波），心房率 350~600 次 /min，RR 间期不规则，QRS 波群通常为室上性。

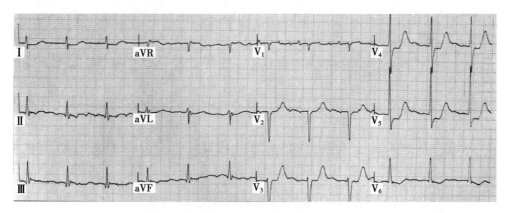

图 2-51 心房扑动心电图（房室传导比例 4∶1）

P 波消失，代之以大小相形态相同的锯齿波（F 波），频率 300 次 /min，

房室传导比例 4∶1，心室律规则，QRS 波群为室上性。

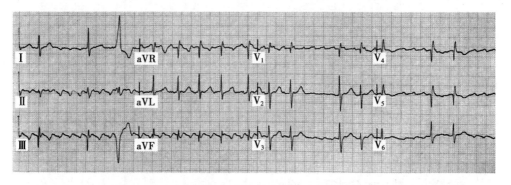

图 2-52 心房扑动心电图（房室传导比例不恒定）

P 波消失，代之以大小相形态相同的锯齿波（F 波），F 波间无等电位线，频率 300 次 /min，

房室传导比例不恒定，心室律不规则，QRS 波群为室上性，可见室性期前收缩。

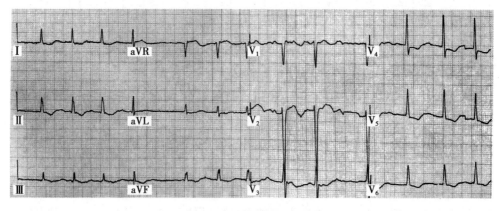

图 2-53 心房颤动心电图

6. 室性心动过速　起源于心室异位兴奋性增高或折返激动引起的连续三个或三个以上的异位节律，称为室性心动过速。心电图表现（图 2-56、图 2-57）：频率多在 140~200 次 /min，QRS 波群宽大畸形，时限大于 0.12 秒，有时其间可见房室分离、心室夺获、心室融合波。

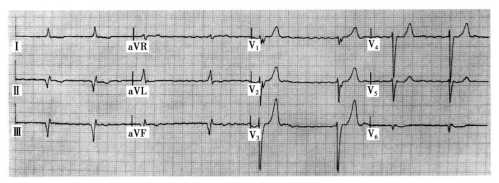

图 2-54 慢心室率心房颤动心电图

心室率<60 次 /min，称为慢心室率心房颤动。

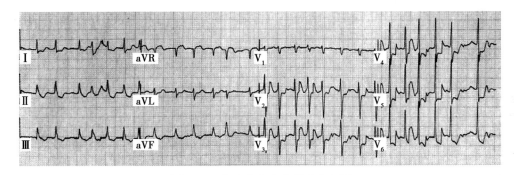

图 2-55 快心室率心房颤动心电图

心室率>100 次 /min，称为快心室率心房颤动。

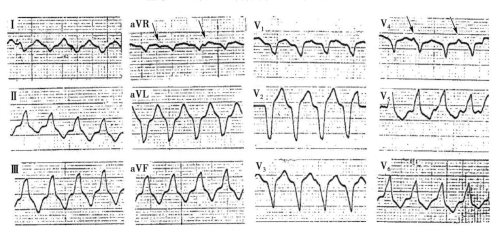

图 2-56 室性心动过速心电图（房室分离）

频率 150次 /min，QRS 波群宽大畸形，时限大于 0.12 秒，其间可见分离房波（箭头）。

尖端扭转性室性心动过速（TDP）是多形性室性心动过速的一个特殊类型，因发作时QRS 波的振幅与波峰呈周期性改变，宛如围绕等电位线连续扭转得名。

心电图特点（图 2-58）：室性心动过速常由长间歇后舒张早期室性期前收缩（R on T）诱发。室性心动过速发作时心室率多在 200~250 次 /min，宽大畸形、振幅不一的 QRS 波群围绕基线不断扭转其主波的正负方向，每连续出现 3~10 个同类的波之后就会发生扭转，反向对侧。基础心律时通常有 QT延长。

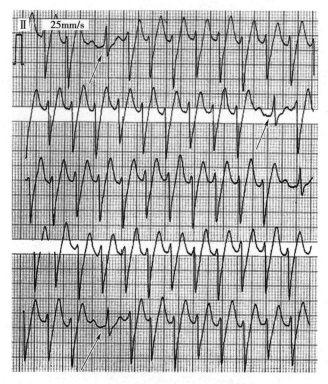

图 2-57　室性心动过速心电图（心室夺获）

频率 170 次 /min，QRS 波群宽大畸形，时限大于 0.12 秒，其间可见心室夺获（箭头）。

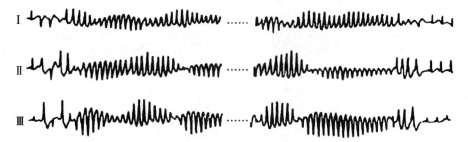

图 2-58　尖端扭转性室性心动过速心电图

非阵发性室性心动过速机制是室性异位起搏点自律性增高所致。

心电图表现（图 2-59）：室性心律频率多为 60~130 次 /min，有时可见房室分离、心室夺获、心室融合波。

7. 心室扑动　心电图表现（图 2-60）：P 波消失，连续而规则、宽大、畸形的 QRS 波，即心室扑动波。QRS 波的时限长，在 0.12 秒以上，QRS 波呈向上向下的波幅似正弦样曲线与 T 波无法分开，QRS 波之间无等电线。QRS 波频率多在 180~250 次 /min。心脏失去排血功能，通常很快转为心室颤动。

8. 心室颤动　心室颤动是心脏停止跳动前的短暂征象，完全失去排血功能，是心源性猝死的主要原因。

心电图表现（图 2-61）：QRS-T 消失，代之大小不等极不匀齐的低小心室波，频率 200~500 次 /min。

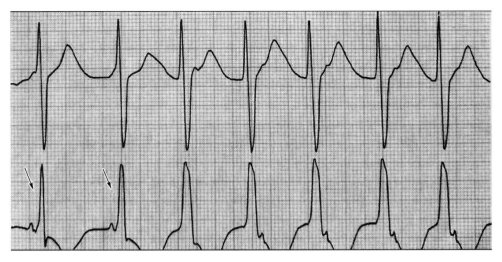

图 2-59　非阵发性室性心动过速心电图

可见心室融合波(箭头)。

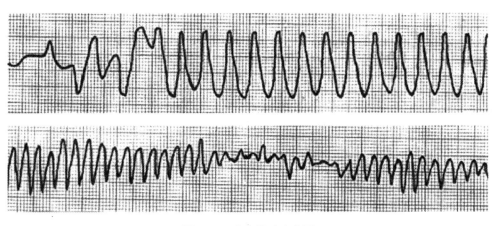

图 2-60　心室扑动心电图

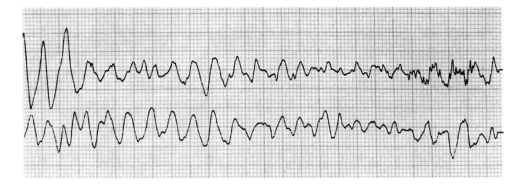

图 2-61　心室颤动心电图

9. 房室传导阻滞　由于房室交界区不应期延长引起心房到心室之间传导延迟或中断，称为房室传导阻滞，是临床上最常见的一种传导障碍，根据严重程度，可分为一度、二度和三度房室传导阻滞。一度、二度房室传导阻滞又称不完全性房室传导阻滞，三度房室传导阻滞又称完全性房室传导阻滞。

一度房室传导阻滞:由于房室交界区相对不应期病理延长所引起,表现为房室之间传导延迟,但每次激动均能传入心室。

心电图表现(图 2-62):PR 间期超过正常最高上限,通常成人心率在 60~90 次 /min 之间,PR 间期≥0.21 秒,为一度房室传导阻滞。

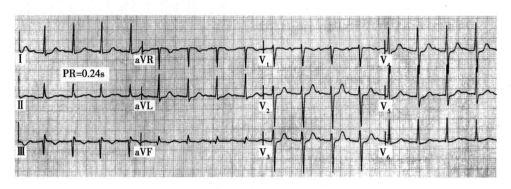

图 2-62 一度房室传导阻滞心电图

二度房室传导阻滞:由于房室交界区相对不应期及绝对不应期病理性延长所致。分为莫氏Ⅰ型(也称文氏型 Wenckebach 型)和莫氏Ⅱ型。

莫氏Ⅰ型心电图(图 2-63、图 2-64)表现为:在一系列 P 波中,PR 渐次延长,直至 P 波不能下转心室,发生 QRS 波脱落,以后又重复此种规律性,此种现象又称为文氏现象。

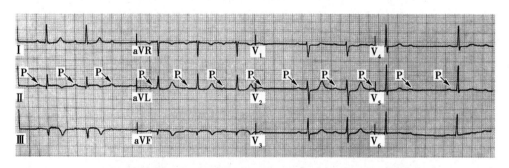

图 2-63 莫氏Ⅰ型二度房室传导阻滞心电图(房室传导比例为 4:3)

莫氏Ⅱ型心电图(图 2-65):P 波规律地出现,PR 间期恒定(延长或不延长均可),而发生 QRS 波脱落。

三度房室传导阻滞:当交界区或双侧束支的绝对不应期极度延长可使心房激动落在心室的不应期内,心房激动完全不能下传至心室,此时心脏由两个节奏点同时控制,心房被窦房结或心房节奏点所控制,而心室被房室交界区或心室自身节奏点所控制。两个节奏点之间无任何关系,PR 之间无固定关系,心室被交界区节奏点所控制时 QRS 波呈室上性,心室率在 40 次 /min 以上。心室被心室自身节奏点所控制时,QRS 波宽大畸形呈左束支或右束支传导阻滞型,心率低于 40 次 /min(图 2-66、图 2-67)。

10. 束支和分支传导阻滞 希氏束在室间隔上方分为右束支和左束支,左束支又分出左前分支和左后分支。当一侧束支阻滞时,冲动沿另一侧束支激动穿过室间隔再缓慢地激动阻滞一侧的心室,根据 QRS 波群的时限是否大于或等于 0.12 秒,可分为完全性或不完束支传导阻滞。通常完全性束支传导阻滞是指束支绝对不应期延长所致。但是如果两侧束支传导速度延迟其传导速度相差 0.04 秒以上,传导慢的一侧束支表现为完全性束支传导阻滞。左、右束支及左束支分支可同时发生不同程度的传导阻滞,构成不同组合的双束支或三束支阻滞。右束支传导阻滞和左前分支阻滞相对常见。

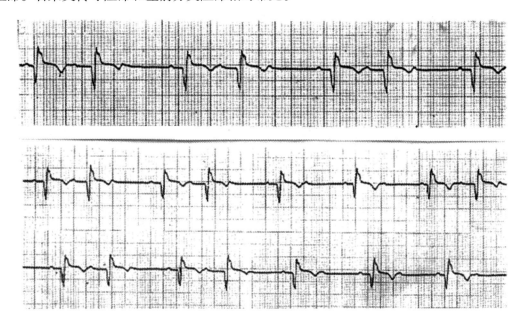

图 2-64　莫氏 I 型二度房室传导阻滞心电图(房室传导比例为 3:2 或 2:1)

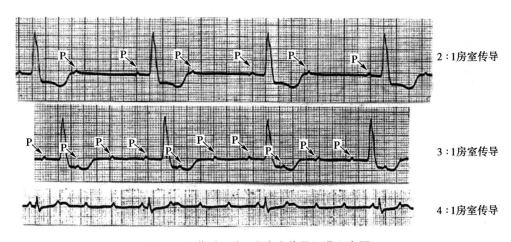

图 2-65　莫氏 II 型二度房室传导阻滞心电图

(1) 右束支传导阻滞

1) 完全性右束支传导阻滞心电图表现(图 2-68):① QRS 波群时限大于或等于 0.12秒;② V_1 或 V_2 导联 QRS 呈 rsR′ 型,I、V_5、V_6 导联 S 波宽钝;③ V_1、V_2 导联 ST 段压低,T波倒置。

2) 不完全性右束支传导阻滞心电图表现(图 2-69):QRS 波群形态改变和完全性右束支传导阻滞相似,其时限<0.12 秒。

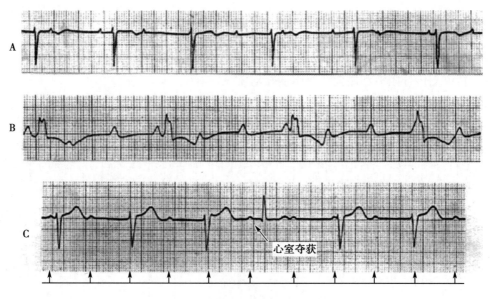

图 2-66　三度房室传导阻滞心电图

A.QRS 波时限正常,频率 50 次 /min,为交界区逸搏心律;B.QRS 波时限增宽,频率 30 次 /min,为室性逸搏心律;C. 在三度房室传导阻滞基础上,偶然可见 P 波下传心室,称为心室夺获。

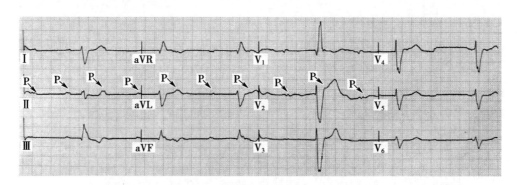

图 2-67　三度房室传导阻滞心电图

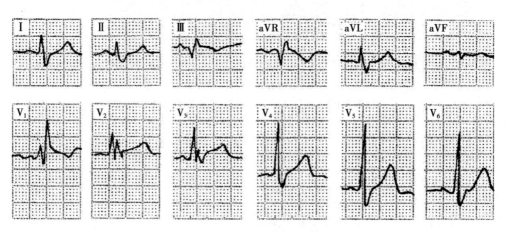

图 2-68　完全性右束支传导阻滞心电图

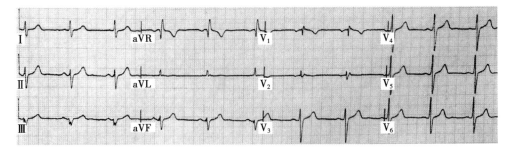

图 2-69　不完全性右束支传导阻滞心电图

(2) 左束支传导阻滞

1) 完全性左束支传导阻滞心电图表现(图 2-70)：① QRS 波群时限大于或等于 0.12 秒；②Ⅰ、aVL、V$_5$、V$_6$ 导联 QRS 呈 R 型粗钝有切迹；③ V$_1$、V$_2$ 导联呈 rS 型 r 波极小；④ V$_5$、V$_6$ 导联 ST 段压低，T 波倒置。

2) 不完全性左束支传导阻滞心电图表现：QRS 波群形态改变和完全性左束支传导阻滞相似，其时限<0.12 秒。

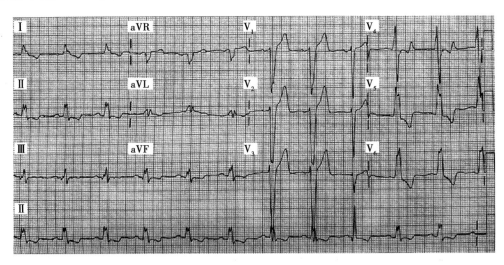

图 2-70　完全性左束支传导阻滞心电图

(3) 左前分支传导阻滞心电图表现(图 2-71)：①心电轴左偏 –45°~–90°。②Ⅱ、Ⅲ、aVF 呈 rS 型，Ⅲ导联 S 波>Ⅱ导联 S 波；Ⅰ、aVL 导联呈 qR 型，aVL 导联 R 波>Ⅰ导联 R 波。③ QRS 波群时限正常或轻度延长<0.12 秒。

(4) 左后分支传导阻滞心电图表现(图 2-72)：① QRS 电轴右偏；②Ⅰ、aVL 导联 QRS 波群呈 rS 型，Ⅱ、Ⅲ、aVF 导联呈 qR 型，Ⅲ导联 R 波>Ⅱ导联 R 波；③ QRS 时限<0.12 秒。

11. 预激综合征　典型预激综合征，又称为 WPW 综合征，属于 Kent 束显性房室旁路，是连接心房与心室的一束纤维。因房室结传导较慢需 0.04~0.05 秒，窦房结或心房的激动可经传导很快的 Kent 束下传预先激动心室肌，同时经正常房室结下传激动其他部分心室肌。常常发生房室折返性心动过速(AVRT)，也可以伴发心房颤动。

预激综合征心电图表现：① PR 间期缩短<0.12 秒；② QRS 波群增宽大于或等于 0.12 秒；③ QRS 波群起始有预激波(δ 波)；④ PJ 间期正常；⑤继发性 ST-T 改变。

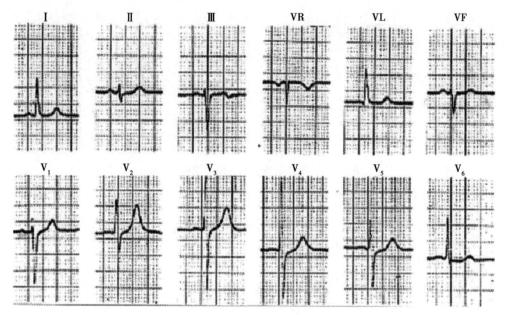

图 2-71　左前分支传导阻滞心电图

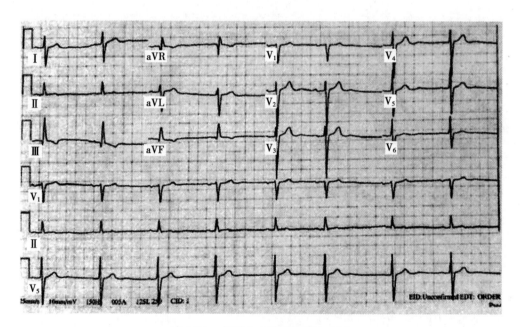

图 2-72　左后分支传导阻滞心电图

A 型预激综合征:左侧旁路,以 V_1 导联预激波向上,R 波以向上为主多见(图 2-73)。

B 型预激综合征:右侧旁路,以 V_1 导联预激波向下或 QRS 波群主波以负向波为主多见(图 2-74)。

间歇性预激综合征:有时 QRS 增宽有 δ 波,有时 QRS 正常无 δ 波(图 2-75)。

预激综合征伴心房颤动的心电图特点(图 2-76):P 波消失,代之以 f 波(常常无法分辨),RR 间期极不规则,频率快,QRS 宽大畸形,宽窄高低不一,间或有经房室结下传的窄 QRS 波群。

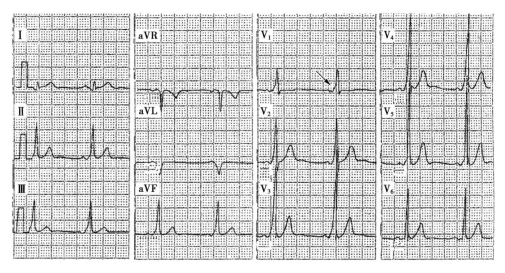

图 2-73　预激综合征心电图（A 型）

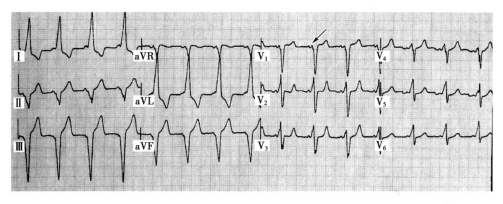

图 2-74　预激综合征心电图（B 型）

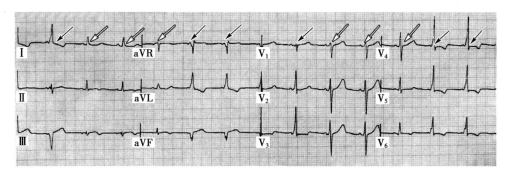

图 2-75　间歇性预激综合征心电图

有时 QRS 有 δ 波（箭头），有时 QRS 无 δ 波（空心箭头）。

（六）电解质紊乱及药物对心电图的影响

生理情况下，人体电解质浓度总是保持相对的稳定和平衡。当水电解质紊乱时，无论血清电解质浓度升高或降低，都会影响心肌的除极、复极，以及激动的传导，从而引起心电图波

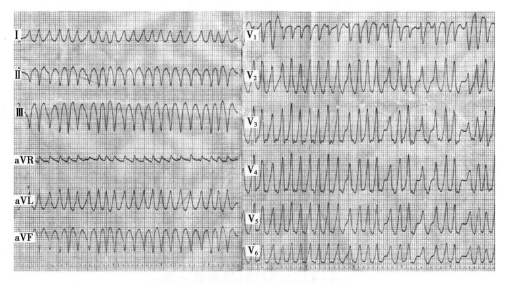

图 2-76　预激综合征伴心房颤动心电图

形的改变。临床上以血钾浓度过高或过低对心肌影响最大,其次是血钙浓度的变化。此外,许多药物对心电图有影响,比如洋地黄类药物、各种抗心律失常药物、麻醉药物、止痛药物、抗抑郁药物,以及抗寄生虫药物等。

[高钾血症]

【基本概念】

血清钾浓度>5.5mmol/L,称为高钾血症。

【机制及心电图特点】(图 2-77、图 2-78)

(1)血钾浓度>5.5mmol/L,细胞外液钾离子浓度升高,增加了复极期细胞膜对钾离子通透性,使动作电位 3 相缩短,心电图表现为 QT 间期缩短和 T 波高尖。

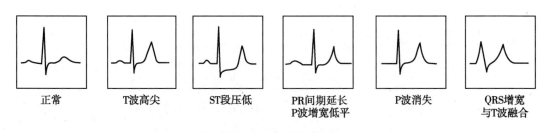

| 正常 | T波高尖 | ST段压低 | PR间期延长
P波增宽低平 | P波消失 | QRS增宽
与T波融合 |

图 2-77　随血钾水平逐渐升高引起的心电图改变

(2)血钾浓度>6.5mmol/L,0 相除极上升速度减慢,出现房室、室内传导阻滞,心电图表现为较为均匀的 QRS 波群增宽,PR 间期及 QT 间期延长,R 波电压降低及 S 波加深,ST 段压低。

(3)血钾浓度>7.0mmol/L,心房肌的激动传导受到抑制,P 波振幅减少、时限延长,QRS增宽更为明显,PR 间期及 QT 间期进一步延长。有时窦房结发出激动,沿结间束经房室结传入心室,因心房肌受抑制而无 P 波,称之为窦室传导。

(4)血钾浓度>10.0mmol/L,心室肌普遍受到抑制,室内传导异常缓慢,增宽的 QRS 波群可与 T 波融合而呈正弦形。

高血钾可引起室性心动过速、心室扑动或心室颤动,甚至心脏骤停。

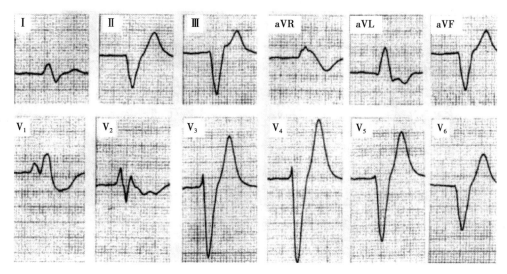

图 2-78　高钾血症心电图

病人血钾浓度 8.5mmol/L。

[低钾血症]

【基本概念】

血清钾浓度<3.5mmol/L,称为低钾血症。

【机制及心电图特点】(图 2-79、图 2-80)

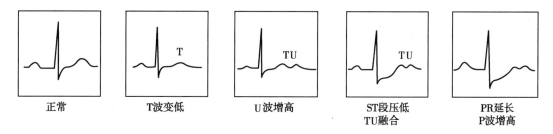

| 正常 | T波变低 | U波增高 | ST段压低
TU融合 | PR延长
P波增高 |

图 2-79　随血钾水平逐渐降低引起的心电图改变

（1）当血钾过低,即由于细胞外钾离子浓度降低时,细胞膜对钾离子通透性降低,表现动作电位 3 相钾离子外流缓慢,使终末复极期延长,心电图表现 T 波变低,U 波明显,尤其在 $V_2 \sim V_4$ 导联。

（2）血钾严重降低时,由于钙离子在细胞膜上的竞争减少,使钙离子内流加速,动作电位 2 相缩短,心电图表现 ST 段缩短、下移,T 波低平或倒置,U 波增高或 TU 融合。严重低血钾时,P 波和 QRS 波振幅和时限均可增加,PR 间期可延长,这与低血钾引起传导延缓有关。

（3）由于血钾显著减少,细胞膜对钾离子通透性明显降低,动作电位 4 相钾离子外流减少,可使心肌自律性增加,所以低血钾时容易出现各种异位心律。以室性心律失常多见。

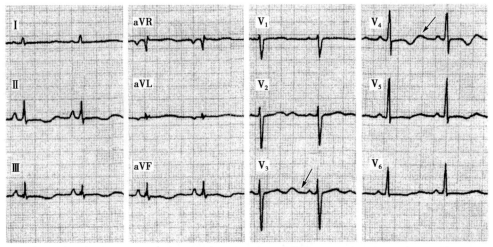

图 2-80　低钾血症心电图

病人血钾浓度 2.1mmol/L,箭头示 U 波,QTU 间期 0.70 秒。

［ 高钙血症 ］

【基本概念】

血清钙浓度高于 2.75mmol/L,称为高钙血症。

【机制及心电图特点】

外钙离子浓度的改变对动作电位平台期的时限有明显影响,高钙血症时动作电位平台期时限缩短,心电图表现为(图 2-81):

(1) ST 段缩短或消失。

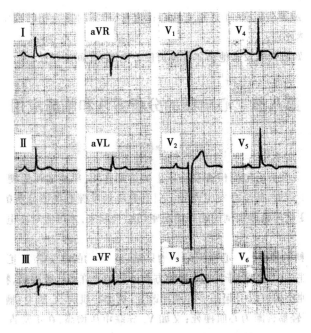

图 2-81　高钙血症心电图

病人血钙浓度 3.8mmol/L,QT 间期 0.30 秒。

（2）QT 间期缩短。

（3）血钙严重升高病人，可出现窦性停搏、窦房传导阻滞、房室传导阻滞、室性期前收缩、室性心动过速或心室颤动等。

［**低钙血症**］

【**基本概念**】

血清钙含量<1.75mmol/L 称为低钙血症。

【**机制及心电图特点**】

低钙血症时动作电位平台期时限延长，心电图表现为（图 2-82）：

（1）ST 段平直延长，在等电位而无上下偏移。

（2）QT 间期延长。

（3）T 波直立变窄，亦可低平或倒置。

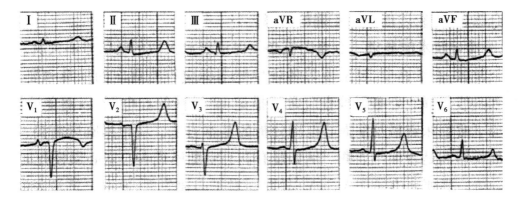

图 2-82　低钙血症心电图

病人血钙浓度 1.46mmol/L，QT 间期 0.46 秒。

［**洋地黄类效应**］

【**机制及心电图特点**】

洋地黄类药物可以通过兴奋迷走神经降低窦房结自律性，减慢房室交界区传导，也可以直接作用于心室肌，使动作电位的 2 相缩短以至消失，减少 3 相坡度，缩短动作电位时限。心电图表现为（图 2-83）：

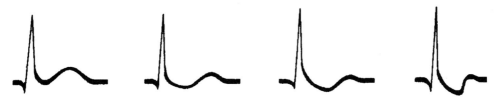

图 2-83　洋地黄效应心电图

洋地黄引起 ST-T 变化，逐渐形成特征性的 ST-T 改变（鱼钩状）。

（1）PR 间期延长，ST 段呈斜形下降。

（2）T 波低平、双向或倒置，双向 T 波往往是初始部分倒置，终末部分直立变窄，ST-T 改变呈"鱼钩状"波形。

(3) QT 间期缩短。

【注意事项】

洋地黄药物所致心电图表现常为已经接受洋地黄类药物治疗的标志,即所谓洋地黄效应,其改变程度与洋地黄用量或血浆水平并不一致,不能表明洋地黄过量或洋地黄中毒。

(七) 心电图的分析方法和临床应用

1. 心电图分析方法和步骤　只有熟练掌握心电图分析的方法和技巧,并善于把心电图的各种变化与具体病例的临床情况密切结合起来,才能对心电图作出正确的诊断和解释。

(1) 结合临床资料的重要性:心电图检测技术本身存在一定的局限性,并且还受到个体差异等方面的影响。许多心脏疾病,特别是早期阶段,心电图可以正常。多种疾病可以引起同一种图形改变,例如心肌病、脑血管意外等都会导致出现异常 Q 波,不可轻易诊断为心肌梗死;又如 V₅ 导联电压增高,在正常青年人仅能提示为高电压现象,而对长期高血压或瓣膜病病人就可作为诊断左心室肥大的依据之一。因此,在检查心电图之前应仔细阅读申请单,必要时应亲自询问病史和做必要的体格检查。对心电图的各种变化都应密切结合临床资料,才能得出正确的解释。

(2) 对心电图描记技术的要求:心电图机必须保证经放大后的电信号不失真,阻尼、时间常数符合要求,走纸速度正确稳定,毫伏标尺无误。描记时应尽量避免干扰和基线飘移。描记者应了解临床资料及掌握心电图分析法。心电图应常规描记 12 导联的心电图。应根据临床需要及心电图变化,决定描记时间的长短和是否加做导联。例如疑有右心室肥大时应加做 V₃R 导联;怀疑后壁心肌梗死应加做 V₇~V₉ 导联。对于心律失常,要取 P 波清晰的导联,描记长度最好能达到重复显示具有异常改变的周期。胸痛时描记心电图发现有 ST-T 异常改变者,一定要在短期内重复描记心电图,以便证实是否为急性心绞痛发作所致等。

(3) 熟悉心电图的正常变异:分析心电图时必须熟悉心电图的正常变异。例如 P 波一般偏小常无意义;儿童 P 波偏尖;由于体位和激动点位置关系,Ⅲ、aVF 导联 P 波低平或轻度倒置时,只要Ⅰ导联 P 波直立,aVR 导联 P 波倒置,则并非异常;QRS 波群振幅随年龄增加而递减;儿童右室电位较占优势;横位时Ⅲ导联易见 Q 波;"顺钟向转位"时,V₁ 甚至 V₂ 导联可出现"QS"波形;呼吸可导致交替电压现象;青年人易见 ST 段斜形轻度抬高;有自主神经功能紊乱者可出现 ST 段压低;体位、情绪、饮食等也常引起 T 波振幅减低;儿童和妇女 V₁~V₃ 导联的 T 波倒置机会较多等。

(4) 心电图的定性和定量分析:定性分析是基础,先将各导联大致看一遍,注意 P、QRS-T 各波有无及其相互之间的关系,平均心电轴的大概方位,波形的大小和有无增宽变形,以及 ST-T 的形态等。通过上述分析,对大部分较单纯的心电图变化即能作出正确判断。对可疑或界限不明确的地方,可有目的地去做一些必要的测量,以获得较准确的参数帮助判断。定量分析常用的参数有 PP 间期、PR 间期、QRS 时限、QT 间期,以及 P 波和 QRS 波群的振幅等。为了不致遗漏,分析心电图至少从四个方面考虑:心律问题、传导问题、房室肥大问题和心肌方面的问题。分析心律问题应首先抓住基础心律是什么,有无规律 P 波,从窦房结开始,逐层下推。对较复杂的心律失常,首先在一个 P 波比较清楚的导联上找出 PP 之间的规律;然后观察 QRS 波群形态,以及 RR 之间的规律;最后分析 P 波与 QRS 之间的关系和规律;必要时需借助梯形图。另外,对最后结果,还要反过来看与临床是否有明显不符合的地方,并提出适当的解释。原则上能用一种道理解释的不要设想过多的可能性;应首先考虑多见的诊断,从临床角度出发,诊断要顾及治疗和病人安全。

(5) 梯形图:梯形图是分析复杂心电图,尤其是复杂心律失常的常用方法。可在心电图的下方划上数条横线分别代表窦房结(S)、心房(A)、房室交界区(A-V)和心室(V),另配以适当的符号,例如:加黑圆点表示激动的起源,直线表示激动传导,"—"表示传导受阻等。梯形图常用来分析各波群之间的关系和互相影响,简明易懂(图 2-84)。

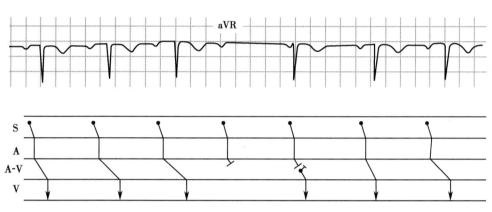

图 2-84　梯形图(二度Ⅰ型房室传导阻滞伴交界性逸搏)
心电图下方数条横线分别代表窦房结(S)、心房(A)、房室交界区(A-V)和心室(V)。

2. 心电图的临床应用　心电图主要反映心脏激动的电学活动,因此对各种心律失常和传导障碍的诊断分析具有肯定价值,到目前为止尚没有任何其他方法能替代心电图在这方面的作用。特征性的心电图改变和演变是诊断心肌梗死可靠而实用的方法。房室肥大、心肌受损和心肌缺血、药物和电解质紊乱都可引起一定的心电图变化,有助诊断。心脏电生理检查时,常需要与体表心电图进行同步描记,帮助判断电生理现象和辅助诊断。对于瓣膜活动、心音变化、心肌功能状态等,心电图不能提供直接判断,但作为心动周期的时相标记,又是其他检查的重要辅助手段。

除了循环系统疾病之外,心电图已广泛应用于各种危重病人的抢救、手术麻醉、用药观察、航天、登山运动的心电监测等。

(八)心电图基本操作

【项目简介】

心电图是利用心电图机体表记录心脏的电活动情况,是临床诊断和病情评估的重要手段。

【适应证】

1. 胸痛、胸闷、上腹不适等可疑急性心肌梗死、急性肺栓塞者。

2. 心律不齐可疑期前收缩、心动过速、传导阻滞者。

3. 黑矇、晕厥、头晕可疑窦房结功能降低或病态窦房结综合征者。

4. 了解某些药物对心脏的影响,如洋地黄、奎尼丁等抗心律失常药物。

5. 了解某些电解质异常对心脏的影响,如血钾、血钙等。

6. 心肌梗死的演变与定位。

7. 心脏手术或大型手术的术前、术后检查及术中监测。

8. 心脏起搏器植入前、植入后及随访。

9. 各种心血管疾病的临床监测、随访。

10. 高血压、先天性心脏病、风湿性心脏病、肺源性心脏病。

11. 心血管以外其他系统危重病人的临床监测。

12. 对心脏可能产生影响的疾病,如急性传染病,呼吸、血液、神经、内分泌及肾脏疾病等的评估。

13. 运动医学及航天医学。

14. 正常人群体检。

15. 心血管疾病的科研与教学。

【禁忌证】

无特殊禁忌证,以下病人慎行心电图检查:大面积皮肤感染、烧伤病人;某些全身性皮肤疾病,如全身性重症银屑病、中毒性表皮坏死松解症、恶性大疱性红斑等。

【操作前准备】

1. 物品准备　心电图机、电源线、心电图描记纸、笔、导电糊或导电膏、棉签、垃圾桶。

2. 场所要求　安静、光线充足、温度适宜的房间。

3. 病人准备　向被检查者解释心电图检查的目的、方法、注意事项及配合要点,嘱被检查者充分放松,取出身上的手机、手表及金属饰品。

4. 操作者准备　衣帽整齐、规范洗手、戴口罩。

【操作步骤】

1. 核对姓名、性别、年龄、临床诊断。

2. 向病人交代心电图检查的目的及其配合要求。

3. 注意隐私保护及环境温度适中,检查应准备的物品、检查电源线连接、检查安装记录纸,开机预热,确认心电图机的电压及走纸速度设定。

4. 规范洗手,准备操作。

5. 协助被检查者摆好体位,常规取仰卧位(不能仰卧位者,取半卧位或坐位),协助被检查者解开上衣,露出胸前皮肤及两上肢腕关节和两下肢踝关节上 5cm 的皮肤,保持平稳呼吸,放松肢体。

6. 确认各导联电极位置,应用导电糊(或导电膏)涂于放置电极处的皮肤上,以减少皮肤阻抗。

7. 正确连接好各导联

右上肢导联线(红)

左上肢导联线(黄)

右下肢导联线(黑)

左下肢导联线(绿)

V_1 导联线(第 4 肋间胸骨右缘)

V_2 导联线（第 4 肋间胸骨左缘）

V_4 导联线（左侧第 5 肋间锁骨中线上）

V_3 导联线（V_2~V_4 连线中点）

V_5 导联线（V_4 水平左腋前线）

V_6 导联线（V_4 水平左腋中线）

行 18 导联心电图时需加做：

V_7 导联线（V_4 水平左腋后线）

V_8 导联线（V_4 水平左肩胛线）

V_9 导联线（V_4 水平左脊柱旁线）

V_3R~V_5R 置于右胸部 V_3~V_5 对称处

8. 描记平稳无干扰的心电图。

【操作后处理】

1. 在心电图上标明病人姓名、性别、年龄、检查日期和时间,以及做心电图时的状态。

2. 关闭心电图机,拔掉电源;整理好导联线、电源线,为下次使用做好准备。

3. 整理用物,协助病人恢复舒适体位,必要时协助穿衣,规范洗手,向病人告知检查结束。

【操作要点】

安静状态下,嘱病人身体放松,平卧于治疗床上,向被检查者做好解释工作,消除紧张心理。嘱咐病人取出身上的手机、手表及金属饰品,并告知病人四肢尽量远离墙壁及检查床的金属部分,记录过程中避免活动及说话。调节室温、遮挡屏风,协助病人解开上衣,露出胸前皮肤及两上肢腕关节和两下肢踝关节的皮肤,保持平稳呼吸。应用导电糊(或导电膏)涂于放置电极处的皮肤上,以减少皮肤阻抗。肢体导联电极应选择两上肢内侧腕关节和两下肢踝关节上方 5~6cm 处,因为内侧皮肤较外侧皮肤细腻阻抗小。

准确安放常规十二导联心电图探查电极。肢体导联:RA—右上肢(红色)、LA—左上肢(黄色)、RL—右下肢(黑色)、LL—左下肢(绿色);胸前导联:C_1(V_1) —胸骨右缘第 4 肋间、C_2(V_2) —胸骨左缘第 4 肋间、C_3(V_3) —V_2 与 V_4 连线中点、C_4(V_4) —左锁骨中线第 5 肋间、C_5(V_5) —左腋前线与 V_4 同一水平处、C_6(V_6) —左腋中线与 V_4 同一水平处;若病情需要记录 18 导联心电图,需加做后壁导联:C_7(V_7) —左腋后线与 V_4 同一水平处、C_8(V_8) —左肩胛线与 V_4 同一水平处、C_9(V_9) —左脊柱旁线与 V_4 同一水平处;右胸导联:V_3R—右胸与 V_3 相对应处、V_4R—右胸与 V_4 相对应处、V_5R—右胸与 V_5 相对应处。描记心电图,并在心电图上记录被检查者的姓名、性别、年龄、检查日期、时间,以及做心电图时的状态。

【易错点】

1. 手动方式记录心电图必须在每个导联转换时标明导联,每个导联记录长度不少于 3~4 个完整的心动周期。

2. 如遇因病情限制不能平卧的病人,可以选择半卧位或坐位,但记录结束后应注明体位。

3. 如无紧急情况,运动后病人应稍做休息再行检查。

【相关知识】

1. 疑似患有急性心肌梗死病人首次心电图检查必须加做 V_7、V_8、V_9、V_3R、V_4R、V_5R 导联,并将胸前各导联放置部位做标记,以便进行动态比较。

2. 对于右位心的病人,需常规描记正常安放电极位置的心电图,之后行标准右位心心电图检查。正确做法为:交换双上肢电极位置,即 LA—右上肢(黄色)、RA—左上肢(红色),双下肢电极不变,将 V_1~V_6 的导联位置镜像安放,即 C_1(V_1)—胸骨左缘第 4 肋间、C_2(V_2)—胸骨右缘第 4 肋间、C_3(V_3)—V_2 与 V_4 连线中点、C_4(V_4)—右锁骨中线第 5 肋间、C_5(V_5)—右腋前线与 V_4 同一水平处、C_6(V_6)—右腋中线与 V_4 同一水平处,描记结束后在心电图上做好标记。

(九) 动态心电图

【项目简介】

动态心电图是长时间连续记录人体心脏在活动和安静状态下心电图变化的方法,可提高对非持续性心律失常,尤其是对一过性心律失常及短暂的心肌缺血发作的检出率。

【适应证】

1. 心律失常。

2. 心肌缺血。

3. 心率变异性分析。

【禁忌证】

1. 胸前皮肤情况不允许粘贴电极者。

2. 病人有躁动等精神性疾病不能配合检查。

【操作前准备】

1. 物品准备齐全 记录器、电池、闪存卡、检查电极片、注意事项及事件记录表格。

2. 场所要求 室内无其他人员,安静、温暖、隐蔽,酌情关闭门窗,围帘遮挡病人。

3. 病人准备 了解检查目的、过程、注意事项并配合检查。

4. 操作者准备 衣帽整洁,修剪指甲,洗手,戴口罩。

【操作步骤】

1. 动态心电图检查需提前预约,预约时向受检者说明注意事项。

2. 受检者预约到动态心电图室装机,行动不便、年老体弱者应由护士用轮椅或推车推送,危重病人可在床边进行。

3. 让病人说出姓名,核对住院号,向病人解释操作目的及注意事项。

4. 准备好记录器,选用动态心电图专用电极,将导线与电极扣好,装上闪存卡及电池,确认各项参数,启动记录器。

5. 操作者用洗手消毒液消毒双手。

6. 病人取坐位或卧位,用 75% 酒精棉球涂擦电极安置部位局部皮肤表面,并用小砂片轻磨皮肤表面,以清洁皮肤,降低皮肤电阻。

7. 将电极牢固粘贴在相应的位置上。RA:右锁骨中线第二肋;LA:左锁骨中线第二肋;LF:左锁骨中线第 7 肋缘;RF:右锁骨中线第 7 肋缘;V_1:右胸骨旁第四肋间;V_2:左胸骨旁第四肋间;V_4:左第 5 肋间与左锁骨中线交汇点;V_3:位于 V_2 与 V_4 连线中点;V_5:左腋前线与 V_4 同一水平处;V_6:左腋中线与 V_4 同一水平处。电极片最好贴于所选部位的胸骨或肋骨上,以减少呼吸运动影响及肌电干扰,左右肩部电极位置不能太近,也不能太靠下,左下腹部电极不能太靠上,否则心电图形失真。

8. 将记录器装进专用盒套,背在受检者身上。

9. 嘱病人详细记录活动日志及自觉症状。

【操作要点】

1. 介绍操作注意事项。

2. 需要温度适宜,隐蔽的诊室进行佩戴。

3. 告知病人/家属注意事项,取得病人配合。

4. 用物准备齐全。

【操作后处理】

1. 将废弃物放入垃圾桶内,用消毒液消毒双手。

2. 核对,记录。

【注意事项】

1. 佩戴过程中注意保护病人隐私,并采取适当措施防止病人着凉。

2. 年老体弱者嘱咐家属记录好日志。

3. 佩戴过程中避免出汗以防电极片脱落。

4. 交代病人如对胶布过敏遵医嘱决定佩戴与否。

(十) 运动平板试验

【项目简介】

运动平板试验是发现冠心病的一种检测方法。由于其方法简便实用,无创伤、安全,一直被公认为是一项重要的临床心血管疾病检查手段。让受检者在活动的平板上走动,根据所选择的运动方案,仪器自动分级依次递增平板速度及坡度以调节负荷量,直到心率达到受检者的预期心率,分析运动前、中、后的心电图变化以判断结果。

【适应证】

1. 对不典型胸痛或可疑冠心病病人进行鉴别诊断。

2. 评估冠心病病人的心脏负荷能力。

3. 评价冠心病的药物或介入手术治疗效果。

4. 进行冠心病易患人群流行病学调查筛选试验。

【禁忌证】

1. 急性心肌梗死或心肌梗死合并室壁瘤。

2. 不稳定型心绞痛。

3. 心力衰竭。

4. 中、重度瓣膜病或先天性心脏病。

5. 急性或严重慢性疾病。

6. 严重高血压病人。

7. 急性心包炎或心肌炎。

8. 肺栓塞。

9. 严重主动脉瓣狭窄。

10. 严重残疾不能运动者。

【操作前准备】

1. 操作者准备　衣帽整洁,修剪指甲,洗手。

2. 受检者准备　脱去上衣,处理好皮肤,在电极安放部位,胸毛多者剃除,用细纱布轻轻擦去电极安放部位的皮肤角质层,用酒精再次擦去油脂至皮肤微红为止。

3. 物品准备

(1) 各种急救药品和器械,注射器和静脉穿刺针、氧气、除颤器、毛巾、气管插管设备等。

(2) 场所要求室内无其他人员,安静、室温适宜、光线充足。酌情关闭门窗,围帘或屏风遮挡病人。

【操作步骤】

1. 核对、解释

(1) 核对受检者姓名。

(2) 询问是否进食,避免空腹。

(3) 询问是否服用影响心率药物。

(4) 询问是否有发热、脱水情况。

(5) 再次向受检者解释操作目的及有关事项。

2. 准备

(1) 关闭门窗,拉上围帘或屏风遮挡。

(2) 安置电极片,并连接 12 导联线。

(3) 连接紧急安全绳。

3. 准备体位 协助受检者站立在平板上,双手可以自然摆动,或扶住两边扶手。

4. 操作

(1) 记录静息心电图和血压。

(2) 根据 Bruce 方案开始运动平板试验(表 2-2),采用亚极量负荷试验(运动负荷量分为极量与亚极量两挡。极量是指心率达到自己的生理极限的负荷量。这种极限运动量一般多采用统计所得各年龄组的预计最大心率为指标。最大心率粗略计算法为:220– 年龄(岁)。亚极量是指心率达到 85%~90% 最大心率的负荷量)。

(3) 运动中通过监视器对心率、心律及 ST-T 改变进行监测,并按预定的方案每 3 分钟记录心电图和测量血压一次。

(4) 达到预期亚极量负荷后,使预期最大心率保持 1~2 分钟再终止运动。

(5) 运动终止后,每 2 分钟记录 1 次心电图,一般至少观察 6 分钟。

(6) 如果 6 分钟后 ST 段缺血性改变仍未恢复到运动前图形,应继续观察至恢复。

(7) 对年龄较大者宜选用 Bruce 修订方案(表 2-3)。

表 2-2 经典的 Bruce 方案分级标准

级别	时间 /min	速度 /(km·h^{-1})	坡度 /(°)
1	3	2.7	10
2	3	4.0	12
3	3	5.4	14
4	3	6.7	16
5	3	8.0	18
6	3	8.8	20
7	3	9.6	22

表 2-3 Bruce 修订方案分级标准

级别	时间 /min	速度 /(km·h⁻¹)	坡度 /(°)
1	3	2.7	0
2	3	2.7	5
3	3	2.7	10
4	3	4.0	12
5	3	5.4	14
6	3	6.7	16
7	3	8.0	18

【操作后处理】

1. 嘱受检者静坐休息 30 分钟。

2. 避免运动后马上大量饮水。

【操作要点】

1. 准备温度适宜的操作环境。

2. 告知病人 / 家属运动平板试验的目的、注意事项,取得病人的配合。

3. 评估病人的年龄、病情、合作程度、平素活动量等,选择合适的负荷量。

【易错点】

1. 告知受检者必须餐后半小时,避免空腹。

2. 医生应该询问受检者是否服用影响心率的药物,如 β 受体阻滞剂、普罗帕酮、地高辛等。

3. 医生应该询问受检者最近是否有发热、脱水的情况,避免电解质紊乱。

【相关知识】

1. 注意事项 病人如无禁忌证,在其进行运动试验时应鼓励病人坚持运动达到适宜的试验终点,即病人心率达到亚极量水平。但在运动过程中,虽尚未达到适宜的试验终点,而出现下列情况之一时,应终止试验:

(1) 运动负荷进行性增加而心率反而减慢或血压反而下降者。

(2) 出现室性心动过速或进行性传导阻滞者。

(3) 出现眩晕、视力模糊、面色苍白或发绀者。

(4) 出现典型的心绞痛或心电图出现缺血性 ST 段下降≥0.2mV 者。

2. 在评价运动试验结果时,应注意:

(1) 在流行病学调查中或一贯无胸痛症状而仅仅心电图运动试验阳性者,其意义仅等同于冠心病的一个易患因子,不能作为诊断冠心病的依据。

(2) 心电图运动试验假阳性者为数不少,尤其见于女性。

(3) 运动试验阴性者不能肯定排除冠心病。

3. 重要名词的英文术语

运动平板试验 treadmill test

五、周围血管检查

（一）脉搏的测量

【项目简介】

脉搏在心血管疾病中可有重要的变化,并为疾病的诊断提供有价值的依据,监测脉搏,可初步了解心脏的负荷、心脏的功能及周围血管的情况。

【适应证】

所有病人。

【禁忌证】

无禁忌证。

【操作前准备】

1. 物品准备　有秒针的表、笔、记录本、听诊器(必要时)、屏风(必要时)。

2. 场所要求　室内无其他人员,安静、室温适宜、光线充足。酌情关闭门窗,围帘或屏风遮挡病人。

3. 病人准备

(1) 病人和家属了解脉搏的检查目的、意义、过程、注意事项及配合操作的要点。

(2) 被检查者须保持安静,如激烈活动后应休息 20~30 分钟再测。

4. 操作者准备　衣帽整洁,修剪指甲,洗手,戴口罩。

【操作步骤】

1. 携用物至病人床旁,核对病人床号、姓名,再次向病人解释检查目的及有关事项。

2. 病人取坐位或卧位,将手臂放在舒适的位置。

3. 操作者的示指、中指、环指并拢置于病人桡动脉搏动明显处进行测量,压力适中,以清楚地触到脉搏为度。

4. 测量病人的脉律,若脉律整齐,测量时间为 30 秒,然后将数值乘以 2,即为病人的脉搏数(脉率),应同时测量病人两侧桡动脉,比较两侧桡动脉搏动的强弱、节律。

5. 记录病人的脉率、脉律、血管紧张度、强弱、脉搏。

【操作要点】

1. 准备温度适宜、隐蔽的操作环境。

2. 如病人之前有过剧烈的活动,告知病人休息 30 分钟。

3. 操作前要洗手。

4. 掌握脉搏的测量方法,并判断脉率、脉律、血管紧张度、强弱、脉搏。

【易错点】

1. 双侧测量病人脉搏。

2. 脉搏不规整的病人,应计数 1 分钟脉搏;对于脉搏短绌的病人,测量时应由两位医生在同一时间内,分别听心率、测脉搏,计数 1 分钟。

3. 偏瘫病人选择健侧测量。

【相关知识】

1. 正常人脉搏节律是规整的,每分钟跳动 60~100 次,正常情况下脉率和心率是一致的。

2. 脉搏短绌　在同一时间内测得的心率大于脉率,且脉搏强弱不等,快慢不一。见于心房颤动病人。

3. 水冲脉　检查者握紧病人手腕掌面,将其前臂高举过头部,可明显感知桡动脉犹如水冲的急促而有力的脉搏冲击。常见于甲状腺功能亢进症、严重贫血、主动脉瓣关闭不全、先天性心脏病动脉导管未闭、动静脉瘘等。

4. 奇脉　深吸气时脉搏减弱或消失,呼气时又恢复的现象。必要时应用血压计测量,对比吸气及呼气时的收缩压,吸气时收缩压较呼气时低 10mmHg 以上,见于心包积液和缩窄性心包炎。

5. 交替脉　脉搏节律正常但强弱交替改变,提示心肌损伤与心力衰竭。

6. 间歇脉　正常均匀的脉搏中出现一次提前的搏动,其后有延长的间歇。多见于心律失常如房性期前收缩、室性期前收缩等。

7. 无脉　即脉搏消失,可见于严重休克及多发性大动脉炎,后者系由于某一部位动脉闭塞而致相应部位脉搏消失。

(二) 血管杂音及周围血管征检查

【项目简介】
正常血管一般不产生杂音,血液在血管里流动时,当血流加快或由于血流经过狭窄至较宽大处,或血流通过不正常通道使血流产生漩涡引起血管壁震动导致杂音。血管杂音及周围血管征是血管检查的重要组成部分,为临床诊断提供重要依据。

【适应证】
临床疑诊甲状腺功能亢进症、多发性大动脉炎(导致相应部位血管狭窄)、动静脉瘘及重度主动脉瓣关闭不全病人等。

【禁忌证】
无特殊禁忌证。

【用物准备】
1. 物品准备　听诊器、记录本、笔。
2. 场所要求　安静、舒适、隐蔽的房间。
3. 病人准备　被检查者需在安静环境下休息至少5分钟。
4. 操作者准备　衣帽整齐、规范洗手、戴口罩。

【操作步骤】
1. 脉搏检查　检查脉搏主要用触诊。检查时可选择周围动脉(如桡动脉、肱动脉、股动脉、颈动脉及足背动脉等)。检查时需两侧脉搏情况对比。

2. 静脉杂音　颈根部近锁骨下,甚至锁骨下,尤其是右侧可出现低调、柔和、连续性杂音,坐位及站立明显。

3. 动脉杂音　多见于周围动脉、肺动脉、冠状动脉。依据提供病史,于相应动脉部位听诊(如甲状腺功能亢进症病人在甲状腺侧叶可闻及连续性杂音等)。

4. 周围血管搏动征

(1) 水冲脉检查:被检者取站位,检查者左手握住被检者手掌掌面,左手示指、中指、环指指腹处于右侧桡动脉上,感知脉搏,然后将手臂高举超过头部,感知桡动脉的搏动。若明显感知桡动脉的搏动犹如水冲的急促而有力的脉搏冲击,则为水冲脉阳性。同样的方法检查对侧。

(2) 毛细血管搏动征:检查者用手指轻轻按压被检者指甲末端,使局部发白。如果发现有规律性红白交替改变,称为毛细血管搏动征阳性,同样方法检查对侧(或以玻片轻压病人口唇黏膜,使局部发白,当心脏收缩和舒张时则发白的局部边缘发生有规律的红白交替改变,即为毛细血管搏动征)。

(3) 枪击音:采用外周较大动脉,如肱动脉、股动脉。首先进行肱动脉(股动脉)定位,将听诊器膜型体件放置于肱动脉(股动脉)表面。可闻及与心跳一致短促如射枪的声音,则为枪击音阳性。同样方法检查对侧。

(4) Duroziez 双重杂音:被检者取仰卧位,下肢稍外展,用钟型听诊器放置于股动脉表面,稍加压力于股动脉,并使体件开口方向稍偏向近心端,可闻及收缩期与舒张期双期吹风样杂音,即为阳性。同样方法检查对侧。

5. 整理用物,协助病人恢复舒适体位,必要时协助穿衣,规范洗手,记录并告知检查有无异常。

【操作要点】

1. 准备安静、温度适宜、隐蔽的操作环境。

2. 遵守检查原则及检查流程。

3. 告知被检者及家属检查目的、配合程度。

4. 掌握周围动脉(桡动脉、肱动脉、股动脉等)、静脉解剖部位及听诊部位。

【易错点】

1. 不能正确掌握周围动脉(桡动脉、肱动脉、股动脉、颈动脉及足背动脉等)及静脉触诊定位、触诊手势及听诊部位。

2. 操作错误及不标准。

3. 不能够准确回答各检查项目的观察指标。

【相关知识】

血管检查及周围血管征检查,主要依靠触诊及听诊。检查时需两侧脉搏及听诊情况对比,正常人两侧脉搏差异很小,不易察觉。某些疾病时,两侧脉搏明显不同,如缩窄性大动脉炎或无脉症。

静脉杂音:多无临床意义。临床较有意义的有颈静脉营营声(无害性杂音)。肝硬化门静脉高压所致腹壁静脉曲张时可在上腹或脐周出现连续性静脉营营声。

动脉杂音:多见于局部血流丰富(如甲状腺功能亢进症)、血管狭窄(粥样硬化、多发性大动脉炎)、动静脉瘘等。

查体见水冲脉、毛细血管搏动征、枪击音、Duroziez 双重杂音可统称为周围血管征阳性,主要见于主动脉瓣重度关闭不全、甲状腺功能亢进症和严重贫血等。

第三篇 急 救 篇

一、气管插管术

【项目简介】

气管插管术是一种将一特制的气管内导管经声门置入气管的技术,这一技术能为气道通畅、通气供氧、呼吸道吸引和防止误吸等提供最佳条件。

【适应证】

1. 病人自主呼吸突然停止,需紧急建立人工气道进行机械通气。

2. 严重的呼吸衰竭,不能满足机体通气和氧供需要,而需机械通气者。

3. 咳嗽反射弱,气道分泌物清除能力不够,胃内容物反流,消化道出血,随时有误吸可能者。

4. 存在上呼吸道损伤、狭窄、气道食管瘘等影响正常通气者。

5. 麻醉手术需要。

【禁忌证】

1. 绝对禁忌证 喉头水肿、急性喉炎、喉头黏膜下血肿。当气管内插管作为抢救病人生命所必须采取的抢救措施时,无绝对禁忌证。

2. 相对禁忌证 呼吸道不全梗阻者,有出血倾向血液病者,主动脉瘤压迫气管者,麻醉者对插管基本知识未掌握、插管技术不成熟、插管技术不完善,均为相对禁忌证。

【操作前准备】

1. 物品准备 喉镜、纤维支气管镜、气管导管、金属管芯、注射器、导管衔接管或接头、牙垫、插管钳或导管钩、润滑剂、吸引管、表面麻醉喷雾器、固定胶布、口咽通气导管、面罩、简易呼吸器等。

2. 术前检查与评估

(1) 检查插管器械。

(2) 检查病人的鼻腔、牙齿、张口度、颈部活动度、咽喉部情况。

(3) 选择合适的气管导管。

(4) 选择合适的插管途径:张开困难、喉镜不能置入、口腔手术的病人选择经鼻插管,其他病人一般选择经口插管。

(5) 场所要求:环境安全,注意隐私保护。

【操作步骤】

1. 明视经口气管插管法

(1) 体位:病人仰卧位,头置于"以鼻嗅味"的位置,后仰,使口、咽、喉三轴重叠,即自切牙至声门径路近乎直线。

(2) 喉镜置入:左手持喉镜,右手开放病人口腔,喉镜片避开门齿,轻柔地从右嘴角进入口内。喉镜片在前进的过程中逐渐移向左侧,并将舌体挡在左侧。看到会厌后将弯喉镜片置入会厌谷并将喉镜向前上方提起,显露声门。如为直喉镜片要放置在会厌的下方,上提喉镜,直接提起会厌,暴露声门。

(3) 导管插入气管:声门显露后,右手握毛笔状持导管从口腔右侧进入,将导管前端对准声门后,轻柔地插入气管内,直至套囊完全进入声门。如声门显露不全,借助管芯插管时,当导管尖端入声门后,应拔出管芯后再将导管插入气管内。导管插入气管内的深度成人为4~5cm,导管尖端至门齿的距离 18~22cm。

(4) 放置牙垫,取出喉镜,胶带固定。

(5) 插管完成后,要确认导管已进入气管内再固定。

确认方法有:①直视下导管进入声门;②压胸部时,导管口有气流;③人工呼吸时,可见双侧胸廓对称起伏,并可听到清晰的肺泡呼吸音;④如用透明导管时,吸气时管壁清亮,呼气时可见明显的“白雾”样变化;⑤病人如有自主呼吸,接麻醉机后可见呼吸囊随呼吸而张缩;⑥如能监测呼气末 CO_2($ETCO_2$)则更易判断,$ETCO_2$ 图形有显示则可确认无误。

(6) 书写操作记录。

2. 明视经鼻气管插管法 适用于颈椎不稳定;下颌骨折;颈部异常;颞颌关节病变;口咽感染;拟行口腔或颌面手术的病人。

禁忌证:颅底骨折;鼻出血;鼻腔闭锁;鼻骨骨折;凝血功能异常或正在使用抗凝药物。

(1) 以 1% 丁卡因做鼻腔内表面麻醉,并滴入 3% 麻黄碱使鼻腔黏膜的血管收缩,以增加鼻腔容积,并可减少出血。

(2) 经鼻孔插管,导管尖端沿鼻底部出鼻后孔至咽腔。

(3) 喉镜置入:左手持喉镜,右手开放病人口腔,喉镜片避开门齿,轻柔地从右嘴角进入口内。喉镜片在前进的过程中逐渐移向左侧,并将舌体挡在左侧。看到会厌后将弯喉镜片置入会厌谷并将喉镜向前上方提起,显露声门。如为直喉镜片要放置在会厌的下方,上提喉镜,直接提起会厌,暴露声门。

(4) 导管插入气管:声门显露后,右手持导管继续推入声门,如有困难,可用插管钳夹持导管前端送入声门。

(5) 插管完成后,要确认导管已进入气管内再固定。

3. 盲探经鼻气管插管法 适用于张口度小,无法置入喉镜的病人。

(1) 插管时必须保留自主呼吸,可根据呼出气流的强弱来判断导管前进的方向。

(2) 以 1% 丁卡因做鼻腔内表面麻醉,并滴入 3% 麻黄碱使鼻腔黏膜的血管收缩,以增加鼻腔容积,并可减少出血。

(3) 经左鼻孔插管,导管尖端易接近声门,常首先选用合适管径的气管导管,以右手持管插入鼻腔。在插管过程中边前进边侧耳听呼出气流的强弱,同时左手调整病人头部位置,以寻找呼出气流最强的位置。

(4) 在声门张开时将导管迅速推进。导管进入声门感到推进阻力减小,呼出气流明显。

(5) 如导管推进后呼出气流消失,为插入食管的表现。应将导管退至鼻咽部,将头部稍仰使导管尖端向上翘起,可对准声门利于插入。

4. 气管镜引导插管法(经口、经鼻)　适用于可预见的困难气道如已知或怀疑颈椎病变、头颈部肿瘤、病态肥胖、有通气或插管困难病史等。

(1) 以 1% 丁卡因做鼻腔内及口咽腔表面麻醉,并滴入 3% 麻黄碱使鼻腔黏膜的血管收缩,以增加鼻腔容积,并可减少出血;以及环甲膜穿刺局部麻醉。

(2) 局部麻醉完善,将气管插管尖端及套囊润滑处理后套在纤维支气管镜杆上。

(3) 经口腔或鼻孔插入纤维支气管镜,纤维支气管镜沿舌背正中插入咽喉腔,窥见声门后将纤维支气管镜前段送至气管中段,引导气管插管进入气管,退出纤维支气管镜。

【操作后处理】

1. 收拾物品,垃圾分类处理,再次洗手。

2. 记录　①病人生命体征、通气情况、病情;②气管插管情况:插管日期、时间、插入深度、气囊的充气量等;③分泌物和痰液的颜色、气味、量、黏稠度;④机械通气者记录机械通气各参数。

3. 连接呼吸机进行人工通气。

4. 有条件时可拍摄胸部 X 线片,显示导管在气管内的位置,并了解病人双肺其他情况。

【操作要点】

1. 严格掌握适应证、控制禁忌证是操作成功的关键。

2. 动作熟练、轻柔,尽量避免损伤喉部结构。

3. 掌握插管深度、插管方法。

【易错点】

1. 损伤　常见的有口腔、舌、咽喉部的损伤,出血,牙齿脱落,以及喉水肿。其中初学者最常见的失误是用喉镜压迫上门齿,并以此为杠杆,从此导致牙齿的损伤;用力不当或过猛,还可引起下颌关节脱位。

2. 误吸　由于上呼吸道的插管和手法操作,多能引起呕吐和胃内容物误吸,可用 Solliok 手法,即后压环状软骨,从而压塞食管,避免胃内容物反流及误吸。

3. 缺氧　通常每次插管操作时间不应超过 30 秒,45 秒是极限。

4. 插管位置不当　由于操作不当,导管误插入食管内。

5. 喉痉挛　是插管严重并发症,可导致缺氧严重,甚至心脏骤停。此时使用肌松剂或镇静剂缓解此反应,必要时立即行环甲膜穿刺或气管切开。

6. 插管过深　进入一侧主支气管,导致单肺通气,产生低氧血症。

二、心 肺 复 苏

【项目简介】

心肺复苏(cardiopulmonary resuscitation,CPR)是针对呼吸心跳暂停的急症危重病人所采取的抢救关键措施,即通过胸外按压形成暂时的人工循环、恢复自主搏动,采用人工呼吸代替自主呼吸,快速电除颤转复心室颤动,以及尽早使用血管活性药物来重新恢复自主循环的急救项目。

【适应证】

突然意识丧失,同时无正常呼吸或完全无呼吸,并伴有大动脉搏动消失的病人。

【禁忌证】

无绝对禁忌证,在下列情况下可不实施心肺复苏。

1. 周围环境可能对实施者产生严重或致命的损害,且被抢救者无法移动。

2. 被抢救者已经出现不可逆死亡的明显临床体征(如尸僵、尸斑、断头、横断损伤或尸体腐烂等)。

3. 被抢救者有有效的"不进行心肺复苏(do not resuscitation,DNR)"的生前遗嘱。

【操作前准备】

1. 物品准备 一旦发现病人突然倒地并失去反应,立即启动应急反应系统。

2. 场所要求 保证施救者、病人及其他人员安全的环境。

3. 病人准备 保证病人摆放为平卧位,置于硬板床或地上,撤出头及身下的一切物品。

4. 操作者准备 施救者必须接受过基础生命救护相关培训。

【操作步骤】

判断意识→呼救→判断呼吸、大动脉搏动→心脏按压→开放气道→人工通气。

1. 识别

(1)判断意识:双手拍病人双侧肩部并呼唤病人,看病人是否有反应(有反应标准:病人出现任何肢体运动、眼部运动或发出声音,Glasgow 评分>3 分)。

(2)判断呼吸:看病人是否有呼吸动作,无正常呼吸("捯气儿")等同于呼吸停止。

(3)检查脉搏:此项操作仅限于医务人员。施救者用一手的示指及中指指尖触甲状软骨,并向近抢救者一侧滑动 2cm 左右,在肌间沟触及颈动脉(在甲状软骨水平、胸锁乳突肌内侧),感受其搏动。医务人员要求判断时间不超过 10 秒,不少于 5 秒,强调呼吸、脉搏同时判断。

2. 胸外按压 尽快开始有效的胸外按压是心脏骤停复苏成功的基础。

(1)体位:将病人摆放为平卧位,置于硬板床或地上,撤出头及身下的一切物品。

(2)按压部位:胸骨下半部分。

(3)按压方法:一手掌根部于按压处,另一手掌重叠于手背,两手交叉互扣,指尖抬起,避免接触胸壁,双臂伸直,身体前倾,使肩肘腕关节连线与地面垂直,双肩在胸骨正上方,用上半身重量及肩臂肌力量向下用力均匀按压。

(4)按压频率:100~120 次/min。

(5)按压深度:按压深度 5~6cm,每次按压要保证胸廓充分回弹,按压间歇期。

3. 开放气道

(1)仰头抬颏法:急救者位于病人一侧,一手的掌根部置于病人的前额,手掌向后方施加压力,另一手的示指和中指托住下颌的骨性部分,举起下颌,使病人下颌尖、耳垂连线与地面垂直。

(2)托举下颌法:怀疑病人颈椎损伤时用此方法。急救者位于病人头部,两手拇指置于病人口角旁,余四指托住病人下颌部位,保证头部和颈部固定,用力将病人下颌角向上抬起。

4. 人工通气 无论单人或双人,在没有建立高级气道之前按压:呼吸比均为 30:2(高级气道是指能够使全部或大部分气体进入肺内的气道,如喉罩、气管插管等)。

(1)口对口人工通气:①在开放气道的情况下,用按压前额的拇指与示指捏紧病人鼻孔;②施救者自然吸气后,将病人的口完全包被在抢救者的口中,将气吹入病人肺内,使病人胸廓抬举,吹气时观察胸廓起伏情况;③吹气完毕后,离开被抢救者口部,并松开捏紧鼻孔的手指,可见病人胸部向下回弹,继续第二次通气(每次通气时间在 1 秒以上)。

(2) 球囊面罩通气:球囊面罩又称"简易呼吸器"或"复苏球",由球体、进气阀、出气阀和储气囊四部分组成。①连接球囊相应部件,并将氧气源连好,将氧气流量调至 10L/min;②单人操作时用一只手持球体,另一手持面罩;③将面罩紧扣在病人的口鼻处,尖端朝向病人头部,宽端向病人的足侧;④在保持气道开放的条件下,以"E-C 手法"固定面罩,使之不漏气;⑤挤压球体,使气体送入病人肺内;⑥挤压时间不少于 1 秒,挤压强度以看到病人有胸廓起伏动作为宜。

【操作后处理】

1. 判断初级抢救有效后进行高级生命支持。

2. 帮助病人整理好衣物,头偏向一侧。

【操作要点】

1. 确认现场安全。

2. 正确判断病人意识,早期启动应急反应系统,同时判断呼吸、脉搏。

3. 强调高质量的心肺复苏(注意按压部位、方法、深度、频率,保证每次按压后胸廓回弹,尽可能减少按压中断并避免过度通气)。

【易错点】

1. 未置于硬板床或地上,或未撤出身下物品致心排出量不足。

2. 按压部位、方法、深度、频率错误。

3. 未充分开放气道,未有效清除口腔内异物。

4. 吹气手法错误。

【相关知识】

1. 心血管急救成人心肺复苏生存链

(1) 院内心脏骤停(IHCA):监测和预防→识别和启动应急反应系统→即时高质量心肺复苏→快速除颤→高级生命维持和骤停后护理。

(2) 院外心脏骤停(OHCA):识别和启动应急反应系统→即时高质量心肺复苏→快速除颤→基础及高级急救医疗服务→高级生命维持和骤停后护理。

2. 并发症 胸骨、肋骨骨折;气胸;血胸;腹腔脏器破裂等。

3. 特殊情况

(1) 病人有意识:询问跌倒原因,进行基本检查。

(2) 无意识,呼吸正常,有脉搏:监测病人情况,直到急救人员到达,摆放昏迷体位,防止误吸,同时呼叫救援,安排转运。

(3) 无意识,没有呼吸,有脉搏:安置复苏体位,清理口腔,托举下颌法开放气道,给予人工呼吸(球囊呼吸器),每 5~6 秒一次或每分钟 10~12 次。如果 2 分钟仍未启动应急反应系统,则启动系统。继续人工呼吸,约 2 分钟检查一次脉搏,如果没有脉搏,开始心肺复苏,如果可能有阿片类药物过量的情况,若能获得纳洛酮,则给 0.4mg 肌内注射。

(4) 没有呼吸或仅是喘息,无脉搏:心肺复苏。

(5) 高级气道(气管插管、喉罩):连续按压,通气频率为 10 次/min。

(6) 除颤:任何时刻除颤器到达现场,即可进行心律检查,如果是可除颤心律(心室颤动、无脉性室性心动过速),应当立即除颤。除颤后立即开始"心脏按压为起点的新一个循环的复苏"。

（7）除野外心肺复苏外，如在急诊室、120 车抢救，按压过程中，给予肾上腺素静脉推注（1mg，3~5 分钟重复静脉推注）。

4. 复苏伦理

（1）理论上，心肺复苏只针对"心脏骤停"的病人，但复苏的目的包括抢救病人，同时也包括对家属的心理安慰。因此，除断头、尸僵、尸斑等明确不可逆者，可能都需要进行"复苏"。

（2）病人有明确的"不进行心肺复苏（do not resuscitation，DNR）"的意愿，并有明确依据，可以不进行复苏操作。

（3）在不确定病人的意愿时，要采取"病人利益最大化"的原则。

5. 时间是最关键因素

（1）当心脏骤停时，脑内储存的氧只能维持使用 15 秒，而糖只能维持使用 4~6 分钟，这就是为什么我们必须在 4~6 分钟内开始复苏才能保证病人脑组织存活的原因。

（2）恢复自主循环是关键：即使是完全正规的心脏按压，射血分数也只有自主心律的 30%。对于可除颤心律，除颤是恢复自主循环最有效的方法。除颤每延迟 1 分钟，生存可能性下降 7%~10%。

三、无创呼吸机使用

【项目简介】

无创性正压机械通气（noninvasive positive pressure ventilation，NIPPV）是指通过鼻罩、面罩或接口器等方式连接病人，无须气管插管或切开的正压机械通气。随着医学的发展、呼吸机和通气模式的改进，以及临床应用技术的提高，20 世纪 80 年代后期以来 NIPPV 的临床应用日渐普及，已经成为治疗呼吸衰竭，尤其是早期的急性呼吸衰竭和慢性呼吸衰竭病人的重要手段。

【适应证】

无创机械通气适合于轻中度呼吸衰竭的病人。在急性呼吸衰竭中，其参考的应用指征如下。

1. 疾病的诊断和病情的可逆性评价适合使用。

2. 有需要辅助通气的指标　①中至重度的呼吸困难，表现为呼吸急促（慢性阻塞性肺疾病病人的呼吸频率>24 次 /min，充血性心力衰竭病人的呼吸频率>30 次 /min）；动用辅助呼吸肌或胸腹矛盾运动。②血气异常（pH 小于 7.35，$PaCO_2$>45mmHg，或氧合指数<200mmHg）。

3. 排除有应用 NIPPV 的禁忌证　慢性阻塞性肺疾病急性加重期（pH 7.25~7.35），阻塞型睡眠呼吸暂停低通气综合征，某些神经肌肉疾病，急性肺损伤，急性肺水肿，有创通气撤离后，放弃有创通气治疗的呼吸衰竭病人。

【禁忌证】

1. 心跳或呼吸停止。

2. 自主呼吸微弱、昏迷。

3. 误吸危险性高、不能清除口咽及上呼吸道分泌物、呼吸道保护能力差。

4. 合并其他器官功能衰竭（血流动力学指标不稳定、不稳定的心律失常，消化道穿孔 /

大出血、严重脑部疾病等)。

　　5. 未引流的气胸。

　　6. 颈部和面部创伤、烧伤及畸形。

　　7. 近期面部、颈部、口腔、咽部、食管及胃部手术。

　　8. 上呼吸道梗阻。

　　9. 明显不合作或极度紧张。

　　10. 严重低氧血症(PaO$_2$<45mmHg)、严重酸中毒(pH≤7.2)。

　　11. 严重感染。

　　12. 气道分泌物多或排痰障碍。

　　【操作前准备】

　　1. 人员准备　着装整洁,洗手,戴口罩、帽子。

　　2. 评估病人　评估病人病情、生命体征、血气分析结果、合作程度;交流、解释,取得合作。

　　3. 物品准备　无创呼吸机及各种连接管路、湿化器、鼻/面罩及固定带、氧气、灭菌注射用水、模拟肺、多功能电插板。

　　4. 环境准备　整洁、安静、安全。

　　【操作步骤】

　　1. 连接呼吸机管路及湿化罐,湿化罐中加入蒸馏水。

　　2. 携用物至床旁,协助取舒适体位。

　　3. 为病人佩戴合适的鼻/面罩(轻症:鼻罩、鼻导管或接口器;重症:口鼻面罩;老年或无牙齿病人:口鼻面罩)吸氧,妥善固定。

　　4. 接通呼吸机电源及氧源。

　　5. 开主机,开湿化罐。根据病情调节模式、参数,连接模拟肺试运行,检查各管路连接是否完好,观察机器运转是否正常。

　　6. 连接病人,从较低压力开始,逐渐增加到病人能够耐受的适宜压力,保证有效潮气量。

　　7. 听诊双肺呼吸音,检查通气效果,严密观察呼吸、循环、血氧饱和度(SpO$_2$)等各项指标,并记录。

　　8. 与病人交流,给予心理支持。观察有无面罩压迫皮肤损伤、恐惧、胃胀气、漏气、排痰障碍等情况的发生。

　　9. 治疗1~2小时后行血气分析,根据结果及病情,调整通气参数。

　　10. 协助病人取舒适卧位。

　　11. 处理用物,洗手,记录。

　　【操作后处理】

　　1. 应用过程中注意密切监测病情变化、并发症和不良反应。应随时检查呼吸机是否处于正常、面罩是否漏气,随时询问病人是否有腹胀、胀气。

　　2. 保持两根细管子随时在螺纹管上方,以减少积水。

　　3. 呼吸机报警的正确处理。

　　【操作要点】

　　1. 尽早发现病人潜在的辅助通气需求,早期使用无创通气。

2. 使用双相气道正压(BiPAP)呼吸机前应进行全面体格检查,获取必要的临床、生理参数。

(1) 采集病史及体格检查(至少应包括以下几项):①血压、脉搏、呼吸频率、体温;②皮肤颜色,末梢灌注情况;③有无胸腹反常运动;④胸部听诊。

(2) 实验室数据(至少包括以下几项):①动脉血气;②胸部 X 线片检查;③血氧饱和度检查。

【易错点】

1. 体位 常用半卧位(30°~45°)。

2. 呼吸机管路的正确连接。

3. 呼吸机报警的正确处理。

【相关知识】

1. 无创机械通气报警处理

(1) 上机后出现不同步

1) 病人跟随呼吸机送气节奏调整自己的呼吸节律,结果使自主呼吸的呼吸转换出现间歇,造成不同步。

2) 病人呼气末短暂停顿,会感觉呼吸机送气过早。

3) 张嘴呼吸,导致漏气过多。

4) 呼吸机同步控制系统故障,此时会出现完全没有吸气相压力(IPAP)与呼气相压力(EPAP)的转换。

解决方法:

1) 前两种情况主要是由病人初次使用 BiPAP 呼吸机,精神紧张造成,应对病人进行耐心的辅导训练,甚至亲自示范,一般在短时间内可以逐渐适应。

2) 如果病人神志清楚,能够配合,则提醒其闭口呼吸。如病人不能配合则可换用口鼻面罩。

(2) 上机后病人主诉呼吸困难不改善或加重的可能原因

1) 可能存在没有发现无创通气的禁忌证。

2) 机器送气时,病人因不适应而主动屏气,造成吸气时间过短。

3) 上机后,病人主动努力深呼吸,造成呼吸困难症状加重。

4) 精神紧张造成自我症状加重。

5) 吸入氧流量或氧浓度过低。

6) 支持压力不够。

7) 病人内源性呼气末正压(PEEP)过高,而 EPAP 不够。

8) 病人主诉"呼吸困难加重"或"不舒服",可能是由于其他原因而拒绝使用呼吸机的借口,如经济的或观念的原因等。

解决方法:

1) 首先仔细排除禁忌证,如自发性气胸。

2) 病人训练,使其尽快适应治疗。

3) 如有必要调节给氧量。

4) 如有必要调节压力。

5) 过度焦虑的病人,少量使用镇静剂。

6）排除其他原因。

2. 重要名词的英文术语

无创性正压机械通气 noninvasive positive pressure ventilation（NIPPV）

四、电复律和电除颤

（一）电复律

【项目简介】

电复律：心脏电复律是以病人自身的心电信号为触发标志，同步瞬间发放高能脉冲电流通过心脏，使某些异位快速心律失常转复为窦性心律。监测的为 QRS 的 R 波。

【适应证】

1. 室性心动过速 药物无效或者血流动力学影响严重。

2. 室上性心动过速 常规治疗无效并伴明显血流动力学障碍者；预激综合征合并室上性心动过速（用药困难）

3. 心房扑动、心房颤动 药物治疗无效，或心室率快导致血流动力学障碍。

【禁忌证】

1. 禁忌证

（1）洋地黄中毒所致心律失常或低血钾未纠正者。

（2）近期动脉栓塞或超声心动图证实心房内血栓而未抗凝。

（3）心房颤动、心房扑动伴高度或完全性房室传导阻滞。

（4）快速心律失常伴病态窦房结综合征。

2. 相对禁忌证

（1）甲状腺功能亢进未控制。

（2）心力衰竭未纠正心脏明显增大，或风湿活动，或急性心肌炎。

【操作前准备】

1. 评估病情，明确电复律适应证，选择合适转复方式。

2. 观察病人一般情况，明确有无禁忌证。

3. 向病人解释操作目的、方法、配合要点、注意事项，取得合作。

4. 进行必要的用药准备并于术前复查心电图。

5. 戴帽子口罩，六步洗手法洗手。

6. 转复前需检查器械及设备，并做好抢救工作的准备。

7. 抢救药品处于适用状态。

【操作步骤】

1. 选择合适药物镇静。

2. 打开电源开关，选择"同步"位置，选择能量级别。

3. 涂抹导电糊。

4. 放置电极板 分别为胸骨右缘锁骨下区及左腋中线，两电极板距离>10cm。

5. 充电。

6. 确认任何人与病人无身体接触。

7. 放电。

8. 记录生命体征,复查心电图。

9. 整理设备仪器、书写抢救记录。

10. 注意如未转复,可增加能量级别间隔 2~3 分钟再次放电。

【操作后处理】

1. 密切观察病人的呼吸、心律和血压直到苏醒,必要时给氧吸入。

2. 对使用后的物品进行分类处理 重复使用的物品做必要清洗后,放到指定位置。医疗垃圾按分类要求做毁型处理和存放。

3. 清洗双手。

【操作要点】

1. 准备温度适宜的操作环境。

2. 告知病人 / 家属目的、注意事项,签署知情同意书,取得病人的配合。

3. 电击前需详细检查器械及设备,并做好抢救工作的一切准备。

4. 电极板应与病人皮肤密切接触,保证良好的导电,以免引起烧伤。

5. 电击时任何人不得接触病人及其病床,以免触电。

6. 注意观察并发症,及时发现异常,并做相应处理。

(1) 心律失常,电击后有时可再现频发性期前收缩,甚至心室颤动,此时应立即加以处理,前者可用利多卡因,后者即行直流电非同步除颤。

(2) 电击后,偶可出现肺循环及大循环的栓塞。

(3) 约有 3% 的病人于电击后出现心肌损伤,甚至再现心肌梗死之图形,可持续数月,特别在使用高能量电击时,最易发生此现象。

(4) 偶可发生心脏停搏。

【易错点】

1. 同步电复律 选择同步放电按钮放电。选择能量:50~200J(心房扑动:50~100J;心房颤动:100~150J;室上性心动过速:100~150J;室性心动过速:100~200J)。

2. 正确安放两电板 前电极:胸骨右缘第 2~3 肋间;侧电极:胸前部心尖区或左背。电极板间距不小于 10cm。

【相关知识】

1. 外科开胸手术病人的电复律 用体内操作法。电极板用消毒盐水纱布包裹,置于心脏前后,直接向心脏放电。操作过程与体外法相同,但电功率宜在 60J 以下。

2. 重要名词的英文术语

电复律 electric cardioversion

(二) 电除颤

【项目简介】

电除颤是通过瞬间高能量的电脉冲对心脏进行紧急非同步电击,以终止心室颤动(包括心室扑动)。

【适应证】

1. 心室颤动。

2. 无脉性室性心动过速。

【禁忌证】

1. 缓慢心律失常,包括病态窦房结综合征。

2. 洋地黄过量引起的心律失常(除心室颤动外)。

3. 伴有高度或完全性传导阻滞的心房颤动、心房扑动、房性心动过速。

4. 严重的低钾血症暂不宜做电复律。

5. 左房大,心房颤动持续一年以上,长期心室率不快。

【操作前准备】

1. 物品准备

(1) 除颤器:在使用前应检查除颤器功能是否完好,电源有无故障,充电是否完全,各种导线有无接触不良,同步性能是否正常。接通电源,连好地线。

(2) 配备各种复苏设备:气管插管、吸引器、专用抢救药箱(抢救车)、血压及心电监护及心脏临时起搏器等。

(3) 准备导电糊(或生理盐水)、电极片、纱布。

2. 场所要求 操作者及病人安全的场所。

3. 病人准备 向家属交代相关的情况。

4. 操作者准备

(1) 核对病人信息。

(2) 熟悉病人病情,掌握电除颤的适应证及禁忌证。

(3) 掌握电除颤的相关知识、并发症的诊断及处理。

(4) 熟悉除颤器上控制面板的操作。

(5) 电除颤时,操作者及其他工作人员不能与病人、床及与病人连接的仪器设备接触,以免触电。

【操作步骤】

1. 病人仰卧于硬板床上,擦干病人皮肤,身体不接触任何金属物品,连接除颤器上的心电监护。

2. 在准备除颤的同时,给予持续的胸外按压。

3. 打开除颤器电源开关,将按钮设置为"非同步"位置,单向波选择360J,双向波选择200J。

4. 将两个电极板涂上导电糊或包上4~6层浸有生理盐水的纱布。

5. 按下充电按钮,单向波充电到360J,双向波充电到200J。

6. 充电完成,检查术者及其他人员确实与病人身体无接触。

7. 电极位置 分别位于病人胸骨右缘锁骨下及左腋中线第5肋间(心底到心尖部),两个电极板之间至少相距10cm,用力按压电极板,使其紧贴皮肤。

8. 按"放电"按钮,当观察到除颤器放电后再放开按钮。

9. 除颤后立即进行心脏按压,5个循环后根据心电监护显示判断是否进行下一次除颤。

10. 抢救结束后电极板正确回位,擦拭病人身体及整理衣物。

【操作后处理】

1. 除颤过程中及除颤后均应监测并记录心律、心率、呼吸、血压及神志等改变。

2. 消毒双手,核对,记录。

【操作要点】

1. 对可除颤心律的正确判断。

2. 正确选择电除颤的方式和电能量。

3. 电极板放置位置准确。

4. 准备除颤时保证床旁离人。

5. 除颤结束后立即进行 5 个循环的心肺复苏后再评估除颤后心律。

【易错点】

1. 电除颤方式及能量选择错误。

2. 电极板放置位置错误。

3. 除颤时未床旁离人。

4. 除颤后未进行心肺复苏。

【相关知识】

注意事项如下：

1. 影响除颤成功的主要因素是发生心室颤动到进行除颤的时间,每延迟 1 分钟,除颤成功率下降 7%。

2. 平日定时检查除颤器性能,及时充电。

3. 电极板放置的位置要准确,尽量增大两个电极板之间的距离,以 10cm 以上为宜,电极板与病人皮肤应密切接触,保持导电良好。

4. 所有复苏者应在 1 次除颤后立即开始 CPR,从胸外心脏按压开始做,应先行 5 个循环(约 2 分钟)的 CPR 后再评估节律。

5. 若病人装有起搏器,电极板应距离其 10cm 以上,若有心电监护金属贴片,距离 5cm 以上。

6. 对于细颤型心室颤动者,应先行心脏按压、氧疗及药物治疗后,使之变为粗颤,再进行电击以提高成功率。

7. 电击部位皮肤可有轻度红斑、疼痛,也可出现肌肉疼痛,3~5 天后自行缓解。

8. 开胸除颤时,电极直接放在心脏前后壁,除颤能量一般为 5~10J。

9. 儿童能量选择　首次 2~4J/kg,对于难治性心室颤动为 4J/kg,最多不超过 10J/kg 或成人最大能量。

第四篇 妇产科篇

一、妇科检查

【项目简介】

通过盆腔检查可以初步了解病人外阴、阴道、宫颈、子宫、附件及其他宫旁组织的情况,达到协助诊断女性生殖系统疾病及鉴别与之相关的其他器官、系统疾病的目的。宫颈细胞学检查是通过对宫颈及宫颈管脱落细胞的检查,进行宫颈癌前病变和宫颈癌的筛查、诊断。

双合诊、三合诊、宫
颈细胞学检查

【适应证】

1. 盆腔检查适应证　怀疑有妇产科疾病或需要排除妇产科疾病的病人,以及进行常规妇科查体的人员需做盆腔检查。

2. 宫颈细胞学检查适应证

(1) 一般人群的宫颈癌筛查:凡有性生活的女性,应每1~2年进行一次宫颈癌筛查。

(2) 有接触性出血、不规则阴道流血或有阴道排液者、临床检查宫颈异常的妇女。

(3) 因妇科良性疾患拟行子宫切除手术前。

(4) 高危人群的复查:曾有过细胞学异常、宫颈病变或宫颈癌治疗后的随诊。

【禁忌证】

1. 无性生活史者,禁止双合诊及窥阴器检查。

2. 月经期尽可能避免妇科检查。

【操作前准备】

1. 器械准备

(1) 一次性臀部垫单、屏风。

(2) 无菌或消毒手套。

(3) 窥阴器、长钳、宫颈刮板、玻片、棉拭子、干棉球、液体石蜡、生理盐水、10% 氢氧化钾等。

(4) 如需进行宫颈防癌涂片,应同时准备好制片物品,有两种细胞方法:①液基薄层细胞学检查,需准备液基薄层细胞学检查(TCT)小瓶、宫颈取材毛刷;②巴氏细胞学检查,需准备玻片、刮板及 95% 酒精。

2. 病人准备

(1) 除尿失禁病人外,检查前应排空膀胱,如有排尿困难,必要时导尿后检查;如需要留取尿液进行检查者,留尿样送检。对于长期便秘者,也可灌肠后检查。

(2) 为避免交叉感染,每位病人应在臀部下放置一块一次性消毒垫单,用后将其放入医用垃圾桶内。

3. 操作者准备

(1) 医生在检查前应充分了解病人的既往病史及月经婚育情况史,做到态度和蔼、操作轻柔;应告知病人妇科检查的必要性和可能引起的不适,使之不紧张。

(2) 检查前医生应洗手并擦干。

【操作步骤】

基本要求:病人取膀胱截石位,臀部紧邻检查床沿,头部稍高,双手臂自然放置床两侧,腹部放松,检查者面向病人,站立在其两腿之间。如病人病情危重,不能搬动时也可在病床上检查,检查者站立在病床的右侧。对怀疑有盆腔内病变的腹壁肥厚、高度紧张不合作或未婚病人,必要时可麻醉下行盆腔检查。如盆腔检查不满意,可行超声检查。

步骤:

1. 外阴检查

(1) 观察外阴发育,阴毛的分布和多少,有无畸形,观察外阴皮肤的颜色,有无溃疡、肿物、增厚、变薄或萎缩,有无手术瘢痕。

(2) 戴消毒手套后用一只手分开大小阴唇,暴露尿道口及阴道口,观察大小阴唇颜色,黏膜是否光滑,有无新生物,尿道口及阴道口有无畸形和新生物,处女膜是否完整、有无闭锁或突出。

(3) 对老年病人或可疑有子宫脱垂的病人,应嘱病人屏气后观察阴道前后壁有无膨出,子宫有无脱垂,令病人咳嗽或屏气后有无尿液流出了解有无压力性尿失禁。

(4) 以一手的拇指与示指及中指触摸一侧前庭大腺部位,了解有无前庭大腺囊肿及其大小、质地、有无触痛,并挤压观察腺体开口是否有异常分泌物溢出,检查一侧后再查另一侧;同时触摸其他外阴皮肤及黏膜质地、有无触痛,了解视诊时发现的肿物的大小、质地、边界是否清晰、是否活动、有无压痛。

2. 窥阴器检查 根据病人年龄及阴道的松紧度选择合适大小的窥阴器。无性生活者除病情需要,经本人同意并签字,否则禁做窥阴器检查。

(1) 左手分开大小阴唇暴露好阴道口,右手持经过润滑的窥阴器,先将其前后两叶闭合,避开尿道周围敏感区,斜行45°沿阴道侧后壁缓缓插入阴道,边推进边旋转至正位,放正窥阴器并打开前后两叶,旋转式观察阴道前、侧、后壁黏膜,最终暴露宫颈。

(2) 检查者应注意阴道黏膜颜色,皱襞多少,有无赘生物、瘢痕、溃疡及有无畸形,穹窿有无变浅、是否饱满。

(3) 注意阴道分泌物量、颜色及气味,如需留取标本,要在检查前准备好相应物品。注意取材部位。

(4) 检查宫颈:暴露好宫颈后,应注意观察宫颈的大小、颜色、外口形状。注意有无糜烂样改变、出血、裂伤、颈管黏膜外翻、潴留囊肿、溃疡及新生物。初诊病人或一年内未进行宫颈防癌检查或可疑宫颈病变者,用干棉球轻轻擦拭宫颈表面黏液样分泌物后进行涂片做细胞学检查。

涂片法:①将一张干燥的玻片取出,用铅笔在有毛玻璃的一侧写好病人姓名(不要贴不干胶等,以免染色时将病人姓名消掉)。②正确放置窥阴器,暴露宫颈后,用干棉球轻轻擦拭宫颈表面黏液样分泌物后进行涂片做细胞学检查。③用特制的小刮板的一头深入宫颈管,另一头贴覆在宫颈表面,以宫颈外口为圆心沿一个方向轻轻旋转一周,将其沿一个方向涂在已准备好的玻片上。④95%酒精固定标本后待巴氏染色后显微镜下观察细胞形态。⑤如果没有特制刮板,可分别进行宫颈表面和宫颈管涂片:即用普通刮板贴覆于宫颈表面轻轻刮取分泌物后涂片;再用较细的刮板伸入至宫颈管内,沿一个方向旋转后再将所取细胞涂在玻片上送检。⑥如遇宫颈肥大病人应注意涂片时在宫颈表面取材,不得遗漏涂片区域,特别是鳞柱上皮交界处。

液基薄层细胞学涂片:①取一个装有细胞保存液体的专用标本小瓶,在其表面贴上病人信息的标签或用记号笔写上病人姓名等身份记号。②正确放置窥阴器,暴露宫颈时避免窥阴器触碰宫颈,勿用干棉球等擦拭宫颈表面。③用专用的特制毛刷伸入宫颈管约1cm,以宫颈外口为中心,旋转360°~720°后取出并将毛刷头浸泡至保存液体中备检。④如遇宫颈肥大病人,应注意刷取宫颈表面旋转毛刷不能刷到的区域,特别是鳞柱上皮交界处。如有必要可使用刮板补充抹片。

(5)检查完毕后,稍退出窥阴器至宫颈下方后,再使两叶闭合,倾斜45°后轻轻取出。

3. 双合诊 检查者一手戴好消毒手套,示指、中指涂润滑剂后缓慢插入阴道,另一手在腹部随病人呼吸配合检查。如病人的年龄较大或有阴道狭窄,可用单指(示指)进行检查。目的在于扪清阴道、宫颈、宫体、双附件、子宫韧带和宫旁结缔组织,以及盆腔内其他器官和组织有无异常。

(1)检查阴道:了解阴道松紧度、通畅度和深度,注意有无先天畸形(特别注意有无双阴道及阴道横隔、纵隔、斜隔等)、瘢痕、结节或肿块和触痛。如有结节或赘生物应注意其位置、颜色、质地、活动度及与周围组织的关系。手指触及后穹窿时病人感觉疼痛为后穹窿触痛。

(2)检查宫颈:了解宫颈大小、形状、硬度及宫颈外口情况,注意宫颈位置、有无子宫脱垂、接触性出血。如有阴道畸形者注意有无双宫颈等畸形。当向上或向两侧活动宫颈,病人感觉疼痛为宫颈举痛。

(3)检查子宫及附件:检查者一手的示指及中指(阴道狭小者可仅用示指)放入阴道,另一手在腹部配合检查称为双合诊。

①检查子宫:检查时需戴消毒手套,如有阴道流血或1个月内有宫腔操作或流产史者需戴无菌手套。检查者阴道内手指放在宫颈后方向上向前方抬举宫颈,另一手以四指指腹自腹部平脐处向下向后随病人呼吸按压腹壁,并逐渐向耻骨联合部移动,通过内、外手指同时分别抬举和按压,相互协调,即可扪清子宫的位置、大小、形状、硬度、活动度、表面情况,以及有无压痛。多数妇女的子宫位置呈前倾略向前屈位。如双合诊不能清楚地扪及宫体,应进行三合诊检查。

②检查附件:在触清子宫后,阴道内手指由宫颈后方移至一侧穹窿部,尽可能往上向盆腔深部扪触;同时另一手从同侧脐旁开始,由上向下逐渐移动按压腹壁,与阴道内手指相互对合,以触摸该侧子宫附件处有无增厚、肿块或压痛。对触到的肿块,应查清其位置、大小、形状、质地或硬度、活动度、边界和表面情况、与子宫的关系,以及有无压痛等。正常输卵管不能触及。正常卵巢偶可扪及,约为3cm×2cm×1cm大小,可活动,触之略有酸胀感。

4. 三合诊 指腹部、阴道、直肠联合检查,是双合诊检查的补充。以一手示指放入阴道,中指放入直肠以替代双合诊时阴道内的两指,其余检查步骤与双合诊检查时相同。三合诊的目的在于弥补双合诊的不足,通过三合诊可更进一步了解后倾或后屈子宫的大小,发现子宫后壁、直肠子宫陷凹、宫骶韧带和双侧盆腔后部病变及其与邻近器官的关系,扪清主韧带及宫旁情况以估计盆腔内病变范围,特别是癌肿与盆壁间的关系,以及扪诊直肠阴道隔、骶骨前方或直肠内有无病变等。

5. 肛腹指诊(肛诊) 未婚或阴道闭锁、阴道狭窄等不能进行阴道检查者,行直肠 - 腹部检查即肛查。

检查者一手示指蘸取润滑剂后轻轻按摩肛门周围,嘱病人像解大便样屏气的同时轻轻进入直肠,配合病人呼吸以直肠内的示指与腹部上的手配合检查了解子宫及附件的情况(方法同双合诊)。

【操作后处理】

1. 妇科检查完毕,将一次性臀垫扔入垃圾桶,擦净外阴,协助病人穿好裤子。

2. 消毒双手,核对,记录。

【操作要点】

1. 准备温度适宜的操作环境,关闭门窗、遮挡屏风。

2. 告知病人检查的目的、注意事项,取得病人的配合。

3. 掌握女性生殖系统的解剖特点。

4. 对于无性生活的女性禁做双合诊、三合诊及窥阴器检查,如病情所致确需进行上述检查时,需经病人及其家属同意,并签署知情同意书后进行。

5. 对于病情危重病人除非必须立即进行妇科检查以确定诊断,否则应待病情稳定后再进行盆腔检查。

6. 男医生对病人进行妇科检查时必须有一名女医务人员在场,以消除病人的紧张情绪或减少不必要的误会。

7. 对于有阴道流血的病人,如确需妇科检查,应行外阴消毒后进行,以减少感染的发生。

8. 检查前嘱病人排空膀胱非常重要,否则会影响检查结果。

9. 采集宫颈细胞学标本前 24~48 小时内应禁性生活、阴道检查、阴道灌洗及阴道上药,使用的窥阴器不得涂润滑剂。采集器等用品应保持干燥。阴道流血量非常多时,除特别需要应暂缓进行宫颈涂片。阴道炎症的急性期:应先治疗阴道炎症后再行宫颈涂片检查,否则不仅易于发生感染,还会影响细胞学检查结果的准确性。

【易错点】

1. 操作前需确认病人是否适合行妇科检查。

2. 操作动作应轻柔,勿直接将窥阴器插到阴道顶端后再打开,以防有宫颈病变的宫颈因触碰后出血而影响检查,甚至导致大出血。

3. 双合诊检查时应指导病人呼吸配合,避免强行检查。

4. 子宫后位,可疑有子宫内膜异位症、盆腔恶性肿瘤、子宫切除术后一定要行三合诊检查。

【相关知识】

1. 外阴为女性生殖道的外露器官,可以通过对外阴组织的望、触了解外阴的情况,通过使用窥阴器了解阴道、宫颈的情况。子宫及附件位于盆腔深处,通过放入阴道或直肠的手与腹壁上的手的相对运动,可以了解子宫及卵巢及宫旁组织的情况。

2. 宫颈上皮由宫颈阴道部的鳞状上皮和宫颈管的柱状上皮组成。宫颈的鳞状上皮中含有表皮生长因子受体、雌激素受体和孕激素受体;宫颈的鳞状上皮和柱状上皮的交界处是宫颈癌的好发部位,而鳞柱交界受雌激素影响,在不同年龄位置不同。为提高宫颈癌筛查的阳性率,应特别了解宫颈上皮的这个特点,注意选择鳞柱交界处作为涂片的重点。

二、产科检查

【项目简介】

四步触诊是孕中、晚期产科腹部检查方法,检查子宫大小、胎产式、胎先露、胎方位及胎先露是否衔接。骨盆测量主要用于了解女性骨盆大小。骨盆外测量可以间接判断真骨盆大小及形状,当骨盆外测量有狭窄时可以经阴道测量骨盆内径,其能较准确地测知真骨盆的内径大小。

【适应证】

四步触诊适应证:孕中、晚期孕妇。

骨盆内外测量适应证:妊娠 24~35^{+6} 周,≥36 周或有阴道流血者应在外阴消毒后进行内测量。

【禁忌证】

四步触诊:无绝对禁忌证,但对于子宫敏感或已经有宫缩者,应避开宫缩,且动作务必轻柔。

骨盆内外测量无绝对禁忌证。

【操作前准备】

1. 四步触诊准备

(1) 物品准备:洗手液。

(2) 检查者准备:清洁双手。

2. 骨盆内外测量准备

(1) 外阴消毒包(备皮钳、无菌纱布)。

(2) 无菌手套。

(3) 消毒液(0.5% 碘伏;如碘过敏,准备 1/1 000 苯扎溴铵溶液)。

(4) 骨盆外测量器、骨盆出口测量器、汤姆斯骨盆出口测量器。

(5) 一次性检查手套。

(6) 液体石蜡。

【操作步骤】

1. 四步触诊操作步骤

(1) 体位:孕妇排尿后仰卧在检查床上,头部稍垫高,暴露腹部,双腿略屈曲稍分开,使腹部放松,检查者站在孕妇的右侧,在做前三步手法时,检查者面向孕妇,做第四步手法时,检查者面向孕妇足端。

(2) 第一步:检查者将左手置于宫底部,描述宫底距离脐或剑突的指数,估计胎儿大小与妊娠月份是否相符;两手置于宫底部,以两手指腹相对交替轻推,判断在宫底部的胎儿部分,若为胎头则硬而圆且有浮球感,若为胎臀则柔软而宽且形态不规则。

(3) 第二步:确定胎产式后,检查者两手掌分别置于腹部左右侧,轻轻深按进行检查。触到平坦饱满部分为胎背,并确定胎背向前、向侧方或向后。触到可变形的高低不平部分为胎儿肢体,有时能感到胎儿肢体在活动。

（4）第三步：检查者右手拇指与其他4指分开，置于骨盆入口上方握住胎先露部，进一步检查是胎头或胎臀，左右推动以确定是否衔接。若胎先露部仍可以左右移动，表示尚未衔接入盆；若不能被推动，则表示已衔接。

（5）第四步：检查者左右手分别置于胎先露部的两侧，沿骨盆入口向下深按，进一步核实胎先露部的诊断是否正确，并确定胎先露部入盆程度。先露为胎头时，一只手能顺利进入骨盆入口，另一只手则被胎头隆起部阻挡，该隆起部为胎头隆突。枕先露时，胎头隆突为额骨，与胎儿肢体同侧；面先露时，胎头隆突为枕骨，与胎背同侧。

2. 骨盆内外测量步骤

（1）体位：孕妇排尿后仰卧在检查床上，双腿屈曲稍分开，或仰卧于妇科检查床上成膀胱截石位，在臀下放便盆或塑料布。

（2）孕36周后骨盆内测量前要消毒外阴，使用备皮钳钳夹无菌纱布一块，蘸肥皂水擦洗外阴部，顺序是大阴唇、小阴唇、阴阜、大腿内上1/3、会阴及肛门周围，用温开水冲掉肥皂水，用消毒干纱球盖住阴道口，防止冲洗液流入阴道，用备皮钳钳夹无菌纱布一块，浸透0.5%碘伏（或1/1 000苯扎溴铵溶液），进行外阴消毒。取下阴道口纱球和臀下便盆或塑料布。

（3）骨盆内测量径线：检查者面向孕妇，立于孕妇两腿间，右手戴无菌手套，可用碘伏（或1/1 000苯扎溴铵溶液）润滑手套，示指与中指同时进入阴道内，拇指伸直，其余各指屈曲。

1）对角径：为耻骨联合下缘至骶岬上缘中点的距离，正常值为12.5~13cm，此值减去1.5~2cm为骨盆入口前后径长度，又称真结合径。检查者一只手示、中指伸入阴道，用中指尖触到骶岬上缘中点，示指上缘紧贴耻骨联合下缘，另一只手示指标记此接触点，抽出阴道内的手指，测量中指尖至此接触点的距离。测量时中指尖触不到骶岬上缘表示对角径值>12.5cm。

2）坐骨棘间径：测量两坐骨棘间的距离，正常值为10cm（可容6横指）。检查者一只手示中指伸入阴道，触及两侧坐骨棘，估计其间的距离。代表中骨盆横径。

3）坐骨切迹宽度（骶棘韧带宽度）：代表中骨盆后矢状径，为坐骨棘与骶骨下段间的距离，即骶棘韧带宽度。将阴道内的示指、中指置在骶棘韧带上移动，能容纳3横指（5.5~6cm）为正常。

（4）骨盆外测量径线

1）髂棘间径：孕妇伸腿仰卧位，检查者立于孕妇右侧，双手持骨盆外测量器，测量两侧髂前上棘外缘的距离。正常值为23~26cm。此径线间接推测骨盆入口横径长度。

2）髂嵴间径：如上体位，测量两侧髂嵴最宽点外缘距离，正常值为25~28cm。此径线间接推测骨盆入口横径长度。

3）骶耻外径：检查者立于孕妇右侧，孕妇取左侧卧位，右腿伸直，左腿屈曲，测量耻骨联合上缘中点到第五腰椎棘突下缘的距离（第5腰椎棘突下之找法：髂嵴后连线中点下1.5cm，相当于米氏菱形窝上角）。正常值为18~20cm。此径线间接推测骨盆入口前后径长度，是骨盆外测量中最重要的径线。

4）坐骨结节间径或称出口横径：孕妇仰卧位，双腿向腹部弯曲，双手紧抱双膝，并向两侧外上方充分展开，检查者面向孕妇立于孕妇双腿之间，测量两坐骨结节内侧缘的距离，正常值为8.5~9.5cm。此径线直接测出骨盆出口横径长度。若此值<8cm，应加测出口后矢状径。

5）出口后矢状径：为坐骨结节间径中点至骶骨尖端的长度。检查者戴一次性检查手套，右手示指蘸少量液体石蜡伸入孕妇肛门向骶骨方向，拇指置于孕妇体外骶尾部，两指共同找到骶骨尖端，将尺放于坐骨结节径线上。用汤姆斯骨盆出口测量器一端放于坐骨结节间径中点,另一端放于骶骨尖端处,即可测得出口后矢状径,正常值为 8~9cm。此值与坐骨结节间径之和>15cm 时表明骨盆出口狭窄不明显。

6）耻骨弓角度:孕妇仰卧位,双腿向腹部弯曲,双手紧抱双膝,并向两侧外上方充分展开,或仰卧于产床上成膀胱截石位,女性骨盆内、外测量检查者佩戴一次性无菌手套面向孕妇立于孕妇双腿之间,两拇指指尖对拢放置在耻骨联合下缘,拇指分别放在耻骨降支上面,测量两拇指间所形成的角度。正常值 90°,小于 80° 为不正常。此角度反映骨盆出口横径的宽度。

【操作要点】

1. 检查室温度适宜、操作环境隐蔽。

2. 检查前良好的沟通、告知和对孕妇的关爱是必需的。向孕妇解释检查的过程,并告知可能带来的不适感,如感觉有异常可以暂停检查。如在冬天,建议先让手摩擦温暖后再检查,因为冰凉的手容易诱发子宫收缩。

3. 如为男医生做检查,需有一名女性医务人员在场。

【易错点】

1. 注意四步触诊第二步检查一只手轻按的同时另一只手不能动,之后交换进行,不是两手一起按一起松。第四步检查者应面向孕妇足端。

2. 骨盆测量器在使用前应校零避免误差。

【相关知识】

1. 四步触诊是通过腹部触诊的方式了解胎儿大小及胎位的物理诊断方法。每月妊娠子宫大小:12 周末耻骨联合上 2~3 横指;16 周末脐耻之间;20 周末脐下 1 横指;24 周末脐上 1 横指;28 周末脐上 3 横指;32 周末脐与剑突之间;36 周末剑突下 2 横指;40 周末脐与剑突之间或略高。

2. 女性骨盆是躯干和下肢之间的骨性连接,是支持躯干和保护盆腔脏器的重要器官,又是胎儿娩出时必经的骨性产道。骨盆由骶骨、尾骨及左右两块髋骨组成。每块髋骨又由髂骨、坐骨和耻骨融合而成;骶骨由 5~6 块骶椎融合而成,呈楔形,与左右两块髋骨相连;上缘明显突出,称为骶岬,骶岬是骨盆内测量对角径的重要标记点,下端与尾骨相连,尾骨由 4~5 块尾椎合成。骨盆的关节包括耻骨联合、骶髂关节和骶尾关节。骨盆的韧带包括一对连接骶、尾骨与坐骨结节之间的骶结节韧带,另一对连接骶、尾骨与坐骨棘之间的骶棘韧带,骶棘韧带宽度即坐骨切迹宽度。

三、刮 宫 术

【项目简介】

刮宫术是通过刮取子宫内膜或清除宫腔内异物达到诊断和治疗目的的一类手术。

【适应证】

1. 子宫异常出血和 / 或阴道排液,为除外子宫内膜病变、宫颈管癌或其他妇科疾病,如各种流产、子宫内膜炎、子宫内膜结核或作为异位妊娠的辅助诊断方法。

2. 功能性子宫出血的诊断及治疗与怀疑子宫性闭经。

3. 不孕症病人月经来潮 12 小时内诊刮可以了解有无排卵及子宫内膜病变。

4. 宫腔内组织残留。

【禁忌证】

1. 急性生殖道炎症。

2. 严重的全身性疾病。

3. 手术当日体温>37.5℃。

【操作前准备】

1. 器械准备

(1) 消毒刮宫包:无菌钳、消毒窥阴器(检查窥阴器、手术窥阴器)、宫颈钳、扩宫棒、探针、刮勺(取内膜器、大小刮勺)、吸引管(6~8号)、无菌孔巾、长棉签(2根)。

(2) 无菌手套。

(3) 消毒液(安尔碘或碘伏、2.5%碘酒、75%酒精;如碘过敏,备1/1 000苯扎溴铵溶液)。

(4) 标本容器。

(5) 纱布数块。

2. 病人准备

(1) 给病人讲明手术的必要性,术前测量血压。

(2) 签署知情同意书。

(3) 病人排空小便,病人取膀胱截石位,行常规妇科检查了解子宫位置、大小及双侧宫旁情况,如有阴道流血行消毒后双合诊。

(4) 刮宫通常无须麻醉,有条件者也可以在麻醉下(静脉麻醉、吸入麻醉或蛛网膜下隙阻滞)进行。如宫颈过紧,可以给予镇静剂或宫颈表面麻醉。

3. 操作者准备

(1) 充分了解病人既往病史及内科合并症。

(2) 术前肥皂水洗手,戴好口罩、帽子。

(3) 核对病人,检查知情同意书是否已经签署。

(4) 行盆腔检查了解子宫大小及位置,确认有无急慢性生殖道炎症。

【操作步骤】

1. 诊断性刮宫

(1) 打开诊刮包,戴无菌手套。用1%碘伏或安尔碘(碘过敏者可用1/1 000苯扎溴铵溶液)按大小阴唇、阴阜、大腿上1/3、肛门顺序消毒,铺无菌孔巾,放置消毒窥阴器后,用稀释10~20倍的碘伏或安尔碘原液消毒阴道并旋转窥阴器重复消毒,窥阴器暴露宫颈后再次消毒宫颈,宫颈钳钳夹宫颈前唇。

(2) 探针沿子宫腔方向缓缓伸入宫腔达宫底,标记并记录宫腔深度。

(3) 如宫颈口过紧,根据所用器械逐号扩张宫颈至适度(从小至大号扩张宫颈)。

(4) 用取内膜器或小刮勺慢慢伸入至宫底后从内到外有次序地分别刮取子宫前、后、左、右四壁及子宫角部内膜,并将其放在已准备好的干净纱布上。

(5) 刮宫时注意宫腔有无形态异常。

(6) 清理阴道内积血,观察有无活动出血,如无活动出血,取下宫颈钳和窥阴器及孔巾。

(7) 将纱布上的组织全部装在标本瓶中,组织固定液固定后送检病理。

(8) 交代术后注意事项。

2. 分段诊断性刮宫 用于除外子宫内膜癌、宫颈管癌等恶性肿瘤。

(1) 打开诊刮包,戴无菌手套。外阴阴道碘伏或安尔碘(碘过敏者可用1/1 000苯扎溴铵溶液)消毒(方法同前),铺无菌孔巾。放置消毒窥阴器后,用稀释10~20倍的碘伏或安尔碘原液消毒阴道并旋转窥阴器重复消毒,窥阴器暴露宫颈后再次消毒宫颈,宫颈钳钳夹宫颈前唇。

(2) 小刮勺伸入宫颈管(2~2.5cm)从内向外顺序搔刮宫颈管一周,将所刮出的组织放置在备好的纱布上。

(3) 探针沿子宫腔方向缓缓伸入宫腔达宫底,标记并记录宫腔深度。

(4) 如宫颈口过紧,根据所用器械逐号扩张宫颈至适度(从小至大号扩张宫颈)。

(5) 小刮匙沿宫腔方向缓慢进入宫腔并达宫底部,从内到外进行刮宫,并依次将子宫腔四壁、宫底及两侧宫角组织刮出,放置在另一块备好的纱布上。

(6) 刮宫时注意宫腔有无形态异常及高低不平。

(7) 清理阴道内积血,观察有无活动出血,如无活动出血,取下宫颈钳和窥阴器及孔巾。

(8) 将纱布上的组织分别装在标本瓶中并标记好取材部位,组织固定液固定后送检。

(9) 交代术后注意事项。

【操作后处理】

1. 刮宫术完毕,撤下孔巾,擦净外阴,收拾刮宫用物弃于医用垃圾桶内,撤出病人臀下的治疗巾及用过的刮宫包放治疗车下层。复测生命体征。用手消毒液消毒双手,协助病人恢复体位。

2. 消毒双手,核对,记录。

【操作要点】

1. 为消除病人的紧张情绪,操作者要态度和蔼,向病人说明手术的必要性和操作过程。

2. 为有创操作,需要知情同意。

3. 所有操作中,器械均不能触碰阴道壁。

4. 术前双合诊有助于正确判断子宫位置,减少手术风险。

5. 扩张宫颈时要用力均匀,缓慢扩张,以免子宫穿孔。

6. 操作时应减少不必要的器械进出宫颈的次数,刮宫动作应轻柔,避免人为损伤宫颈管内膜和子宫内膜,减少宫腔及宫颈管粘连的发生。

7. 术后病理检查非常重要,有助于诊断疾病。

8. 疑为子宫内膜癌者,若刮出物肉眼观察高度怀疑为癌组织时,停止刮宫,以防出血或癌扩散。若肉眼未见明显癌组织,应全面刮宫,以防漏诊。

【易错点】

1. 注意无菌操作。

2. 分段诊断性刮宫注意先刮宫颈,后探宫腔,有助于鉴别是宫颈病变还是宫腔病变。

【相关知识】

1. 并发症及注意事项

(1) 子宫穿孔:术前应认真进行妇科检查,了解子宫位置,认真了解病情,对可疑子宫内膜癌者应小心操作,取够病理即可,术前还可做超声了解子宫肌壁的厚度,必要时超声监测下刮宫。对于宫颈内口过紧,或过期流产的病人可术前做相应预处理。对哺乳期及绝经后病人应特别小心,警惕子宫穿孔的发生。

(2) 术中出血:对可疑子宫内膜癌、黏膜下肌瘤、过期流产、宫颈妊娠等病人,术前应配血、开放静脉,必要时应备皮,做好开腹手术准备。

(3) 感染：对于出血时间长、患有贫血、糖尿病、可疑结核或应用免疫抑制剂者术前及术后应使用抗生素预防感染。术中应严格无菌操作。

(4) 宫腔粘连：操作时应减少不必要的器械进出宫颈的次数，刮宫动作应轻柔，避免人为损伤宫颈管内膜和子宫内膜，减少宫腔及宫颈管粘连的发生。

(5) 宫腔残留：人工流产、产后刮宫等可以发生宫腔残留，刮宫时应注意宫腔的两个角部，刮宫结束的标志为宫腔四壁较为粗糙，感觉较涩，可听到轻轻的肌声。而葡萄胎清宫、怀疑子宫内膜癌时切不可"闻肌声"，以免出现穿孔。葡萄胎清宫如果需要二次清宫可在 1 周后施行。

(6) 不孕症或功能失调性子宫出血病人，了解子宫内膜情况时，应选择适宜的刮宫时间。

(7) 如为麻醉下手术，应有专业麻醉医生进行监护，备好抢救器材及药品，以防麻醉意外。

2. 刮宫是通过获取宫腔内容物（子宫内膜或其他组织）进行诊断和治疗的方法。

(1) 子宫内膜或宫颈管黏膜病理可以诊断该部位疾病。

(2) 子宫内膜在卵巢激素作用下有周期性变化，子宫内膜不同的改变可以反映卵巢功能。

四、宫内节育器放置术

【项目简介】
宫内节育器放置术是用于育龄妇女节育的一种手术方法。
【适应证】
1. 育龄妇女自愿要求放置而无禁忌者。
2. 某些疾病的辅助治疗　如宫腔粘连、功能失调性子宫出血及子宫腺肌病等的保守治疗（含有孕激素的宫内节育器）等。
【禁忌证】
1. 严重全身性疾患，如心力衰竭、肝肾功能不全、凝血功能障碍等。
2. 急、慢性生殖道炎症，如急慢性盆腔炎是绝对禁忌证；阴道炎、宫颈炎、重度宫颈糜烂治疗前不宜放置。
3. 妊娠或可疑妊娠。
4. 生殖器官肿瘤，良性肿瘤如子宫肌瘤引起宫腔变形，或月经过多者不宜放置，卵巢肿瘤应于治疗后根据情况考虑可否放置。
5. 生殖道畸形、子宫畸形，如双角子宫、纵隔子宫等。
6. 宫颈内口过松、重度陈旧性宫颈裂伤或严重子宫脱垂。
7. 月经过多、过频或不规则阴道流血，应在除外恶性肿瘤、明确诊断并决定保守治疗时放置含孕激素的宫内节育器。
8. 宫腔深度不足 5.5cm 者。
9. 人工流产后出血过多或疑有妊娠组织残留者。
10. 顺产或剖宫产胎盘娩出后放置宫内节育器，如有潜在感染或出血可能者，胎膜早破 12 小时以上、产前出血、羊水过多或双胎等不宜放置。
11. 产后 42 天恶露未净或会阴伤口未愈者。

12. 严重痛经者。

【操作前准备】

1. 病人准备　全面了解其妊娠分娩史,进行全面体格检查及相关辅助检查,排除禁忌证后,向病人解释操作过程、风险、需要配合的事项签署知情同意书;病人排空膀胱,术前3天禁止性生活。

2. 材料准备　合适型号和类型的宫内节育器、消毒用品等。

3. 操作者准备　操作者洗手,戴帽子、口罩、无菌手套等;助手协助病人摆放体位,观察放置节育器过程中病人情况等。

【操作步骤】

1. 常规消毒外阴、阴道,铺无菌巾,行双合诊检查。

2. 用窥阴器扩张阴道,消毒阴道穹窿、宫颈。

3. 宫颈钳钳夹宫颈前唇,轻轻向外牵拉。

4. 宫颈过紧者可用 1% 的利多卡因棉签置入宫颈管内约 2 分钟,或 1% 的利多卡因于宫颈 4 点及 8 点处黏膜下注射各 1~2ml,5 分钟后实施手术。

5. 持探针沿子宫倾屈方向轻轻进入,探测宫腔深度。

6. 根据宫颈口松紧或节育器体积决定是否扩张宫颈,扩张宫颈时,以执笔式持宫颈扩张器沿宫腔方向慢慢扩张宫颈内口,扩张器通过宫颈内口即可,不可深入,一般由 4 号扩至6 号即可。

7. 不同类型节育器的放置技巧

(1) 环形及宫形节育器:使用叉或钳型放置器放置,若用叉型放置器,将节育器上缘置于叉内。顺子宫方向轻轻送入宫底,慢慢退出放环叉,退至宫颈内口时再上推节育器下缘,然后退出放置器。若用钳型放置器,将节育器的上缘置于钳顶端的小槽内,节育器骑跨于钳上,顺宫腔方向置于宫底,张开前叶向外推出,退至宫颈内口时同样上推节育器下缘,然后退出放置器。

(2) T 形节育器:放置时,将两横臂向下折叠与纵臂一起置入套管内,调整限位块至宫腔深度,插入套管芯,沿宫腔方向送入放置器达宫底,固定套管芯,后退套管,用套管芯轻推节育器下缘后退出放置器,颈管外保留尾丝长 1.5~2.0cm。

8. 观察宫腔内无出血,取下宫颈钳,撤出窥阴器。

9. 放置宫内节育器后应观察如下情况:

(1) 有无腹痛、阴道流血等症状。

(2) 有无面色苍白、呼吸困难,生命体征是否平稳等。

【操作后处理】

1. 放置完毕,复测病人生命体征,同时撤下孔巾,收拾用物弃于医用垃圾桶内,撤出病人臀下的治疗巾。用手消毒液消毒双手,协助病人恢复体位。

2. 嘱病人休息 2 天,1 周内避免重体力劳动,保持外阴清洁,2 周内避免盆浴及性生活。

3. 消毒双手,核对,记录。

【操作要点】

1. 操作前充分评估病人全身状况,对合并其他全身疾病者,应纠正后再考虑放置。

2. 一定要讲明操作过程及风险,并签署知情同意书。

3. 术中严格无菌操作,放置时勿接触阴道壁。

4. 一定要行双合诊查清子宫位置。

5. 如需扩张宫颈,用力要缓慢、适度,扩张器过宫颈内口即可。

【易错点】

1. 节育器上缘要达宫底,使用叉型放置器时要一次到达宫底,中途不能停顿。不能任意扭转节育器,以免节育器变形。

2. 带尾丝的节育器放置成功后,宫颈管外应保留的尾丝长度为 1.5~2.0cm。

【相关知识】

1. 并发症及处理

(1) 感染

1) 原因:放置节育器时,手术如不严格按照无菌操作,或生殖道存在感染灶、节育器尾丝过长导致上行性感染,均可能引起盆腔感染。

2) 处理:术中应严格进行无菌操作,对有盆腔炎史尤其有性传播病史者禁用节育器,术后预防性使用抗生素。放置节育器后定期随访,注意个人卫生。如有感染者,应取出节育器并选用有效抗生素治疗,慢性盆腔感染病原体除一般细菌外,厌氧菌、支原体、衣原体,尤其是放线菌感染较多,治疗时可行必要的宫颈分泌物培养及药敏试验,以选择敏感药物,也可选择中药和理疗。

(2) 不规则阴道流血:不规则性阴道流血是临床常见并发症,发病率为 10% 以上,多表现为月经量增多或经期延长或点滴不规则性出血,易发生于节育器放置后 1 年内。放器前,应充分了解节育器适应证及禁忌证,选用合适类型的节育器,并适当选用抗纤溶活性药物、前列腺素合成酶抑制剂、类固醇及抗生素药物治疗,无效者应取出节育器。

(3) 疼痛:临床表现为腰腹坠胀痛。

1) 原因:多因节育器刺激子宫收缩所致,也可因宫内节育器型号偏大或位置异常引起。

2) 处理:疼痛较轻者不需处理。疼痛明显者需除外感染,并需检查节育器位置及大小是否与宫腔相配。必要时可口服吲哚美辛。如疼痛持续或治疗无效者应取出宫内节育器。

(4) 子宫穿孔

1) 原因:放置宫内节育器过程中因操作不慎,手术器械损伤子宫壁或置宫内节育器后宫内节育器压迫宫壁导致子宫穿孔。

2) 处理:在手术过程中,探针等器械穿孔,宫内节育器尚未放入宫腔,病人情况良好者,应严密观察血压、脉搏、体温、腹痛等情况,进行保守治疗,使用抗生素预防感染及宫缩剂加强收缩,促使穿孔处愈合。若宫内节育器已放入子宫外,需在腹腔镜下取出宫内节育器,同时修补穿孔。合并脏器损伤或内出血,应立即剖腹探查,针对损伤情况及时进行处理。

(5) 宫内节育器异位、嵌顿:宫内节育器异位是指宫内节育器转移到腹腔、阔韧带等部位或出现嵌顿者。宫内节育器嵌顿属于一种异位,临床较为常见。

宫内节育器异位、嵌顿一般均无症状,多发现于取器时,可结合 X 线透视、超声、宫腔镜及子宫碘油造影等手段,以明确诊断。严格遵守手术操作规程,熟练操作技术,根据子宫大小、位置,选择合适的大小、类型和优质的宫内节育器,如宫内节育器嵌顿内膜下,可先刮内膜后再试取出;嵌顿浅肌层,应在宫腔镜下轻轻钳拉取出。完全嵌入子宫肌层或断裂残留于肌层内时宜剖腹或在腹腔镜下切开子宫取出。

异位到子宫外,应根据有无脏器损伤,在腹腔镜下或剖腹取出宫内节育器。放置宫内节育器时间过长,尤其是在嵌顿、异位的情况下,宫内节育器易断裂或部分残留于肌层内,应注意全部清理取出。

(6) 宫内节育器脱落:宫内节育器放置时操作不规范,没有将宫内节育器放入子宫底部,或宫内节育器大小、类型与子宫大小、形态不匹配,或宫内节育器质量不好,易发生脱落,多在放器后 1 年内尤其是前 3 个月与经血一起排出,不易察觉。因此,放置宫内节育器后应定期随访。

(7) 带器妊娠:宫内节育器未置于子宫底部,或移位、异位等均可导致带器妊娠,一般随带器时间延长尤其是 4 年以上者,带器妊娠概率会增加,这可能与宫内节育器产生的异物反应随时间延长,影响稳定性或盆腔炎等疾病有关。带器妊娠可致胎儿畸形,原则上应终止妊娠并取出节育器。

2. 宫内节育器放置时间

(1) 月经周期第 5~7 天及月经干净后 3~7 天。无性交。

(2) 月经延长或哺乳期闭经者,应首先排除妊娠后才可放置。

(3) 早期妊娠吸宫或钳刮术后即时放置。

(4) 自然流产或中期妊娠引产转经后。

(5) 剖宫产半年后。

五、宫内节育器取出术

【项目简介】

取出的目的如适应证所述。

【适应证】

1. 节育器放置期已到,需要更换者。

2. 有生育要求,计划妊娠者。

3. 放置后出现较重的副反应,如严重腰腹痛、不规则子宫出血等。

4. 出现并发症,如异位、嵌顿、节育器变形、感染等。

5. 闭经半年或绝经 1 年以内。

6. 更换其他避孕方法者。

7. 带器妊娠者,需在行人工流产的同时取出。

【禁忌证】

各种疾病的急性期,暂不能取器,待病情好转后再考虑取出。

【操作前准备】

1. 病人准备　全面了解其妊娠分娩史,进行全面体格检查及相关辅助检查,行超声检查或 X 线透视确定节育器是否存在,并了解其位置和形状;排除禁忌证,向病人解释操作过程、风险、需要配合的事项,签署知情同意书;病人排空膀胱,术前 3 天禁止性生活。

2. 材料准备　取(宫内节育)器包、消毒用品等。

3. 操作者准备　操作者洗手,戴帽子、口罩、无菌手套等;助手协助病人摆放体位,观察取器过程中病人情况等。

【操作步骤】

1. 常规消毒外阴、阴道,铺无菌巾,行双合诊检查。

2. 用窥阴器扩张阴道,消毒宫颈。

3. 宫颈钳钳夹宫颈前唇,轻轻向外牵拉。

4. 不同类型节育器的取出技巧

(1) 带尾丝的节育器:用长弯血管钳钳住尾丝,轻轻牵拉取出节育器。

(2) 无尾丝的节育器:开始同宫内节育器放置手术步骤1~6,之后用探针探测节育器位置,取环钩沿宫腔方向进入宫腔,触及节育器后转动钩头方向钩住节育器下缘,牵拉取出。

5. 取出节育器后的观察

(1) 症状上注意:有无腹痛、阴道流血等,注意观察可能出现的副反应及并发症。

(2) 体征上注意:有无面色苍白、呼吸困难,生命体征是否平稳。

【操作后处理】

1. 取出完毕,复测病人生命体征,同时撤下孔巾,收拾用物弃于医用垃圾桶内,撤出病人臀下的治疗巾。用手消毒液消毒双手,协助病人恢复体位。

2. 嘱病人保持外阴清洁,2周内避免盆浴及性生活。

3. 消毒双手,核对,记录。

【操作要点】

1. 取环前首先要确认节育器的位置和类型,向病人介绍相关事宜并签署知情同意书。

2. 对于宫颈较紧的病人,取环前可以扩张宫颈。

3. 探测节育器位置时,根据术前定位尽量一次性探到异物感,避免多次反复探测损伤内膜,引起出血。

4. 使用取环钩时要非常小心,只能在宫腔内钩取,避免向宫壁钩取,如钩取时有阻力,不能强行牵拉,应退出取环钩,进一步查清原因。

5. 若节育器嵌顿确实严重,牵拉时阻力过大,可先牵出部分环形节育器环丝,找出环接口,离断,将环拉成线状后取出。

【易错点】

取环应在月经干净3~7天取或绝经后,如因阴道流血取器时可根据病人情况随时取出,必要时诊刮同时进行。

【相关知识】

并发症:取器时易损伤子宫壁或穿孔,甚至损伤脏器,引起并发症,故取器前,应了解子宫内宫内节育器的位置及有无断裂等情况,对症处理。

六、阴道后穹窿穿刺术

【项目简介】

通过后穹窿穿刺可以了解盆腹腔内液体的性状,进行相应理化检查、病理检查,以及病原学检查,并对相应疾病进行诊断和治疗。

【适应证】

1. 对疑有腹腔内出血的病人,如异位妊娠、卵巢滤泡破裂、黄体破裂等的辅助诊断。

2. 怀疑腹腔内积液或积脓时,了解积液性质,协助明确诊断;如为腹腔积脓,可以穿刺做病原学检查、穿刺引流及局部药物治疗。

3. 对于可疑恶性肿瘤的病人,可以通过穿刺留取腹水进行脱落细胞检查,也可以对后穹窿肿物进行细针穿刺病理检查(但目前对后者存在争议)。

【禁忌证】

1. 严重的盆腔粘连,直肠子宫陷凹完全被巨大肿物占据。

2. 疑有肠管与子宫后壁粘连。

3. 异位妊娠拟用非手术治疗时,无须进行后穹窿穿刺,以免引起感染。

4. 对于高度怀疑恶性肿瘤的病人,一部分学者主张尽量避免后穹窿穿刺,以免肿瘤细胞种植。

5. 合并严重的阴道炎症。

【操作前准备】

1. 器械准备

(1) 穿刺包(包含窥阴器、宫颈钳、9 号长针头)。

(2) 无菌手套。

(3) 消毒液(安尔碘或碘伏,2.5% 碘酒,75% 酒精;如碘过敏,备 1/1 000 苯扎溴胺溶液)。

(4) 10ml 或 20ml 注射器。

(5) 纱布数块。

(6) 根据实际需要准备玻片、培养皿、无水酒精、抗生素等。

2. 病人准备

(1) 给病人讲明手术的必要性,充分了解病人的既往病史,签署知情同意书。

(2) 测量血压、脉搏,必要时开放静脉。

(3) 术前化验检查,包括血常规、凝血功能检查等。

(4) 病人排空小便后取膀胱截石位,必要时导尿。

3. 操作者准备

(1) 充分了解病人既往病史及内科合并症。

(2) 术前肥皂水洗手,戴好口罩、帽子。

(3) 核对病人,检查知情同意书是否已经签署。

(4) 行盆腔检查了解阴道分泌物性状,确认无急慢性生殖道炎症;并了解子宫大小及位置,以及双侧宫旁情况,特别要注意后穹窿是否膨隆、有无肿瘤,如有阴道流血行消毒后双合诊。确认有无急慢性生殖道炎症。

【操作步骤】

1. 打开穿刺包,戴无菌手套。外阴 1% 碘伏或安尔碘消毒,铺无菌孔巾,行双合诊检查,更换手套,窥阴器暴露宫颈后宫颈钳钳夹宫颈后唇,碘伏消毒后穹窿。

2. 取 9 号长针头接 5~10ml 注射器,检查针头是否通畅,确认针头无阻塞后,左手向前上方牵拉宫颈钳,右手手持注射器在后穹窿中央或稍偏患侧,阴道后壁与后穹窿交界处稍下方、平行宫颈管方向缓缓刺入,当针头穿透阴道壁,出现落空感后(进针 2~3cm)立即抽取液体,如无液体抽出,可以适当改变进针深度和方向或边退针边抽吸,必要时令病人半坐卧位使盆腔内积液汇聚于直肠子宫陷凹以便于抽吸。

3. 如抽出脓液或陈旧性血液需要进行相应治疗时,按预定方案进行。

4. 操作结束时轻轻拔出针头后应注意穿刺点有无活动性出血,并可用棉球压迫至止血后取出窥阴器。

5. 如抽出血液,应使之静置 10 分钟以上,观察其是否凝集。

6. 如欲行细胞学检查应立即涂片,待其干燥后以 95% 酒精固定后送检。

7. 如行其他检查对标本进行相应处置(见腹腔穿刺术部分)。

8. 交代术后注意事项。

【操作后处理】

1. 后穹窿穿刺完毕,复测病人生命体征,将穿刺抽出的液体向病人说明情况。同时撤下孔巾,擦净外阴,收拾刮宫用物弃于医用垃圾桶内,撤出病人臀下的治疗巾及用过的穿刺包放手治疗车下层。用手消毒液消毒双手,协助病人恢复体位。

2. 消毒双手,核对,记录。

【操作要点】

1. 检查室温度适宜、操作环境隐蔽。

2. 操作前要测量病人生命体征。

3. 严格遵守无菌技术操作原则及操作流程。

4. 术前的沟通、确认和知情同意很重要。

5. 进行后穹窿穿刺前应行双合诊检查了解子宫位置。

6. 掌握女性盆腔解剖。

【易错点】

1. 注意无菌操作。

2. 向前上方牵拉宫颈钳,在阴道后壁与后穹窿交界处稍下方进针,进针方向很重要,必须与宫颈管方向平行,以免穿刺入宫体而导致假阴性结果。

3. 如抽出血性液体,应静置 10 分钟以上,如果血性液体凝集证明穿刺入血管,如不凝证实为腹腔内出血。

【相关知识】

直肠子宫陷凹是腹腔最低点,腹腔内如有积血、积脓或积液时常常留存于此。后穹窿的组织相对较薄,经后穹窿穿刺进行治疗、取卵、注射等损伤小、操作方便。经阴道后穹窿穿刺对于诊断、治疗许多妇产科疾病是必不可少的常用的辅助方法。

第五篇 儿 科 篇

一、新生儿复苏

【项目简介】

提高新生儿窒息及早产儿的抢救成功率,尽可能减少和避免并发症的发生,减轻对各脏器的损伤。

【适应证】

适用于所有新生儿,特别是窒息新生儿和早产儿。

【禁忌证】

无。

【术前准备】

1. 患儿准备　复苏前应充分了解患儿情况,评估发生窒息的危险性。

(1) 胎龄:是否足月。

(2) 单胎或多胎。

(3) 是否胎膜早破,如有胎膜早破了解羊水情况。

(4) 母亲孕期合并症情况。

2. 材料准备

(1) 预热的开放式辐射台、大毛巾、塑料薄膜(保鲜膜)、脉搏血氧监测仪。

(2) 物品准备

1) 负压吸引器:根据患儿胎龄选择合适型号吸痰管(早产儿选择 8F,足月儿选择 10F)、吸球。

2) 新生儿复苏球囊:根据胎龄选择合适型号面罩。

3) T- 组合复苏器、喉罩、呼气末 CO_2 检测器。

4) 气管内导管、导丝、喉镜(根据胎龄选择喉镜片)、固定胶布。

5) 胎粪吸引管。

6) 氧源、空氧混合器。

7) 肾上腺素、生理盐水。

3. 操作者准备

(1) 至少需要两个人操作。

(2) 操作者洗手,戴口罩;医生负责体位及呼吸,护士负责清理气道、心外按压及给药等。

(3) 了解患儿病情。

(4) 掌握新生儿复苏相关知识,并发症的诊断与处理。

【操作步骤】

1. 复苏的基本程序 评估—决策—措施。评估主要基于呼吸、心率、血氧饱和度。

2. 快速评估

(1) 足月吗?

(2) 羊水清吗?

(3) 有哭声和呼吸吗?

(4) 肌张力好吗?

3. 初步复苏

(1) 保暖:将新生儿放在辐射保暖台上或因地制宜采取保温措施,如用预热的毯子裹住新生儿以减少热量散失等。对体重<1 000g的极低出生体重儿,有条件可将其头部以下躯体和四肢放在清洁的塑料袋内,或盖以塑料薄膜置于辐射保暖台上,摆好体位后继续初步复苏的其他步骤。避免高温,以避免引发呼吸抑制。

(2) 体位:新生儿头轻度仰伸位(鼻吸气位)。

(3) 吸引:肩娩出前,助产者用手挤出新生儿口、咽、鼻中的分泌物。娩出后,用吸球或吸管清理分泌物,先口咽后鼻腔,吸管的深度适当,吸引时间不超过10秒,吸引器的负压不应超过100mmHg(1mmHg=0.133kPa)。

(4) 羊水胎粪污染时的处理:当羊水有胎粪污染时,无论胎粪是稠或稀,如新生儿娩出后被评估为有活力(呼吸好、肌张力好、心率>100次/min),则继续初步复苏;如被评为无活力(呼吸、肌张力及心率三项任一项为否),则采用胎粪吸引管进行管内吸引(图5-1)。

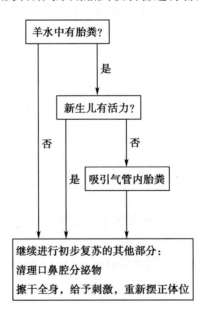

图 5-1 羊水胎粪污染时的处理

(5) 擦干:快速擦干全身,拿掉湿毛巾。

(6) 刺激:用手拍打或用手指轻弹新生儿足底或摩擦背部两次,以诱发自主呼吸。如这些努力无效,表明新生儿处于继发性呼吸暂停状态,需要正压通气。

4. 正压通气　新生儿复苏成功的关键在于建立充分的正压通气。

（1）指征：呼吸暂停或喘息样呼吸；心率<100 次/min。

（2）气囊面罩正压通气

1）方法

E-C 手法：左右拇指和示指固定面罩，其余三指抬下颌保证气道通畅；通气频率 40~60 次/min（胸外按压时为 30 次/min）；通气压力需要 20~25cmH$_2$O（1cmH$_2$O=0.098kPa），少数病情严重的新生儿可用 2~3 次 30~40cmH$_2$O，以后维持在 20cmH$_2$O。

2）评估通气有效性：有效的正压通气应显示心率迅速增快，以心率、胸廓起伏、呼吸音及氧饱和度来评价；如正压通气达不到有效通气，需检查面罩和面部之间的密闭性，是否有气道阻塞（可调整头位，清除分泌物，使新生儿的口张开）或气囊是否漏气。面罩型号应正好封住口鼻，但不能盖住眼睛或超过下颌。

3）注意事项：持续气囊面罩正压通气（>2 分钟）可产生胃充盈，应常规插入 8F 胃管，用注射器抽气和通过在空气中敞开端口来缓解。自动充气式气囊不能用于常压给氧。

5. 气管插管

（1）指征：需要气管内吸引清除胎粪；气囊面罩正压通气无效或需要长时间正压通气；胸外按压；经气管注入药物；特殊复苏情况，如先天性膈疝或超低出生体重儿。

（2）准备：准备不同型号的气管导管、管芯、喉镜，准备好吸引装置，气管导管和插入深度的选择方法见表 5-1。

表 5-1　不同体重气管插管型号和插入深度的选择

新生儿体重/g	导管内径/mm	上唇至管端距离/cm
≤1 000	2.5	6~7
~2 000	3.0	7~8
~3 000	3.5	8~9
>3 000	4.0	9~10

（3）方法

1）左手持喉镜，将喉镜夹在拇指与 3 个手指间，镜片朝前。小指靠在新生儿颌部提供稳定性。喉镜镜片应沿着舌面右侧滑入，将舌头推至口腔左侧，推进镜片直至其顶端达会厌软骨。

2）暴露声门：采用一抬一压手法，轻轻抬起镜片，上抬时需将整个镜片平行朝镜柄方向移动，使会厌软骨抬起暴露声门和声带。如未完全暴露，操作者用自己的小指或由助手的示指向下稍用力压环状软骨使气管下移，有助于看到声门。在暴露声门时不可上撬镜片来抬起镜片。

3）插入有金属导芯的气管导管：将导管置于声门与气管隆嵴之间。

4）插入导管时，如声带关闭，可采用 Heimlich 手法。助手用右手示指和中指在胸外按压的部位向脊柱方向快速按压一次，促使呼气产生以打开声门。

5）整个操作要求在 20 秒内完成。

（4）确定导管位置正确的方法

1）胸廓起伏对称。

2）听诊双肺呼吸音一致，尤其是腋下，且胃部无气过水音，胃部无扩张。

3）呼气时导管内有雾气。

4）心律、肤色和新生儿反应好转。

5）呼出气 CO_2 检测仪可有效确定有自主循环的新生儿气管插管位置是否正确。

（5）确定导管深度的方法

1）声带线法：导管声带线标志与声带水平吻合。

2）胸骨上切迹摸管法：操作者或助手的小指尖垂直置于胸骨上切迹，当导管在气管内前进，小指尖触摸到管端，则表示管端已达气管中点。

3）体重法：见表5-1。

4）胸部 X 线片定位。

（6）胎粪吸引管：将胎粪吸引管直接连接气管导管，操作者用右手示指将气管导管固定在新生儿的上腭，左手示指按压胎粪吸引管的手控口使其产生负压，边退气管边吸引，3~5秒将气管导管撤出。必要时可重复插管再吸引。

6. 胸外按压

（1）指征：充分正压通气 30 秒后心率<60 次 /min，在正压通气同时需进行胸外按压。

（2）方法：按压新生儿两乳头连线中点的下方，即胸骨体下 1/3。按压深度约为前后胸直径的 1/3，产生可触及脉搏的效果。按压和放松的比例为按压时间稍短于放松时间，放松时拇指或其余手指不应离开胸壁。

1）拇指法：双手拇指端压胸骨，根据新生儿体型不同，双拇指重叠或并列，双手环抱胸廓支撑背部。建议使用。

2）双指法：右手示指和中指尖放在胸骨上，左手支撑背部。

3）按压 - 通气比：按压 - 通气比为 3∶1，即 90 次 /min 按压和 30 次 /min 呼吸，达到每分钟约 120 个动作。因此，每个动作约 0.5 秒，2 秒内 3 次胸外按压加 1 次正压通气。

7. 药物 在积极矫正通气步骤保证有效通气及胸外按压的基础上，有指征时考虑用药。新生儿复苏时，很少需要用药。

（1）肾上腺素

1）指征：30 秒内正压通气和胸外按压后，心率持续<60 次 /min。

2）剂量：1∶10 000 肾上腺素。首选静脉给药，0.1~0.3ml/kg；气管内给药，0.5~1ml/kg。必要时 3~5 分钟重复 1 次。

3）途径：脐静脉导管（或脐静脉）或外周静脉给药，气管内给药。

（2）扩容

1）指征：有低血容量，怀疑失血性休克对其他措施无反应时。

2）液体：等渗晶体溶液，推荐使用生理盐水。大量失血则需要输入与患儿交叉配血阴性的同型血或 O 型红细胞悬液。

3）方法：首次剂量为 10ml/kg，经外周静脉或脐静脉慢推入（ >10 分钟）。可重复注入 1 次。

8. 复苏后监护

（1）新生儿摆好体位，注意保暖。

(2) 监护生命体征。

(3) 监测血糖、血气及血电解质等,及时对脑、心、肺、肾及胃肠等器官功能进行监测。

【并发症及处理】

1. 气胸　可由以下原因引起:气管插管位置不合适或正压通气时压力过高。少量气胸观察即可,大量气胸需要胸腔穿刺或放置闭式引流管。如患儿需要机械通气,气胸可能会继续发展,甚至成为张力性气胸,应注意观察,必要时应用高频振荡通气,放置胸腔闭式引流管。

2. 吸入性肺炎　可由以下原因引起:气道分泌物清理不彻底或长时间正压通气未放置胃管。应注意及时清理呼吸道,根据临床情况必要时给予抗感染治疗,严重者可能需要机械通气。

3. 局部皮肤压伤　长时间胸外按压时,按压部位可能出现局部压红、瘀斑。操作过程中应注意局部皮肤保护,可在按压部位垫棉球,动作轻柔。

4. 牙龈或口腔黏膜损伤　气管插管时应注意操作轻柔、规范,一旦出现损伤,对症处理即可。

【操作要点】

在 ABCD 复苏原则下,新生儿复苏可分为 4 个步骤:①快速评估(或有无活力评估)和初步复苏;②正压通气和脉搏血氧饱和度监测;③气管插管正压通气和胸外按压;④药物和 /或扩容。

【易错点】

1. 评估—决策—措施的程序在整个复苏中不断重复,评估主要基于以下 3 个生命体征:呼吸、心率、脉搏血氧饱和度,通过评估这 3 个体征中的每一项来确定每一步是否有效。其中心率对于决定进入下一步骤是最重要的。

2. 羊水胎粪污染时的处理　20 秒内完成气管插管,3~5 秒完成胎粪吸引。

3. 根据体重选择气管插管的型号和插入深度。

4. 如需胸外按压,必须先气管插管,胸外按压时给氧浓度增加至 100%。胸外按压与正压通气比例为 3∶1(1 分钟 90 次胸外按压,30 次正压通气)。

5. 正压通气时需检测脉搏血氧饱和度(导管前),根据经皮血氧饱和度调节氧浓度。

6. 持续气囊面罩正压通气大于 2 分钟,应常规插入 8F 胃管。

7. 复苏过程中需进行 1 分钟、5 分钟 Apgar 评分。

【相关知识】

1. 氧的应用　建议使用空氧混合仪及脉搏氧饱和度仪。

(1) 足月儿可用空气复苏,早产儿开始给 30%~40% 的氧,用空氧混合仪根据氧饱和度调整给氧浓度,使氧饱和度达到目标值。如暂时无空氧混合仪,可用接上氧源的自动充气式气囊去除储氧袋(氧浓度为 40%)进行正压通气。如果有效通气 90 秒心率不增加或氧饱和度增加不满意,应当考虑将氧浓度提高到 100%。

(2) 脉搏氧饱和度仪的传感器应放在动脉导管前位置(即右上肢,通常是手腕或手掌的中间表面)。在传感器与仪器连接前,先将传感器与婴儿连接,有助于最迅速地获得信号。

2. 早产儿复苏需关注的问题

(1) 体温管理:将早产儿置于调至中性温度的暖箱中。对出生体重<1 000g 的极低出生

体重儿,出生复苏时可采用塑料袋保温(见初步复苏部分)。

(2) 对极不成熟早产儿,因肺不成熟,缺乏肺表面活性物质可发生呼吸窘迫综合征,出生后可经气管内注入肺表面活性物质预防呼吸窘迫综合征。

(3) 由于早产儿生发层基质的存在,易造成室管膜下 - 脑室内出血。心肺复苏时要特别注意保温,避免使用高渗药物,操作轻柔,维持颅内压稳定。

二、小儿骨髓穿刺术(胫骨)

【项目简介】

1. 诊断作用　通过骨髓细胞增生程度检查,细胞组成及其形态学变化检查,细胞遗传学检查,分子生物学检查,造血干细胞培养,骨髓液培养,寄生虫、细菌和真菌检查等协助临床诊断。

2. 治疗作用　观察疗效和判断预后,还可以为骨髓移植提供骨髓。危重患儿抢救时的暂时性静脉通道。

【适应证】

1. 诊断

(1) 各种血液病的诊断、鉴别诊断及治疗随访。

(2) 协助诊断部分恶性肿瘤的分期,如淋巴瘤、肾母细胞瘤等。

(3) 协助诊断贮积性疾病,如戈谢病(Gaucher disease)等。

(4) 对于不明发热的患儿,抽取骨髓液进行细菌培养;骨髓液寻找寄生虫,如寻找疟原虫,黑热病病原体等。

2. 治疗

(1) 危重儿童抢救时,如外周静脉通路建立困难,胫骨骨髓穿刺术也可作为暂时性措施,直至建立静脉通道。

(2) 为骨髓移植提供骨髓来源。

【禁忌证】

1. 穿刺部位有感染或开放性损伤。

2. 血友病及有严重凝血功能障碍者,当骨髓检查并非唯一确诊手段时,则不宜进行此种检查,以免引起局部严重迟发型出血。

3. 生命体征不平稳。

【操作前准备】

1. 患儿准备

(1) 核对患儿姓名、诊断。

(2) 测量生命体征(心率、血压、呼吸)。

(3) 向患儿家属说明穿刺目的、必要性和可能出现的并发症。

(4) 监护人签署知情同意书。

(5) 提前穿纸尿裤。

(6) 抚慰患儿,必要时应用水合氯醛或地西泮镇静。

2. 材料准备

(1) 治疗车上载有以下物品:

1）骨髓穿刺包：内含骨髓穿刺针、注射器、棉球、医用纱布片、镊子、洞巾、弯盘。

2）消毒用品：安尔碘。

3）麻醉药物：2% 利多卡因 5ml。

（2）其他：20ml 注射器数个、推片 1 张、载玻片 6~8 张、抗凝管数个、中单或棉垫、口罩、帽子、创可贴、无菌手套、甲紫及棉签。

3. 操作者准备

（1）至少要两个人操作。

（2）操作者洗手，戴帽子、口罩；助手协助患儿取仰卧位，准备无菌注射器、安尔碘，观察穿刺过程中患儿情况等。

（3）了解患儿病情，穿刺目的等。

（4）掌握骨髓穿刺操作相关知识、并发症的诊断与处理。

【操作步骤】

1. 体位 患儿取仰卧位，穿刺侧小腿稍外展，腘窝处稍垫高。

2. 穿刺点选择

（1）操作前再次核对患儿姓名、住院号。

（2）穿刺点取胫骨粗隆下 1cm 之前内侧胫骨平坦处，做好标记。胫骨骨髓穿刺适合 1 岁以下小儿。

（3）确定后用甲紫标记穿刺点。

3. 消毒铺单

（1）准备：打开骨髓穿刺包外层（手仅可触及骨髓穿刺包外层外侧），戴无菌手套，打开骨髓穿刺包内层，检查骨髓穿刺包内物品是否齐全，骨髓穿刺针是否通畅、尖端是否锐利。

（2）消毒：请助手将安尔碘倒入放有无菌棉球的无菌杯中，持无菌持物钳夹起棉球，以穿刺点为中心向外呈同心圆样消毒三遍（后一遍不超过前一遍范围）。用后的消毒棉球弃掉。

（3）铺巾：无菌孔巾中心对准穿刺点铺巾。

4. 麻醉

（1）准备：5ml 注射器抽取 2% 利多卡因 2ml。

（2）在穿刺点局部皮下注射形成 1 个皮丘，将注射器垂直于皮肤表面刺入。

（3）然后垂直于皮肤边进针边回抽边推药，深至骨膜，并在骨膜做扇形局部麻醉，拔针后用消毒纱布压迫片刻。

5. 穿刺

（1）骨髓穿刺针检查：调整骨髓穿刺针固定器的位置并固定好，估计患儿软组织厚度，根据麻醉时进针的深度调整，距针尖 1~1.5cm。

（2）穿刺：左手拇指和示指将穿刺部位皮肤绷紧，右手持骨髓穿刺针于穿刺点垂直于骨的长轴或者与垂直面成 5°~15°，针尖向足端倾斜刺入，下达骨膜后可适度用力缓慢旋转，有阻力消失感且骨髓穿刺针已固定，表示已达骨髓腔。

（3）抽吸骨髓：抽出针芯，接一次性 20ml 注射器吸取骨髓液 0.1~0.2ml（一般注射器针乳头内充满即可）。如抽不出，可放回针芯小心前进或后退 1~2mm 后再吸。

(4) 涂片:取下注射器交助手,抽出液有脂肪小滴和/或骨髓小粒可确证为骨髓液。助手涂片。

(5) 如果需要做骨髓液的其他检查时,应在留取骨髓液涂片标本后,再抽取需要量的骨髓液用于骨髓干细胞培养、染色体及融合基因检测、骨髓细胞流式细胞术检查及骨髓液细菌培养等。

(6) 拔针:重新插入针芯,拔出穿刺针。穿刺点用无菌纱布压迫片刻,敷以无菌纱布并用胶布固定(或者用一次性敷料粘贴)。

【操作后观察】

1. 穿刺后 24 小时内常规观察穿刺局部是否干燥,有无渗血。

2. 适当制动穿刺部位,预防出血。

3. 标本处理 记录标本量与性质,将涂片放置于标本盒中妥善保存并标记。然后根据临床需要进行相应检查,如形态学检查及基因检测、培养等。

4. 及时撰写操作记录。

【并发症及处理】

1. 出血 主要容易发生于血小板减少和/或血小板功能异常的患儿。大多数经局部按压后出血能够被控制,血小板低的患儿可以加压包扎。如果出血持续,对于血小板减少和/或血小板功能异常的患儿可以输注血小板。

2. 感染 常比较轻微,仅仅需要局部用药。免疫抑制的患儿可能发生更严重的感染。

3. 骨髓穿刺针断裂 穿刺针头进入骨质后需避免大范围摆动。大理石骨病等罕见情况可能引起进针困难,应避免强行进针,否则可能出现穿刺针断裂。一旦发生,尽量用止血钳将穿刺针远端拔出,如果取不出,请外科会诊。

【操作要点】

1. 准备温度适宜的操作环境。

2. 严格遵守无菌技术操作原则及操作流程。

3. 告知家属骨髓穿刺的目的、注意事项,取得家长同意及配合。

4. 婴幼儿不配合可在操作前给予 10% 水合氯醛灌肠镇静处理,同时操作时要由助手协助固定体位。

【易错点】

1. 穿刺点的选择。

2. 操作粗暴,穿刺不成功。

3. 制作涂片时骨髓抽吸过多。

【相关知识】

1. 儿科常用的骨髓穿刺部位,除胫前外,还有髂后上棘、髂前上棘和胸骨。髂后上棘是儿科常用的穿刺部位,适用于任何年龄的儿童。髂后上棘穿刺部位骨髓腔大,骨髓量多,穿刺容易成功,且很安全。髂前上棘也是一个选择。胸骨骨髓穿刺适用于大年龄的儿童。胸骨骨髓液含量丰富,但胸骨较薄,其后方紧邻大血管和心脏,因此,如果患儿不配合或术者缺乏经验,力量控制不好,可能发生意外。

2. 合格而规范的骨髓涂片要求包括头、尾、体三部分,图片厚薄应适宜,需要根据估计的骨髓增生活跃度调整。

三、小儿腰椎穿刺术

【项目简介】

1. 诊断作用　测脑脊液压力,留取少量脑脊液标本检测,以协助明确颅内病变原因。

2. 治疗作用　鞘内注射药物预防和治疗中枢神经系统白血病,治疗中枢神经系统感染,镇痛等。

【适应证】

1. 中枢神经系统感染及非感染性炎症,代谢性疾病,脑血管疾病或颅内肿瘤等颅内病变。

2. 预防和治疗中枢神经系统白血病等。

【禁忌证】

1. 有脑疝现象。

2. 穿刺部位有感染或开放性损伤。

3. 明显出血倾向。

4. 处于休克及可能需要心肺复苏的危重患儿推迟腰椎穿刺。

5. 监护人拒绝签字。

【操作前准备】

1. 患儿准备

(1) 核对患儿姓名、诊断。

(2) 测量生命体征(心率、血压、呼吸)。

(3) 向患儿家属说明穿刺目的、必要性和可能出现的并发症。

(4) 监护人签署知情同意书。

(5) 年长儿提前去卫生间排空大小便,婴幼儿穿纸尿裤。

(6) 抚慰患儿,必要时应用水合氯醛或地西泮镇静。

2. 材料准备

(1) 治疗车上载有以下物品:

1) 腰椎穿刺包:内含腰椎穿刺针、无菌注射器、镊子、测压管、医用脱脂纱布、一次性医用棉球、自黏性伤口敷料或无菌纱布、孔巾、巾钳、弯盘、3 个无菌小瓶。

2) 消毒用品:安尔碘。

3) 麻醉药物:2% 利多卡因 5ml。

(2) 其他:口罩、帽子、无菌手套、一次性棉签、医用垃圾桶及锐器桶。

3. 操作者准备

(1) 需要 1~2 名助手配合操作。

(2) 操作者洗手、戴帽子、口罩;助手一协助患儿体位摆放,助手二协助准备局部麻醉药及消毒药品,并观察穿刺过程中患儿情况等。

(3) 穿刺前充分了解患儿病情、穿刺目的、头颅影像学情况等。

(4) 掌握腰椎穿刺操作适应证、禁忌证、可能出现的并发症及处理方法。

【操作步骤】

1. 体位

(1) 左侧卧位,低头并膝髋屈曲,双手抱膝,沿诊疗床边侧卧。

（2）由助手协助弯曲患儿下肢及头颈,取得最大程度的脊椎弯曲。

（3）背部呈弓形,与床面垂直,充分暴露操作部位的椎间隙。

2. 穿刺点选择

（1）操作前再次核对病人。

（2）触两侧髂嵴,髂嵴上缘连线的中点为第3、4腰椎棘突之间（第3、4腰椎间隙）,确定为穿刺点。

（3）以拇指甲痕标记穿刺点。

3. 消毒铺单

（1）准备

1）术者打开腰椎穿刺包,戴无菌手套。

2）检查腰椎穿刺包内物品是否齐全,穿刺针是否通畅、尖端是否锐利,测压管连接处是否完好。

3）助手协助,倒入安尔碘浸泡消毒棉球。

（2）消毒:用无菌持物钳夹起棉球,以确定好的穿刺点为中心,从中心向外消毒三遍。用后的消毒棉球弃掉。

（3）铺巾:无菌孔巾中心对准穿刺点铺巾。

4. 麻醉

（1）准备:5ml注射器抽取2%利多卡因2ml。

（2）在穿刺点局部皮下注射形成一个皮丘,将注射器垂直于皮肤表面刺入。

（3）间断负压回抽,如无液体或鲜血吸出,注射麻醉药,逐层浸润麻醉各层组织及韧带。拔针后用消毒纱布压迫片刻,记录进针长度,作为下一步穿刺大概需要的进针深度。

5. 穿刺

（1）穿刺:左手拇指固定住第3腰椎棘突,右手持腰椎穿刺针,沿第3腰椎棘突下方（足侧）穿刺,针头垂直于患儿后背,也可稍向头侧倾斜。进皮稍快,缓慢进针,可依次感受到脊韧带、硬脊膜的阻力,当有落空感时针已进入到蛛网膜下腔,停止进针。

（2）测压并留取脑脊液:拔出针芯,见脑脊液流出后,接测压管,测压管中的脑脊液上升到一定高度不再继续上升,读出脑脊液压力。去掉测压管后,用无菌瓶3个,每瓶接1~2ml脑脊液分别送检培养、常规、生化（根据情况可多留取脑脊液检测其他项目）。如进针过程中针尖遇到骨质,应将针退至皮下,纠正角度后再进行穿刺。

（3）拔针:重新插入针芯,拔出穿刺针。穿刺点用无菌纱布压迫片刻,敷以无菌纱布并用胶布固定（或者用一次性敷料粘贴）。

（4）鞘内注射:为行鞘内注射治疗所做的腰椎穿刺在穿刺成功后先放出与待注入药量等量的脑脊液再向椎管内缓慢注入药物,注射完成后按上一条步骤（3）拔针。

6. 穿刺后的观察

（1）嘱患儿去枕平卧6小时。

（2）症状上注意观察有无头痛、背痛。

（3）体征上注意检查意识状态、面色、脉搏、双侧瞳孔及其他神经系统体征。

（4）观察穿刺局部是否洁净、干燥。

（5）标本处理:记录标本量与性质,将标本分类并标记,然后根据临床需要进行相应检查,如常规、生化、细菌学、免疫学及细胞形态学等。

7. 及时撰写操作记录。

【操作后处理】

若严格按照操作规程,一般无并发症。可能的并发症如下:

1. 腰椎穿刺后头痛 相对较少见,多在数小时至 3~4 天消失,少数可持续 1 周。多饮水,尽量用细的穿刺针,穿刺针的针尖斜面与患儿身体长轴平行等措施可能有助于预防腰椎穿刺后头痛。

2. 低颅压综合征 通过控制放液量,保持头低位可以减少并发症的发生。若发生,经休息后可逐渐缓解,多无须特殊处理。

3. 脑疝形成 术前行眼底检查,必要时行头颅影像学检查。操作时如脑脊液流速过快,将部分针芯堵在针口上减慢滴速可以防止脑疝形成。

4. 神经根痛 严格掌握穿刺部位,避免位置过高可避免该并发症。

5. 感染 严格无菌操作有助于减少感染概率。

6. 出血 见于正在行抗凝治疗或存在严重凝血障碍的患儿。

【操作要点】

1. 准备温度适宜的操作环境。

2. 严格遵守无菌技术操作原则及操作流程。

3. 告知家属腰椎穿刺的目的、注意事项,取得家长同意及配合。

4. 婴幼儿不配合可在操作前给予 10% 水合氯醛灌肠镇静处理,同时操作时要由助手协助固定体位。

【易错点】

1. 穿刺点的选择。

2. 操作粗暴,穿刺不成功。

【相关知识】

1. 正常儿童脊髓末端较成人低,可达第 2 腰椎水平,在 4 岁左右升至第 1 腰椎水平,因此,儿童腰椎穿刺部位切忌过高。

2. 用于检查所放出的脑脊液总量建议不超过 5~10ml。

3. 正常侧卧位脑脊液压力为 70~80mmH$_2$O。

4. Queckenstedt 试验 用于了解蛛网膜下腔有无阻塞。在测量初压后,由助手先压迫一侧颈静脉约 10 秒,再压另一侧,最后同时按压双侧颈静脉。正常时,压迫颈静脉后,脑脊液压力迅速升高 1 倍左右,解除压迫后 10~20 秒,迅速降至原来水平,称为梗阻试验阴性,提示蛛网膜下腔通畅。若压迫颈静脉后,不能使脑脊液压升高,则为梗阻试验阳性,提示蛛网膜下腔完全阻塞。若施压后压力缓慢上升,放松后又缓慢下降,提示有不完全梗阻。凡有颅内压增高者,禁做此试验。

5. 压腹试验 腰椎穿刺时,检查者以拳头用力压迫患儿腹部,持续 20 秒。脑脊液在测压管中迅速上升;解除压迫后,脑脊液在测压管中迅速下降至正常水平,说明腰椎穿刺针在穿刺处的蛛网膜下腔。如果压腹试验脑脊液在测压管中液平不上升或十分缓慢上升,说明腰椎穿刺针不在蛛网膜下腔。

6. 穿刺针型号 针的型号在国内用"号"表示针的外径(mm),如 7 号针即直径为 0.7mm,

因此"号"越大,直径越粗;国外针管的计量单位为"G(gauge)",指外径大小,"G"越大,针越细。22G 的针外径为 0.7mm,与我国 7 "号"针的外径相同。

7. 损伤后脑脊液如何粗略推算白细胞数及蛋白含量 穿刺损伤可能造成脑脊液呈血性,是由穿透血管所致,可按以下公式粗略推算混入血液前脑脊液白细胞数:白细胞数 = 脑脊液白细胞数(血白细胞数 × 脑脊液红细胞数 ÷ 血红细胞数)。如果患儿的红细胞数是正常的,需从总的脑脊液白细胞数中以每 1 000 个红细胞减去 1 个白细胞(每微升)的比例去除红细胞。为了计算真正的蛋白水平,红细胞每 1 000/mm³,减去 10mg/L(红细胞数及蛋白量的检测需来源于同一个试管)。

四、小儿体格测量

小儿体格测量

【项目简介】

通过对小儿体格生长各项指标的测量,判断小儿体格生长水平。

【适应证】

需进行生长发育测量的小儿。

【禁忌证】

无。

【操作前准备】

1. 向患儿家长交代测量目的,解释测量的方法,取得家长的同意及配合。

2. 检查物品准备 体重秤、婴儿身长测量器、身高计、软尺、垫布、皮褶厚度计,以及干净的尿不湿。

【操作步骤】

1. 体重测量

(1) 3 岁以下小儿测量:10kg 以下的小婴儿先进行环境准备,使室温保持在 22~24℃。测体重之前体重秤先调零,脱去小儿衣帽及纸尿裤,一手托住小儿的头部,一手托住臀部,放于体重秤上进行测量。小婴儿最好采用载重 10~15kg 的盘式杠杆秤或盘式电子秤测量,准确读数至 0.01kg。1~3 岁幼儿亦可采用载重 50kg 的体重秤蹲位测量,准确读数至 0.01kg,需注意让小儿蹲于秤台中央。

(2) 3 岁以上小儿测量:体重测量应在晨起空腹时将尿排出、脱去衣裤鞋袜后进行,平时以进食后 2 小时称量为佳。3~7 岁儿童用载重 50kg 的体重秤测量,准确读至 0.01kg;7 岁以上儿童用载重 100kg 的体重秤测量,准确读至 0.1kg。测量时让儿童站立于踏板中央,两手自然下垂。如有条件,可使小儿离开体重秤后再次站立于体重秤上,重新测量读数,取两次测量的平均值作为最终测量值,以减少误差。

(3) 体温低或病重的患儿:可先将衣服、纸尿裤和小毛毯称重,给患儿穿上后再测量。

2. 身长(身高)测量

(1) 卧位测量(3 岁以下):一手托住小儿的头部,一手托住臀部,将小儿仰卧放在量床底板中线上。两人配合,助手将头扶正,使头顶接触头板,同时小儿双眼直视上方。最佳头部位置是使法兰克福平面(耳眼平面)处于垂直位,即使左右两侧外耳门上缘点与左侧眶下缘三点处于同一垂直面。检查者位于小儿右侧,左手按住双膝,使双腿伸直并拢,右手移动足板使其接触两侧足跟,然后读刻度。注意使量床两侧读数一致,误差不超过 0.1cm。如有条件,可再次测量读数,取两次读数的平均值作为最终测量值,以减少误差。

（2）立位测量（3岁以上）：先检查身高计是否放置平稳,水平板与立柱之间是否成直角。小儿脱去鞋袜后,站于身高计的底板上,要求小儿呈立正姿势,背靠身高计的立柱,两眼平视前方,法兰克福平面呈水平位,胸稍挺,腹微收,两臂自然下垂,手指并拢,足跟靠拢,足尖分开约60°,使两足后跟、臀部及两肩胛角几点同时都接触立柱,头部保持正直位置。测量者轻轻滑动水平板直至与小儿头顶接触。读数前应再次观察被测量者姿势是否保持正确,待符合要求后再读取水平板呈水平位时其底面立柱上的数字,记录至小数点后一位,误差不超过0.1cm。如有条件,可使小儿离开身高计后再次站于身高计上,重新测量读数,取两次读数的平均值作为最终测量值,以减少误差。

3. 顶臀长测量　头顶至坐骨结节的长度称为顶臀长,多用于3岁以下小儿。测量时小儿取仰卧位,由助手固定小儿头部及身体,使其头顶贴于测量板顶端。测量者位于小儿右侧,左手提起小儿小腿使其膝关节屈曲,大腿与底板垂直,骶骨紧贴底板,右手移动足板,使其紧贴小儿臀部,精确至0.1cm。

4. 坐高测量　多用于3岁以上小儿。小儿取坐位,两大腿伸直并拢,与躯干成直角。令小儿挺身坐直,双眼平视前方,臀部紧靠立柱,双肩自然下垂,双足平放地面上,足尖向前。移动头顶板与头顶接触,精确至0.1cm。

5. 上、下部量　取仰卧位或立位,用软尺或硬尺测量自耻骨联合上缘至足底的垂直距离,为下部量,精确至0.1cm。身长（高）减去下部量即为上部量。0~3岁婴幼儿取仰卧位测量,3岁以上儿童取立位测量,要求同身长（高）测量。

6. 头围测量　小儿取立位或坐位,测量者位于小儿前方或一侧,用拇指将软尺零点固定于一侧眉弓上缘处,软尺经过耳上方,经枕骨结节最高点,两侧对称,从另一侧眉弓上缘回至零点后读数。误差不超过0.1cm。

7. 胸围测量　3岁以下小儿取卧位或立位,3岁以上儿童取立位。测量者位于小儿前方或一侧,用手指将软尺零点固定于一侧乳头下缘,手拉软尺,绕经小儿后背,以两肩胛骨下角下缘为准,注意前后左右对称,经另一侧回到起点,然后读数。取平静呼吸时的中间数,误差不超过0.1cm。测量时软尺应紧贴皮肤,注意软尺不要打折。

8. 腹围测量　取卧位,测量婴儿时将软尺零点固定在剑突与脐连线中点,经同水平位绕背一周回到零点;儿童可平脐经同水平位绕背一周后回到零点进行读数,精确至0.1cm。

9. 腹部皮下脂肪测量　取锁骨中线平脐处,皮褶方向与躯干长袖平行,测量者在测量部位用左手拇指与示指将该处皮肤及皮下脂肪捏起,捏时两手指应相距3cm。右手拿量具（皮褶厚度计）,将钳板插入捏起的皮褶两边至底部钳住,测量其厚度,精确至0.5mm。

10. 上臂围测量　取立位、坐位或者仰卧位,两手自然平放或下垂。一般测量左上臂,将软尺零点固定于上臂外侧肩峰至鹰嘴连线中点,沿该点水平位将软尺紧贴皮肤绕上臂一周,回至零点读数,精确至0.1cm。

【操作要点】

该项操作重点为获得较准确的测量结果,对患儿的生长发育水平进行评估。难点:操作手法温柔,注意人文关怀。

【易错点】

操作粗暴,忽略人文关怀。

【相关知识】

1. 体重为各器官、系统、体液的总重量。其中骨骼、肌肉、内脏、体脂、体液为主要成分。体重易于准确测量,是最容易获得的反映儿童生长与营养状况的指标。

2. 身长(高) 身高为头部、脊柱及下肢长度的总和。3岁以下儿童(立位测量不易准确)或无法站立的患儿应卧位测量,称为身长,立位测量称为身高。主要反映的是长期营养状况,短期内影响生长发育的因素(营养、疾病等)对身长影响不明显。它受遗传、种族和环境的影响较为明显。

3. 上、下部量 上部量是指自头顶至耻骨联合上缘的距离;下部量是指自耻骨联合上缘至足底的距离。某些疾病可使身体各部分比例失常,此时需要分开测量上部量及下部量以进行比较。出生时上部量大于下部量,中点在脐上,随着下肢长骨增长,中点下移,2岁是在脐下,6岁是在脐与耻骨联合上缘之间,12岁时恰位于耻骨联合上缘,此时上部量与下部量相等。

4. 头围 头围的增长与脑和颅骨的生长有关。胎儿期脑发育最快,故出生时头围相对较大,平均为34cm;头围在1岁以内增长较快,特别是生后前3个月头围即可增长6cm,6个月时已达44cm,1岁时为46cm,周岁以后增长明显减慢,2岁时为48cm,5岁时为50cm,15岁时接近成人头围,为54~58cm。头围测量在2岁前最有价值。

5. 胸围 胸围代表肺与胸廓的生长。其大小与肺、胸廓、肌肉和皮下脂肪的发育有关。出生时胸围比头围小1~2cm,1周岁时头、胸围相等,以后则胸围超过头围。营养不良、佝偻病、缺乏锻炼小儿胸围超过头围的时间可推迟到1.5岁以后。1岁至青春前期胸围超过头围的时间可推迟到1.5岁以后。1岁至青春前期超过头围的厘米数约等于小儿岁数减1。

6. 腹围 2岁前腹围与胸围约相等,2岁后则腹围较小。腹围受多种因素影响,故实际临床意义不大。患儿有腹部疾病时需动态监测腹围,以观察腹水的变化情况。

7. 皮褶厚度 通过测量皮褶厚度可反映皮下脂肪发育及个体营养状况。常用的测量部位有上臂肱三头肌部、背部肩胛下角部,此外还有腹部及上臂肱二头肌部等。

8. 上臂围 代表肌肉、骨骼、皮下脂肪和皮肤的生长。1岁以内上臂围增长迅速,1~5岁增长缓慢,共增长1~2cm。因此,在无条件测量体重和身高的场合,可用测量左上臂围来筛查1~5岁小儿的营养状况:>13.5cm为营养良好,12.5~13.5cm为营养中等,<12.5cm为营养不良。

第六篇 五官科篇

一、眼科检查法

(一)裂隙灯显微镜检查法

【项目简介】

眼科最常用的检查方法。裂隙灯显微镜由两个系统组成,即供照明的光源投射系统,以及供观察用的放大系统。可在强光下放大10~16倍检查眼部病变,不仅能使表浅的病变看得十分清楚,而且可以调节焦点和光源宽窄,形成光学切面,查明深部眼组织病变及其前后位置。

【适应证】

患有眼部疾病,可主动配合检查的病人。

【禁忌证】

1. 无法主动配合的病人,如婴儿、精神疾病病人。

2. 无法坐位检查的病人,如昏迷、受严重外伤的病人。

【操作前准备】

1. 物品准备 运转正常的裂隙灯显微镜。

2. 场所要求 室内无其他人员,安静、室温适宜。关闭门窗,保证检查为暗室环境。

3. 病人准备 病人和家属了解裂隙灯显微镜检查的目的、意义、过程、注意事项及配合操作的要点。

4. 操作者准备 衣帽整洁,修剪指甲,消毒双手。

【操作步骤】

1. 环境准备 关闭门窗,拉上窗帘,保证检查室为暗室环境。

2. 核对、解释 核对病人床号、姓名,再次向病人解释操作目的及有关注意事项,消除病人对眼部强光照射的恐惧心理。

3. 体位准备 病人取坐位,头部固定于额颏架上,前额紧抵额档,调整至适当高度,使病人坐姿自然、舒适。

4. 检查步骤

(1) 进行检查前,令病人闭眼,消毒双手。将照明光的焦点、显微镜的焦点、瞳距和放大倍率一一调好。亦可用仪器所附的测焦棒进行调整。调整完毕,可令病人睁眼开始进行检查。

（2）选择合适的光源，一般检查所用的光照明为白色光；为荧光素钠试验或染色时，可用钴蓝滤光片。

（3）利用额颏上所附的小红灯来调整患眼的注视方向。

（4）用低放大率目镜进行检查可以满足临床需要，若需更细微观察，可更换至高放大率，但光亮度减退，视野变小，像质略差，景深也小。

（5）检查时，显微镜置于正中，即 0°，照明系统置于患眼的颞侧，与显微镜的视轴成 30°~45° 为宜，检查深部时，角度减小至 15° 左右。

5. 根据检查部位的不同选择适合的照明法

（1）直接焦点照明法（最常用）

1）将灯光焦点与显微镜焦点联合对在一起，将光线投射在结膜、巩膜或虹膜上，可见一境界清楚的照亮区，以便细微地观察该区的病变。

2）将裂隙光线照在透明的角膜或晶状体上，呈一种乳白色的光学切面。借此可以观察其弯曲度、厚度，有无异物或角膜后沉着物，以及浸润、溃疡等病变的层次和形态。

3）将光线调成细小光柱射入前房，可检查有无房水闪辉，又称 Tyndall 现象，即在房水中蛋白质增加，可见角膜与晶体之间有一乳白色的光带，也可检查房水中有无细胞。

4）再将焦点向后移还可观察晶状体有无混浊及混浊所在的层次，以及前 1/3 玻璃体内的病变。

5）观察眼后极的病变，可采用前置镜，注意投射光轴与视轴间的角度在 30° 以内。

（2）弥散光照明法

1）以裂隙灯弥散宽光为光源，在低倍镜下将光源以较大角度斜向投向眼前部组织，进行直接观察。

2）所得影像比较全面，用于眼睑、结膜、巩膜的一般检查，以及角膜、虹膜、晶状体的全面观察。

（3）后部反光照明法

1）将显微镜聚焦到检查部位，再将裂隙灯光线照射到所要观察组织的后方，借助后方组织形成的反光屏将光线反射回来，利用反射回来的光线检查透明、半透明、正常或病变组织。

2）适用于角膜和晶状体的检查。

（4）镜面反光照明法

1）将光线从角膜颞侧照射，在角膜光带的颞侧有一反光区，将光学平行六面体与此反光区重合，即可出现镜面反光。

2）借由该区光度的增强，来检查该区的组织。用于观察角膜内皮细胞和晶状体前、后囊膜。

（5）角膜缘分光照明法

1）利用光线通过角膜组织的全反射，将光线从侧面照射角膜缘，使对侧角膜缘出现明亮环形光晕。

2）正常角膜除此光晕及由巩膜突所形成的环形阴影外，角膜本身将无所见。此法可清晰观察角膜的各种病变。

（6）间接照明法

1）将裂隙灯光线聚焦在所观察目标的旁侧，借光线的折射观察目标。

2）此时照射光线的焦点在目标旁，而显微镜的焦点在目标上。用此法可查出病变的深度。

【检查后处理】

1. 检查完毕,关闭电源,溢流在额颏架和仪器操作台上的污物应予以擦净消毒,罩上防尘罩。

2. 消毒双手,核对,记录。

【操作要点】

1. 准备暗室的检查环境。

2. 严格遵守检查流程。

3. 告知病人/家属裂隙灯显微镜检查的目的、注意事项,取得病人的配合。

4. 选择正确的照明法,以判断病变的准确位置及病变程度。

5. 掌握眼部的解剖特点。

【易错点】

1. 检查前准备,包括环境、光源、体位的准备。

2. 检查前后要消毒双手。

3. 选择正确的照明法。

4. 检查后关闭光源、清洁操作台。

【相关知识】

1. 注意事项

(1) 严格执行查对制度。

(2) 在检查过程中注意保护病人的隐私。

(3) 在推进显微镜时避免距离病人太近,接触眼部组织造成损伤。

(4) 遵循由前至后的检查顺序,避免漏检情况的出现。

(5) 选择正确的照明法,以判断病变的准确位置及病变程度。

(6) 检查前必须掌握眼部的解剖特点。

2. 健康教育

(1) 向病人讲解裂隙灯显微镜检查的目的和意义。为通过强光照射,查明眼组织病变及其位置。

(2) 教会病人如何配合检查。告知病人摆好体位后,头部不能随意活动。

(3) 介绍相关疾病知识。

(二) 眼压检查法

【指压测量】

1. 目的　用于无法使用眼压计进行眼压测量时估计眼压。

2. 操作方法　检查时让病人向下看,检查者以两手示指尖置于上睑,交替按压眼球,借指尖触知的抵抗感觉估计眼压的高低。

3. 记录方法　眼压(T)Tn= 正常;T+1= 稍高;T+2= 较高;T+3= 很高(眼球硬如石头);T-1= 稍低;T-2= 较低;T-3= 很低(眼球软似棉)。

【Schiotz 眼压计检查法】

1. 目的　协助青光眼的诊断,观察青光眼的治疗效果。

2. 物品准备　压陷眼压计(Schiotz 眼压计)、消毒大 / 小棉签、乙醚、换算表、表面麻醉药(0.5% 丁卡因或利多卡因)、抗生素眼药水。

3. 操作方法

(1) 表面麻醉:用 0.5% 的丁卡因溶液滴眼,每隔 3~5 分钟滴一次,共滴 2~3 次(如对丁卡因过敏,可改用利多卡因)。

(2) 体位:病人取仰卧位,下颌稍抬高,防止面部倾斜,两眼向前方凝视(指示灯或手指作固视点)。

(3) 检查者用左手拇指和示指分开被检眼上下睑,着力于上下眶缘(切勿加压于眼球),右手将眼压计足板垂直放在角膜面上,观察眼压计上指的刻度,查对附表,即可得到眼压的毫米汞柱值。如用 5.5g 砝码,读数少于 3 者,则改用 7.5g 砝码;用 7.5g 砝码读数仍少于 3 者,则再改用 10g 砝码。测量后,给被检眼滴抗生素眼药水,并记录眼压结果。

(4) 记录方法:砝码重量 / 刻度 = 若干千帕(若干毫米汞柱)。例如:5.5/4=2.74kPa(20.6mmHg),如果眼压很低,用 5.5g 砝码测量时,眼压计指针所指刻度大于 20,记录为: > 5.5/20 且 <0.53kPa(4mmHg)。

【非接触式眼压计测量法】

1. 目的　协助青光眼的诊断,观察青光眼的治疗效果。

2. 物品准备　非接触式眼压计。

3. 操作方法

(1) 打开电源(先开电动桌电源,再开机器电源)。

(2) 病人取坐位,头置于头架上,前额紧靠头架。

(3) 嘱病人双眼同时注视前方,睁大眼睛注视仪器内红色指示点,并告知测量时有轻微气流喷出,避免瞬目及后退。

(4) 根据病人高度调节电动桌至适当高度。

(5) 调整病人眼角约与额头架旁标示同一高度。

(6) 检查者调整仪器操纵杆并对焦(不同测量模式有不同对焦方式,请参考说明书)。

(7) 按测量键进行测量,连续 3 次取平均值,测量结束后,将结果打印出来。

(8) 关机前先擦拭颌托、额头架、镜头(先用吹球将灰尘吹去,再以拭镜纸蘸 95% 的乙醇小心擦拭清洁)。

(9) 关机时调整机器并对准中线,盖上镜头盖,先关机器电源,再关电动桌上电源。

(10) 紫外线消毒后盖上保护罩。

【注意事项】

1. 指压测量注意　指测法只能粗略估计眼压,且需要临床经验为基础。

2. Schiotz 眼压计检查注意

(1) 测量前应将注意事项告知病人,以取得配合。

(2) 操作宜轻,暴露角膜时,手指切勿压迫眼球。测量前要解松紧的领扣。

(3) 先测右眼,后测左眼,测量眼压不宜连续反复多次,以免损伤角膜上皮及影响眼压的准确性。

(4) 操作时注意勿遮挡另眼视线,以免影响病人双眼向下前方固视。

(5) 角膜有损伤、溃疡或患急性结膜炎、角膜炎时,不宜用眼压计测量眼压。

3. 非接触眼压计检查注意

(1) 检查前要先告知病人检查过程中有气流冲击眼球,略有不适,但无疼痛,使病人放松并配合检查。

(2) 显示屏不显示数字,可能是注视不准、泪液过多或瞬目等原因,可调整后重新测量。

(3) 视力不良者不适合用此方法测量眼压。

(三) 视力检查法

【项目简介】

视力检查法

视力即视锐度(visual acuity),主要反映黄斑区的视功能。可分为远、近视力,后者为阅读视力。临床诊断及视残等级一般是以矫正视力(即验光试镜后的视力)为标准。流行病学调查中采用的日常生活视力(presenting vision),是指日常屈光状态下(平时不戴镜或戴镜,后者不论镜片度数是否合适)的视力,它反映的是受试者对视力的需求程度。视力好坏直接影响人的工作及生活能力,临床上≥1.0 的视力为正常视力,发达国家将视力<0.5 称为视力损伤(visual impairment),作为能否驾车的标准。

【适应证】

可主动配合检查的病人。

【禁忌证】

无法主动配合的病人,如精神疾病、昏迷、受严重外伤的病人。

【检查前准备】

1. 设备准备 视力表灯箱运转正常,视力表必须有适当、均匀、固定不变的照度,一般为 400~1 000Lx,且必须避免由侧方照来的光线、直接照射到被检者眼部的光线,以及阴晴不定的自然光线,以免引起不准确的检查结果。

2. 场所要求 保证检查室为明亮环境,照度一般为 150Lx 左右。

3. 病人准备 检查前应向被检者说明正确观察视力表的方法。

4. 物品准备 准备指示杆、遮眼板、手电筒。

【操作步骤】

1. 环境准备 保证检查室为明亮环境,照度一般为 150Lx 左右。

2. 核对、解释 核对病床号、姓名,再次向被检者说明正确观察视力表的方法及注意事项。

3. 体位准备 病人取坐位,被检查眼与视力表 1.0 行 E 字形视标同一高度,远视力检查初始距离为 5m,近视力检查为 30cm。如室内距离不够 5m 长时,则在 2.5m 处置一平面镜来反射视力表。此时 1.0 行标记应稍高过被检者头顶。

4. 检查步骤

(1) 远视力检查

1) 采用国际标准视力表检查。

2) 双眼分别进行检查,用遮眼板确实可靠地遮盖而不压迫非检查眼,检查的次序一律为先右后左。

3) 若为戴矫正眼镜者,应先进行裸眼视力检查,然后再查戴镜的视力。

4) 首先从最大的视标开始检查,令病人说出 E 字的缺口方向或用手指指示,然后以自上而下,自大至小的顺序进行检查,将所能辨出的最小一行的视标记录为该眼的远视力。若某一行有 1~2 个视标不能辨认,可记录为该行的视力减除辨认错误的视标数,如 0.5-2,表明在第五行有 2 个 E 字视标辨认错误,不能读出 0.5 视标。若某一行仅能辨出 1~2 个 E 字形视标,可记为上一行视力加上该行可见的视标数,如 0.4+2。戴镜者应记录裸眼视力及戴镜的屈光度和矫正视力,如 0.4+2-2.00D=1.2。

5) 视力低<0.1 的检查方法:①如果在 5m 处连最大的视标(0.1 行)也不能识别,则嘱病人逐步向视力表走近,直到识别视标为止。此时再根据 V=d/D 的公式计算,如在 3m 处才看清 50m(0.1 行)的视标,其实际视力应为 V=3m/50m=0.06。②如在视力表 1m 处仍不能识别最大视标时,则检查指数。检查距离从 1m 开始,逐渐移近,直到能正确辨认为止,并记录该距离,如"指数 /30cm"。③如指数在 5cm 处仍不能识别,则检查眼前手动。④如果眼前手动不能识别,则检查光感。在暗室中用手电筒照射受试眼,另眼须严密遮盖不让透光,测试病人眼前能否感觉光亮,记录"光感"或"无光感"(no light perception,NLP)。并记录看到光亮的距离,一般到 5m 为止。⑤对有光感者还要检查光定位,嘱病人向前方注视不动,检查者在受试眼 1m 处,上、下、左、右、左上、左下、右上、右下变换光源位置,用"+""-"表示光源定位的"阳性""阴性",病历记录一定要有 9 个方位。⑥如果眼前不能辨认出光感,即为无光感。

(2) 近视力检查:我国通用的近视力表是 Jaeger 近视力表和标准视力表。Jaeger 近视力表分 7 个等级,从最小的视标 J1 到最大的视标 J7。后者式样同远视力表(国际视力表)。

1) 检查时光源照在表上,但应避免反光,让被检者手持近视力表放在眼前,随便前后移动,直到找出自己能看到的最小号字。若能看清 1 号字或 1.0 时,则让其渐渐移近,直到字迹开始模糊。在尚未模糊以前能看清之处,为近点,近点与角膜之距离即为近点距离,记录时以厘米为单位,例如 J1/10cm 或 1.0/10cm。

2) 若看不清 1 号字或 1.0,只记录其看到的最小字号,不再测量其距离。

【检查后处理】

1. 将指示杆、遮眼板、手电筒归位。

2. 核对、登记检查结果。

3. 关闭视力表灯箱。

【操作要点】

1. 检查前应向被检者说明正确观察视力表的方法。

2. 视力表灯箱运转正常,视力表必须有适当、均匀、固定不变的照度,一般为 400~1 000Lx,且必须避免由侧方照来的光线、直接照射到被检者眼部的光线,以及阴晴不定的自然光线,以免引起不准确的检查结果。

3. 保证检查室为明亮环境,照度一般为 150Lx 左右。

4. 查视力须两眼分别进行,先右后左,查一只眼时,以遮板将另一只眼完全遮住,但勿压迫眼球。

5. 采用国际标准视力表,远视力检查初始距离为 5m,近视力检查为 30cm。

6. 检查者用杆指着视力表的视标,嘱受试者说出或用手势表示该视标的缺口方向,逐行检查,找出受试者的最佳辨认行。

7. 如果在 5m 处连最大的视标(0.1 行)也不能识别,则嘱病人逐步向视力表走近,直到识别视标为止。

8. 如在视力表 1m 处仍不能识别最大视标时,则检查指数。

9. 如指数在 5cm 处仍不能识别,则检查眼前手动。

10. 如果眼前手动不能识别,则检查光感。

11. 对有光感者还要检查光定位。

【易错点】

1. 检查前准备,包括环境、物品、体位的准备。

2. 检查时要按照先右后左的顺序。

3. 检查距离为远视力 5m,近视力 30cm。

4. 正确登记裸眼视力及矫正视力、屈光度。

5. 视力低于 0.1 的病人,视力的测量及计算方法。

6. 光感和光定位检查。

【相关知识】

1. 注意事项

(1) 严格执行查对制度。

(2) 检查前准备,包括环境、物品、体位的准备。

(3) 检查时要按照先右后左的顺序。

(4) 检查距离为远视力 5m,近视力 30cm。

(5) 正确登记裸眼视力及矫正视力、屈光度。

(6) 视力低于 0.1 的病人,视力的测量及计算方法。

(7) 光感和光定位检查的方法。

(8) 检查前必须掌握眼部的解剖特点。

2. 健康教育

(1) 检查前应向被检者说明正确观察视力表的方法。

(2) 介绍相关疾病知识。

3. 重要名词的英文术语

视力 visual acuity

二、化学性眼烧伤的治疗

【项目简介】

化学性眼烧伤由化学物品的溶液、粉尘或气体接触眼部所致。多发生在化工厂、实验室或施工场所,其中常见的有酸、碱烧伤,都需要作为急诊处理。

【适应证】

化学物质接触眼部者。

【禁忌证】

无明确禁忌。

【操作前准备】

1. 物品准备　裂隙灯显微镜、pH 试纸、冲洗液。

2. 场所要求　室内无其他人员,安静、室温适宜。

3. 病人准备　病人和家属化学性眼烧伤的急救处理目的、意义、过程、注意事项及配合操作的要点。

4. 操作者准备　衣帽整洁,修剪指甲,消毒双手。

【操作步骤】

1. 为了解烧伤性质,用 pH 试纸测定结膜囊内液体,以明确其酸碱性。

2. 局部滴用表面麻醉剂,裂隙灯显微镜下详细检查结膜囊内有无残余化学物质,若有残余化学物质则擦去或剔除。

3. 使用中和液(若无可使用蒸馏水或生理盐水)彻底冲洗,冲洗时应翻转眼睑,转动眼球,暴露穹窿部,应至少冲洗 30 分钟。

4. 重者可剪开结膜,用 5% 维生素 C 结膜下冲洗,甚至行前房穿刺,放出碱性房水,促使生成新的房水。石灰烧伤除上述治疗外可用 0.5% 依地酸二钠钙溶液滴眼。

5. 于结膜囊内滴 2% 荧光素钠溶液,再用生理盐水冲洗,绿的着色范围即为烧伤的范围。为预防感染及睑球粘连,应去掉已被破坏的组织,使用抗感染眼液及眼膏,避免角膜及结膜创面直接接触引起粘连。如烧伤面积较大,应使用弥补物隔离,或行结膜或黏膜移植手术。后期可行眼睑、结膜囊成型及角膜移植术。

【操作后处理】

1. 向病人充分交代眼部病情。

2. 交代按医嘱用药及随诊复查。

3. 如需进一步手术治疗需病人充分知情同意。

【操作要点】

1. 即刻使用大量冲洗液冲洗,越快越彻底越好。

2. 不可忽略穹窿部结膜。

3. 注意预防睑球粘连。

【易错点】

1. 未翻转眼睑彻底冲洗穹窿部结膜。

2. 冲洗时间过短。

【相关知识】

1. 化学性物质进入结膜囊后立即引起剧烈的刺激症状,损伤程度与化学物质的性质有关。一般酸性物质较碱性物质损害轻。

2. 酸性烧伤者,眼表层组织蛋白质结合凝固,不再向周围和深部扩散,易修复。

3. 碱性烧伤者,因碱溶于水,水溶液中的氢氧离子与组织内的脂肪结合,起皂化作用,使组织软化,蛋白质溶解,致使碱性物质进一步向深部扩散,甚至导致角膜穿孔、虹膜萎缩、继发性青光眼、白内障等,危害严重。

三、鼻出血(鼻腔填塞术)

【项目简介】

鼻出血为临床常见症状,可因鼻部疾病所致,也可为全身疾病的并发症之一。出血部位:儿童及年轻人,多位于鼻中隔前下端的利特尔区;中老年人多位于鼻腔后部的吴氏鼻-鼻咽静脉丛。其主要处理方法为前、后鼻孔填塞术。

【适应证】

以下局部及全身因素致鼻出血。

1. 局部因素

(1) 鼻腔黏膜干燥、萎缩。

(2) 鼻及鼻窦外伤。

(3) 鼻腔局部解剖结构异常如鼻中隔偏曲。

(4) 鼻及鼻窦、鼻咽部肿瘤。

(5) 鼻腔异物。

(6) 鼻腔及鼻窦感染性疾病。

2. 全身因素

(1) 心血管疾病:如高血压、血管硬化和充血性心力衰竭等。

(2) 血液病、急性传染病。

(3) 维生素及微量元素缺乏。

(4) 化学药品局部损伤或药物中毒。

(5) 内分泌失调。

(6) 某些遗传性出血性疾病。

【禁忌证】

无绝对禁忌证。但需注意:

1. 鼻出血伴有脑脊液鼻漏者,应修补后填塞,避免单纯填塞导致逆行性颅内感染。

2. 烦躁不安、不能配合操作的病人需全身麻醉后操作。

【操作前准备】

1. 物品准备

(1) 治疗车上层:鼻腔止血包(含前后鼻孔填塞所需物品)、一次性垫巾、手消毒液、2% 丁卡因喷壶、2% 麻黄碱喷壶。

(2) 治疗车下层:医用垃圾口袋、生活垃圾桶、医用垃圾桶。

2. 场所要求 室内无其他人员,安静、室温适宜、光线充足。酌情关闭门窗,围帘或屏风遮挡病人。

3. 病人准备

(1) 病人和家属了解鼻腔止血术的目的、意义、过程、注意事项及配合操作的要点。

(2) 协助病人摆好体位。

4. 操作者穿着隔离衣,洗手,戴帽子口罩。

【操作步骤】

1. 局部麻醉 经单侧或双侧前鼻孔分别喷入 2% 丁卡因和 2% 麻黄碱,间隔 2~3 分钟喷一次,共 3 次;如出血较剧,可填入浸有 2% 丁卡因和 2% 麻黄碱纱条麻醉及收缩鼻腔。并再次向病人解释操作目的及有关事项。

2. 准备

(1) 关闭门窗,拉上围帘或屏风遮挡。

(2) 移动治疗车到病人左侧。

（3）为病人铺好一次性垫巾，嘱其用门齿咬住无菌纱条，用手于下颌下托住弯盘。

3. 准备体位　嘱病人端坐头略低，避免血液经鼻咽部流入口腔。

4. 操作前准备　用洗手消毒液消毒双手。

5. 根据病人局部查体情况选择前鼻孔或联合后鼻孔填塞，填塞前准备。

（1）初步消毒：在治疗车上核对、检查、打开止血包的外包装，取出初步消毒用物，操作者双手戴上手套，将消毒液棉球倒入小方盘内。操作者一手持镊子夹取消毒液棉球初步消毒外鼻周围，上至下眼睑水平，两侧至双耳前，下至双侧下颌角。消毒完毕，将小方盘移至治疗车尾，摘下手套置治疗车下层医用垃圾桶内，再次洗手。

（2）打开鼻腔止血包：按无菌技术操作原则打开止血包内包装。

（3）戴无菌手套。

（4）整理用物，查看止血包内物品是否完整，检查鼻腔止血气囊是否漏气，润滑后鼻孔填塞所用导尿管。

6. 前鼻孔填塞术

（1）凡士林纱条填塞法：将凡士林纱条上短下长双折叠，把折叠末端放入出血侧鼻腔后上端，分开折叠纱条，短端贴鼻腔上部，长端贴鼻底部，使之形成一个开口向外的囊袋状，再将纱条长端填入囊袋深部，从上往下、自后向前连续填塞，逐层用纱条将整个鼻腔填满，如前鼻孔留出的纱条过长，需剪断。再观察病人口咽部是否有新鲜血液自鼻咽部流下，如仍有流血，可考虑取出前鼻孔填塞纱条重新填塞或者选用后鼻孔填塞术。

（2）鼻腔止血气囊填塞法：将液体石蜡等润滑剂润滑鼻腔止血气囊，将气囊斜面向下沿下鼻甲轻柔置入，先向后气囊注气，再向前气囊注气（前气囊注气量为 5~6ml，后气囊注气量略小于前气囊），注气完成后将气囊固定于面颊部。

7. 后鼻孔填塞术　先将润滑后的导尿管自出血侧鼻腔经前鼻孔沿鼻底插入，自口咽部由止血钳牵出，将后鼻孔纱球（锥形凡士林球）锥形尖部的线固定于该侧导尿管末端，再牵拉导尿管另一端将其抽回，同时用止血钳或另一手示指辅助纱布球尖端向上进入后鼻孔，待尖端引线引出前鼻孔后解开，弃导尿管。再用凡士林纱条行该侧前鼻孔填塞。最后将尖端引线用小纱布块固定于前鼻孔，口咽部的纱球底端引线自口腔引出，轻松固定于一侧口角。

【操作后处理】

1. 填塞完毕后，撤下一次性垫巾，擦净口鼻周围血迹，收拾鼻腔填塞用物弃于医用垃圾桶内。脱去手套，用手消毒液消毒双手，协助病人半卧位休息观察。

2. 核对，记录。

3. 监测病人生命体征。

4. 单纯前鼻腔填塞物需放置 24~48 小时后一次或分几次取出，后鼻孔填塞物需放置 48~72 小时取出。在此期间需应用抗生素预防感染。

【操作要点】

1. 安慰病人，避免其过度紧张，必要时可给予镇静剂。

2. 告知病人 / 家属鼻腔止血术的目的、注意事项，取得病人的配合。

3. 监测病人生命体征，注意有无全身其他系统疾病和并发症。

4. 掌握鼻腔的解剖结构特点。

5. 根据病人鼻出血的轻重程度、出血速度、出血部位及渗血面积选择合适的止血方法。

6. 严格遵守无菌技术操作原则及操作流程。

【易错点】

1. 按无菌技术操作原则打开鼻腔止血治疗包。

2. 戴无菌手套。

3. 检查止血气囊是否漏气。

4. 检查病人生命体征,有呼吸道阻塞者首先解除呼吸道阻塞,失血严重者给予输血,有休克表现者积极抗休克治疗。

【相关知识】

1. 注意事项

(1) 严格执行查对制度和无菌操作技术原则。

(2) 在操作过程中注意保护病人的隐私,由于鼻出血病人多因出血导致恐惧和焦虑,应注意安抚病人情绪,避免其过度紧张而使血压升高加重出血。

(3) 对呼吸道阻塞者首先解除呼吸道阻塞;对失血严重者给予补液或输血;对有休克表现者积极抗休克治疗。

(4) 必须掌握鼻腔解剖结构特点,填塞时动作需轻柔,避免损伤鼻腔黏膜。

(5) 为避免继发感染,可适当给予抗生素预防。

2. 健康教育

(1) 向病人讲解鼻出血的病因和诱发因素,告知病人鼻腔填塞术的目的,安慰并鼓励病人,减轻其紧张情绪。

(2) 指导病人如何配合操作,减少污染。告知病人摆好体位后,不能随意触碰操作区。填塞鼻腔时,告知病人用门齿咬住无菌纱布后经口呼吸,并将弯盘置于下颌下接住流出的血液,同时嘱病人放松,便于操作顺利进行。

3. 重要名词的英文术语

前鼻孔填塞术 nasal packing

后鼻孔填塞术 postnasal packing

四、耳的一般检查法

【项目简介】

耳的一般检查法是耳科的基本操作,通过询问病史,对外耳道、耳郭、鼓膜的专科检查及音叉试验等,可以对耳部疾病或全身疾病的耳部表现进行初步诊断。

耳的一般检查法

【适应证】

1. 健康检查。

2. 主诉耳部不适的病人。

【禁忌证】

无。

【操作前准备】

1. 物品准备

(1) 检查椅、光源。

（2）检查车、额镜、窥耳器、电耳镜、鼓气耳镜、音叉、吸引器、耳吸引管、卷棉子、膝状镊、免洗手消毒液、生活垃圾桶、感染性垃圾桶。

2. 场所要求　室内安静，室温及光线适宜。

3. 病人准备　病人和家属了解检查的目的、意义、过程、注意事项及配合操作的要点。

4. 操作者准备　衣帽整洁，修剪指甲，洗手，戴帽子、口罩。

【操作步骤】

1. 核对　病人姓名，向病人解释操作目的及注意事项。

2. 准备　请病人进入检查室，坐在检查椅上。

3. 耳郭、外耳道口及耳周检查

（1）视诊：观察耳郭的大小、形状和位置，两侧是否对称，有无畸形、缺损，耳郭上有无局限性隆起、增厚、瘘管及皮肤红、肿、糜烂、触痛等。注意耳后、耳前、颧突根部有无红、肿、瘢痕、瘘管，肿胀处有无压痛、波动感等。观察有无副耳，腮腺是否增大等。观察外耳道口有无闭锁、狭窄、新生物、瘘口，皮肤有无红、肿、水疱、糜烂，有无分泌物。如有分泌物则注意观察其性状。

（2）触诊：两手拇指以相同的压力同时触诊两侧乳突，了解乳突尖、鼓窦区有无压痛。观察有无耳郭牵拉痛、耳屏推压痛。对耳郭或耳周的瘘管，可用钝头细探针探查瘘管的深浅及其走向。

（3）嗅诊：嗅耳道内分泌物的气味。某些炎性疾病、恶性肿瘤、胆脂瘤伴感染的分泌物具有腐臭、恶臭的气味，通过嗅诊能够对疾病的性质进行初步的判断。

（4）听诊：观察病人的言语是否清晰，发音是否准确，语音的高低等。

4. 徒手检查外耳道及鼓膜　嘱被检查者侧坐，受检耳朝向检查者。被检查者如为幼儿，请家长正坐于检查椅上，将幼儿抱坐于家长一侧腿上，使其受检耳朝向检查者，家长以两腿夹持住幼儿的两腿，一手固定头部，另一手绕过幼儿双臂抱住上身，固定后即可进行检查。检查者坐定后调整额镜及光源，使额镜的反光焦点投照于受检耳的外耳道口处。

（1）双手检查法：检查者一手将耳郭向上向后略向外轻轻牵拉，使外耳道变直，另一手示指将耳屏向前轻轻推压，使外耳道口扩大，通过额镜将光束透射入外耳道及鼓膜，即可进行检查。检查右耳时以左手牵拉耳郭，检查左耳时以右手牵拉耳郭。由于婴幼儿的外耳道呈裂隙状，检查时需要将耳郭向下牵拉，并将耳屏向前推压，方能使外耳道变直，外耳道口扩大。

（2）单手检查法：可将右手空出，以便进行拭洗脓液、钳取耵聍、钩出异物等操作。单手检查法即用左手牵拉耳郭进行检查。检查左耳时，左手从受检耳郭下方，以拇指和中指夹持并牵拉耳郭，示指向前推压耳屏；检查右耳时，左手从受检耳上方以相同方法牵拉耳郭、推压耳屏，这样均可使外耳道变直，外耳道口扩大，顺利进行检查。

5. 窥耳器检查外耳道及鼓膜　当外耳道弯曲度较大，较窄，或耳毛过多，徒手检查法不能窥清外耳道及鼓膜时，窥耳器可压倒耳毛，并使外耳道变直，有助于观察外耳道深部和鼓膜。但对外耳道炎，特别是外耳道疖的病人，窥耳器的插入可引起剧烈疼痛，不宜采用。检查时，根据受检耳外耳道的宽窄，选用口径适当的窥耳器。

（1）双手检查法：检查者左手先按徒手检查法牵拉耳郭，使外耳道变直，右手执窥耳器，顺外耳道长轴方向，将其轻轻置入外耳道内，至窥耳器前端抵达软骨部即可，不得超过软骨部与骨部交界处,这样,窥耳器即可在外耳道内稍稍向各个方向移动,便于观察鼓膜全貌和外耳道深部各壁,又可避免窥耳器插入过深,压迫骨段而引起疼痛和反射性咳嗽。

(2) 单手检查法:检查左耳时,检查者左手拇指、示指持窥耳器,先以中指从耳甲艇处将耳郭向后向上推压,随后即将窥耳器置入外耳道内。检查右耳时,仍以左手拇指、示指持窥耳器,但以中指和环指向上向后牵拉耳郭,使耳郭变直后,随即将窥耳器置入。

6. 电耳镜检查外耳道及鼓膜　电耳镜是自带光源和放大镜的耳镜,借此可仔细地观察鼓膜,发现裸眼不易观察到的、较细微的病变。由于电耳镜便于携带,无须其他光源,尤其适用于卧床病人及婴幼儿。

7. 鼓气耳镜检查鼓膜　鼓气耳镜是在耳镜的一侧开一小孔,连接一橡皮球,耳镜底部装有一放大镜,借此又可将镜底密封。检查时,将大小适当的鼓气耳镜置于外耳道内,务必使耳镜与外耳道皮肤贴紧,如耳镜较小,又无适当口径可替换时,可用胶布将耳镜缠绕数圈,使其与外耳道完全贴紧以防漏气。通过反复挤压、放松橡皮球,可观察到鼓膜随气压波动而产生向内、外的活动。

8. 耳内镜检查外耳道及鼓膜　当外耳道狭窄或因其他原因而阻挡视线时,用 2.7mm 或 4.0mm 直径的耳内镜可以越过狭窄区观察到耳道深部和鼓膜全貌。

9. 外耳道及鼓膜检查内容　观察外耳道内有无耵聍、异物,外耳道皮肤是否完整,有无闭锁、狭窄、弯曲,有无破溃、瘘口、红肿、渗出、疖肿、新生物、分泌物,骨段上壁有无塌陷等。如耵聍遮挡视线,需清除。外耳道有脓液时,应注意观察其性状和气味,并用 3% 过氧化氢溶液或生理盐水将脓液彻底洗净,用吸引器吸尽或拭干,以便观察鼓膜。观察鼓膜是否完整,标志是否清晰,有无充血、色泽改变、混浊、增厚、钙质沉着、萎缩性瘢痕、内陷、外凸、穿孔,如有穿孔,观察穿孔的位置、大小、形态特点,通过穿孔可观察鼓室内黏膜有无充血、水肿、肉芽、息肉、胆脂瘤等。观察鼓膜有无内陷袋形成。

10. 音叉试验　选择合适的音叉,最常用 C256 或 C512 音叉。检查者手持叉柄,敲击叉臂,使其振动后,立即将振动的叉臂置于距受检者外耳道口 1cm 处,两叉臂末端应与外耳道口在同一平面,检查气导(air conduction,AC)。检查骨导(bone conduction,BC)时,应将敲击后的叉柄末端的底部立即置于鼓窦区或颅面上。

(1) 林纳试验(Rinne test,RT):旨在比较被检查者受检耳气导和骨导的长短。方法:先测骨导听力,当受检耳听到的音叉声几乎消失时,立即测试同侧气导听力。受检耳此时若能听及,说明气导>骨导(AC>BC),为阳性(+)。若气导不能听及,应再敲击音叉,先测试气导听力,待听到音叉声几乎消失时,立即测试同侧骨导听力,若此时骨导又能听及,可证实骨导>气导(BC>AC),为阴性(−)。若气导与骨导相等(AC=BC),以"±"表示。

(2) 韦伯试验(Weber test,WT):旨在比较被检查者两耳的骨导听力。方法:取 C256 或 C512 音叉,敲击后将叉柄底部紧压于受检者颅面中线任何一点(多为前额或颌部),亦可置于两侧第一上切牙之间,同时请被检查者仔细辨别音叉声偏向哪侧,并示意。记录时以"→"表示所偏向的侧别,"="表示两侧相等。

(3) 施瓦巴赫试验(Schwabach test,ST):旨在比较被检查者与正常人的骨导听力。方法:先测试正常人骨导听力,当其不再能听及音叉声时,迅速将音叉移至受检耳鼓窦区进行测试。然后同法先测试受检耳,后移至正常人。受检耳骨导延长为"+",缩短为"−",两者相似为"±"。

(4) 盖莱试验(Gelle test,GT):对于鼓膜完整者,可用此法检查其镫骨是否活动。方法:将鼓气耳镜置于外耳道内,橡皮球向外耳道内交替加、减压力,同时将敲击后的音叉(C256或C512)叉柄底部置于鼓窦区或鼓气耳镜上。若镫骨活动正常,则当向外耳道内加压时,通过鼓膜和听骨链向内移动,镫骨足板被推向前庭窗,此时感觉声音降低,而减压时,外耳道内压力恢复,声音增强。因此产生音叉声忽高忽低的变化,以及受检者所听到的音叉声在由强变弱的过程中尚有强弱的不断波动,为阳性(+),或记录为"§",无强弱波动者为阴性(−),以"↘"表示。

【操作后处理】

1. 检查完毕,关闭光源,摘下额镜,整理物品。

2. 消毒双手,核对,记录。

【操作要点】

1. 根据病人的年龄、病情及严重程度判断能否配合检查。

2. 准备温度适宜、安静的操作环境。

3. 告知病人/家属检查目的、注意事项,取得病人的配合。

4. 掌握额镜、窥耳器、电耳镜、鼓气耳镜、耳内镜、音叉的正确使用方法,掌握外耳道、鼓膜检查的徒手检查方法,掌握音叉试验的方法及临床意义。

5. 掌握外耳、鼓膜的解剖结构特点。

6. 严格遵守操作原则及操作流程。

7. 操作轻柔,避免造成病人不适感。

【易错点】

1. 光源投照被检查部位是否准确。

2. 外耳道、鼓膜查体受检者体位是否正确。

3. 外耳道、鼓膜查体徒手检查法和窥耳器检查法,检查者的手法是否正确。

4. 观察外耳道、鼓膜全貌时须按需要稍稍变换受检者的头位,或将窥耳器的方向朝各个方向轻轻移动,方能窥清鼓膜全貌。

【相关知识】

1. 注意事项

(1) 无论用何种方法进行检查,无论受检者为成人或幼儿,欲看清外耳道和鼓膜,受检者定要取完全的侧坐位。若受检者正坐,头向对侧偏转,即使能使受检耳勉强朝向检查者,检查时光线亦不能投照于外耳道深部及鼓膜。

(2) 欲看清外耳道和鼓膜各部,首先要将外耳道内的耵聍、分泌物等全部清除。使用电耳镜检查前,一般仍须做徒手检查,清除外耳道内的耵聍,拭净分泌物,否则,电耳镜检查时将不能看清鼓膜。

(3) 无论采用上述何种方法,从一个方向均只能窥及外耳道或鼓膜的一部分。欲观察其全貌,必须按需要稍稍变换受检者的头位,或将窥耳器的方向朝各个方向轻轻移动,方能看清鼓膜的各个部分。

(4) 注意敲击音叉时,不应用力过猛,或将其撞击于坚硬的物体上,以免产生泛音。

2. 介绍相关疾病知识

(1) 视诊外耳道口分泌物性状:分泌性中耳炎鼓膜穿破流出的液体为淡黄色水样分泌物,持续时间甚短;大疱性鼓膜炎鼓膜穿破可流出少量淡黄色液体;慢性肉芽性鼓膜炎流脓量一般不多;化脓性中耳炎则有黏液脓性或脓性分泌物;外耳道疖肿穿破后流出物为纯脓;急性化脓性中耳炎、伴有肉芽或息肉的化脓性中耳炎、中耳癌等有脓血性或血性分泌物;胆固醇肉芽肿可流出咖啡色或酱油样分泌物;结核性中耳炎的脓液稀薄;如为水样分泌物当警惕脑脊液耳漏。触诊外耳时,指压耳屏或牵拉耳郭出现疼痛或疼痛加重者,提示外耳道炎或疖肿。嗅诊外耳道口分泌物腐臭提示中耳胆脂瘤,恶臭可能是中耳癌等恶性肿瘤。听诊被检查者高声谈话提示感音神经性聋,轻声细语则可能是传导性聋。

(2) 鼓膜的病理改变

1) 色泽改变:急性炎症时,鼓膜弥漫性充血、肿胀,早期以松弛部最为明显,以后发展至全鼓膜,此时,鼓膜的各个标志消失。检查时,如对鼓膜进行过多的刺激,或婴幼儿哭闹、用力挣扎时,鼓膜亦可发红,宜注意鉴别。鼓室内有积液时,鼓膜为淡黄、橙黄或琥珀色,少数呈灰蓝色或灰白色。蓝鼓膜提示鼓室内可能有出血或瘀血等改变。

2) 混浊、增厚:鼓膜混浊时,其透明度减低,呈云雾状。鼓膜增厚时,透明度消失,如磨砂玻璃,紧张部呈灰白色。

3) 钙质沉着:为鼓室硬化的表现。鼓膜上有斑片状白斑,其界线分明,年久可变黄色,又称骨化鼓膜。

4) 萎缩性瘢痕:鼓膜仅剩外侧的表皮层和内侧的黏膜层,中间的纤维层消失。这种萎缩性瘢痕大多发生于鼓膜紧张部的某一局部,可大可小。见于鼓室硬化或愈合的穿孔。

5) 内陷:表现为光锥变形,分段,缩短,移位或消失,锤骨短突和前、后皱襞特别突出。鼓膜内陷严重者,鼓膜向内移位,几乎与鼓岬相贴。

6) 外凸:前后皱襞变得不明显,锤骨短突无显著隆起,光锥可消失,紧张部有膨隆外貌。此时鼓膜的振动度受限或消失。在急性化脓性中耳炎和鼓室积液甚多的分泌性中耳炎,鼓膜可向外膨出。

7) 穿孔:外伤性穿孔急性期多呈裂隙状、三角形或不规则形,数日后则可逐渐变为圆形或椭圆形,个别严重的外伤性穿孔鼓膜紧张部可完全撕裂。急性化脓性中耳炎时鼓膜穿孔一般较小,最小者仅有针尖大,大多伴有液体搏动,如星星样闪烁反光。慢性化脓性中耳炎时穿孔可在松弛部或紧张部。松弛部及紧张部穿孔常为中耳胆脂瘤。紧张部中央型穿孔可为肾形、圆形或椭圆形,多见于单纯型化脓性中耳炎。穿孔在前下象限,病灶常在咽鼓管。紧张部大穿孔,鼓室内有肉芽或息肉提示中耳炎可能伴有骨质破坏或伴胆脂瘤的中耳炎。结核性中耳炎早期,鼓膜可出现多发穿孔。化脓性中耳炎愈合过程中,如部分残余鼓膜边缘与鼓室内壁发生粘连,有时可形成多发性穿孔,应注意鉴别。

8) 内陷袋形成:鼓膜的某一局部向鼓室内极度陷入,形成囊袋状,称为内陷袋。内陷袋多位于鼓膜松弛部,或锤骨短突与前皱襞交界处的上方,或紧张部的后上方。袋状内陷或鼓膜穿孔的鉴别方法是以一钝头细探针轻轻探查,如为穿孔,探针可探入较深,有落空感;袋状内陷者,探针探入后即有受阻感。耳内镜检查可鉴别。

9) 其他:鼓室内有小肿瘤而鼓膜完整时,鼓膜出现局限性隆起,透过该处鼓膜,可见肿物影;颈静脉球体瘤时,肿物可出现波动。

3. 鼓气耳镜检查鼓膜 鼓室积液或鼓膜穿孔时,鼓膜活动度降低或消失;咽鼓管异常开放时,鼓膜活动异常增强。鼓气耳镜检查可发现细小的、一般耳镜下不能发现的穿孔;通过鼓气耳镜的负压吸引作用,还可使潜藏于鼓室内的脓液从极小的穿孔中向外流出。此外,应用鼓气耳镜还可以进行瘘管试验、Hennebert 试验及鼓膜按摩等。

4. 耳内镜为耳科用硬管内镜。由冷光源提供 150W 或 300W 照明。镜身长 6cm 或 11cm。分 0°、30°、45° 和 70° 等各种角度。直径为 1.9mm、2.7mm 或 4.0mm,直径 1.9mm 者可通过鼓膜穿孔(或鼓膜切口)观察鼓室内各种结构,2.7mm 或 4.0mm 者则可用于中耳乳突手术中。镜身可配备电视监视系统和照相设备。通过各种角度的耳内镜,可以观察到耳镜或显微镜不能到达的深部隐窝和细微病变。当外耳道狭窄或因其他原因而阻挡视线时,用 2.7mm 或 4.0mm 直径的耳内镜可以越过狭窄区观察到耳道深部和鼓膜全貌。当鼓膜上存在内陷袋时,通过耳内镜可观察内陷袋内的病变,有无角化物质或胆脂瘤碎屑等。

5. 一套检查用音叉由 5 个频率不同的音叉组成。即 C128、C256、C512、C1024、C2048。用 C256 和 C512 检查骨导最为适宜。对不同频率的音叉最好用不同的敲击方法,低频音叉用手掌鱼际部敲击其叉臂前 1/3 处,中频音叉则敲于髌骨处,高频音叉最好用金属锤敲击。

6. 音叉试验结果评价

(1) RT:(+)为正常或感音神经性聋。听力正常者,C512 音叉测试时,气导较骨导长 2 倍左右。(−)为传导性聋。(±)为中度传导性聋或混合性聋。

(2) WT:两侧相等提示听力正常或两耳听力损失相等。偏向患侧或者耳聋较重的一侧提示该耳为传导性聋。偏向健侧或耳聋较轻的一侧提示该耳为感音神经性聋。

(3) ST:(+)为传导性聋;(−)为感音神经性聋;(±)为正常人。

(4) GT:耳硬化症或听骨链固定时为(−)。

7. 重要名词的英文术语

徒手检查方法 manoeuvre method

窥耳器 ear speculum

耳郭 auricle

外耳道 external acoustic meatus

鼓膜 tympanic membrane

五、鼻腔、鼻窦检查法

鼻腔、鼻窦
检查法

【项目简介】

鼻腔、鼻窦检查法是鼻科的基本操作,通过对鼻腔、鼻窦的专科检查,可以对鼻部疾病或全身疾病的鼻部表现进行初步诊断。

【适应证】

1. 健康检查。

2. 主诉鼻部不适的病人。

【禁忌证】

无。

【操作前准备】

1. 物品准备

(1) 检查椅、光源。

(2) 检查车:额镜、前鼻镜、免洗手消毒液、生活垃圾桶、感染性垃圾桶。

2. 场所要求　室内安静,室温及光线适宜。

3. 病人准备　病人和家属了解检查的目的、意义、过程、注意事项及配合操作的要点。

4. 操作者准备　衣帽整洁,修剪指甲,洗手,戴帽子、口罩。

【操作步骤】

1. 核对　核对病人姓名,向病人解释操作目的及注意事项。

2. 准备　请病人进入检查室,坐在检查椅上。

3. 外鼻视诊　观察鼻梁、鼻翼、前鼻孔的形态,有无畸形,观察外鼻皮肤有无红肿、破溃及新生物、瘘管等。外鼻周围注意检查面颊部左右是否对称,表面有无局限性隆起,眼球有无异常运动。

4. 嗅觉检查

(1) 主观检查法

1) 简易法检查嗅觉:将不同嗅剂,如香精、醋、煤油等,分别装于同一颜色的小瓶中,让病人选其中任意一瓶,手堵住一侧鼻孔,以另一侧鼻孔嗅之,并说明气味性质,依次检查完毕。

2) 嗅阈检查法:检查单位是指多数人可以嗅到的某种嗅剂的最低浓度。把七种原嗅素,即醚类、樟脑、花香、薄荷、辛辣、腐臭气味、麝香,按 1、2、3、4、5、6、7、8、9、10 嗅觉单位配成 10 瓶,共 70 瓶,检查时测出对七种物质的最低辨别阈,用 7×10 小方格标出,称为嗅谱图。对某一嗅素缺失时,则在嗅谱图上出现一黑色失嗅带。

(2) 客观检查法:嗅觉诱发电位是由气味剂或电脉冲刺激嗅黏膜,在头皮特定部位记录到的特异性脑电位。由气味剂刺激诱发者又称嗅觉相关电位。该检查已在临床用于嗅觉障碍的诊断、嗅觉水平的检测和评估。

5. 鼻音听诊　观察病人发声或小儿哭声,可推知其鼻腔有无阻塞性病变。鼻腔阻塞时,可出现闭塞性鼻音;而患腭裂或软腭麻痹时,可出现开放性鼻音。

6. 前鼻镜检查法

(1) 检查者佩戴额镜,将额镜置于右或左眼前,采用置于受检者头部后上方 15cm 左右的同侧光源,利用额镜的反光将检查目标照明。

(2) 对光:保持瞳孔、镜孔、反光焦点和检查部位成一直线;单眼视,另眼不闭。

(3) 病人与检查者对面坐,检查者先将光线对准病人鼻尖,以拇指堵挡一侧鼻孔,嘱病人呼吸,比较两侧鼻孔的通气程度。

(4) 病人头后仰,检查者用拇指抬起鼻尖,以观察鼻前庭有无充血、肿胀、压痛等。

(5) 以左手持鼻镜,轻轻插入鼻前庭,展开鼻翼,观察鼻腔内情况。若下鼻甲肿胀,阻挡视线,可用 1%~3% 麻黄碱棉片贴附或喷雾,收缩黏膜后再检查。

(6) 检查者将右手置病人前额部,移动病人头部,使前倾、后仰或偏侧,观察鼻腔之上下、前后、内外侧各部。注意黏膜色泽、肿胀、中鼻甲、下鼻甲之大小、形状、鼻道及嗅裂情况,鼻中隔形状,分泌物性质及其位置,有无息肉、异物、溃疡、肿瘤、出血等。双侧鼻腔应对比观察。

(7) 三个检查头位和检查内容

1) 第一位置:头稍低,观察鼻腔底部、下鼻甲、下鼻道及鼻中隔前下部。

2) 第二位置:头后仰30°,检查鼻中隔中段、中鼻甲、中鼻道和嗅裂中后部。

3) 第三位置:头后仰60°,查看鼻中隔上部、中鼻甲前端、鼻丘、嗅裂与中鼻道前部。

7. 鼻窦检查法

(1) 视诊和触诊:由于鼻窦位于鼻腔周围的颅骨内,只有鼻窦病变严重才能引起相应面部皮肤不同程度肿胀。急性上颌窦炎肿胀部位在同侧面颊部,急性筛窦炎的红肿位于鼻根两侧内眦,急性额窦炎红肿部位位于眼眶内上角近眉根部。

(2) 前鼻镜检查法:内容同前。

(3) 口腔检查:第二前磨牙和第一、二磨牙牙根感染常引起厌氧菌性上颌窦炎,故注意观察上列磨牙牙龈是否充血,有无牙病。

【操作后处理】

1. 检查完毕,关闭光源,摘下额镜,整理物品。

2. 消毒双手,核对,记录。

【操作要点】

1. 根据病人的年龄、病情及严重程度判断能否配合检查。

2. 准备温度适宜、安静的操作环境。

3. 告知病人/家属检查目的、注意事项,取得病人的配合。

4. 掌握额镜、前鼻镜的正确使用方法,掌握前鼻镜、鼻窦检查方法。

5. 掌握鼻腔、鼻窦的解剖结构特点。

6. 严格遵守操作原则及操作流程。

7. 操作轻柔,避免造成病人不适感。

【易错点】

1. 光源投照被检查部位是否准确。

2. 鼻腔、鼻窦查体受检者体位是否正确。

3. 前鼻镜、鼻窦检查方法,检查者的手法是否正确。

【相关知识】

1. 外鼻视诊

(1) 鼻梁的形状:鼻梁有凹陷、歪斜者,除发育异常外,应想到外伤、萎缩性鼻炎及梅毒的后遗症;高度鼻中隔偏曲者,鼻梁也可以歪斜。鼻梁对称性增宽、变饱满,常是鼻息肉的体征,被称为"蛙鼻"。若整个外鼻肥大,则可能是某些全身性疾病,比如肢端肥大症、黏液性水肿。

(2) 鼻翼检查:鼻翼有无塌陷性畸形和缺损。鼻翼缺损多为外伤或梅毒后遗症,儿童出现呼吸困难时,吸气期鼻翼凹陷,则是鼻梁萎陷症。

(3) 患有酒渣鼻者,其鼻尖及鼻翼处皮肤弥漫性充血、发亮或者有片状红斑。鼻疖除红肿外,可伴有显著疼痛,红肿中心可出现脓点。鼻唇间皮肤皲裂或糜烂多为长期流涕或变应性鼻炎所致。外鼻的皮肤癌可呈溃疡样隆起或赘疣状小硬节,常伴有溃疡形成。

(4) 前鼻孔形状:患腺样体肥大的儿童,前鼻孔常呈窄隙状;鼻烫伤或者鼻硬节病前鼻孔可完全或者不完全闭锁。

2. 前鼻镜检查

(1) 鼻黏膜色泽和形状、分泌物性质和存在部位:急性鼻炎初期黏膜鲜红充血,有黏液性分泌物。慢性鼻炎黏膜暗红,下鼻甲前端有时呈桑葚状,分泌物为黏脓性。变态反应性鼻炎黏膜苍白水肿,或呈淡蓝色,分泌物水样清稀。萎缩性鼻炎黏膜萎缩、干燥、被覆脓痂,鼻甲缩小,鼻腔宽大。一般鼻窦炎分泌物多为黏脓性,牙源性上颌窦炎分泌物多为脓性,有臭味。患前组鼻窦炎者中鼻道积脓,后组鼻窦炎者多上鼻道积脓。

(2) 鼻中隔形状和黏膜:鼻中隔很少垂直于正中线,软骨部常偏于一侧,软骨与犁骨交接处可出现嵴突、矩状突。如鼻中隔偏曲者应注意有无通气及引流障碍。注意鼻中隔前下方利氏区有无血管扩张、糜烂、出血及穿孔等。

(3) 鼻腔内有无异物、息肉、肿瘤:鼻腔异物临床上多见于2岁至学龄前儿童,异物可分为植物性、动物性和非生物性三种。检查较易发现异物存在部位。若怀疑为鼻腔异物,一般检查不能发现者,可用麻黄碱液收缩鼻黏膜或配合X线片检查以确定异物的真实所在部位。鼻息肉形态多样、半透明,表面光滑柔软,带蒂活动,无疼痛,不易出血。鼻部血管瘤检查时可见鼻腔内有紫红色柔软肿块,表面光滑,形圆,触之易出血。鼻部乳头状瘤检查可见肿瘤外观呈息肉样,瘤体较大,色红,表面不平,质地较硬,触之易出血。

(4) 下鼻甲和下鼻道观察:下鼻甲的形态及表面特征,例如充血肿胀或水肿,肥大或黏膜桑葚样变,形成息肉或息肉样变,以及内移、变形或消失等,也要注意有无缩小、萎缩或被过度切除。下鼻道主要观察鼻泪管开口的位置、形态,如果既往有下鼻道开窗史,则应观察其是否存在及大小、形态和引流状态。

(5) 中鼻甲:观察中鼻甲的形态及表面特征,例如泡性中鼻甲、反向弯曲、黏膜息肉样变或形成息肉,既往有手术史者中鼻甲可能缺如或残留。

(6) 中鼻道外侧壁及中鼻道:观察中鼻甲腋、鼻丘、钩突、筛泡、半月裂、侧窦,以及分泌物的来源和性状。发育过大的鼻丘在鼻腔外侧壁的隆起常常较大,钩突病变较多见,肥大或形成息肉,甚者遮掩中鼻甲;筛泡多能从中鼻道内窥见,常见的病变也是黏膜息肉样变或形成息肉;筛泡和钩突之间的裂隙是半月裂,前组鼻窦的分泌物从此裂隙引流,中鼻道内息肉若较小或单发性的,通常可以探查到其蒂(或基底)的位置;但如果鼻道内息肉较大或多发性的,则基底多广泛。中鼻道分泌物较常见,性状有黏液性的、黏稠脓性的、血脓性的和真菌性的,可同时伴息肉病变。嗅裂用鼻中隔剥离子轻轻向外侧拨开中鼻甲,即可见到上鼻甲和上鼻道、蝶筛隐窝和蝶窦口,主要视察整体黏膜和蝶窦口黏膜的特征,例如充血、水肿、息肉形成等,以及嗅裂内分泌物的性状。

(7) 后鼻孔区:观察中鼻甲后端形态及两侧的中鼻道和嗅裂后段的引流状态,观察后鼻囟,以及是否存在上颌窦副口,并观察下鼻甲后端有无肥大,注意有无后鼻孔赘生物,例如后鼻孔息肉等。

(8) 鼻腔肿瘤的原发部位、形态、大小、表面特征和是否易出血等。

3. 注意事项

（1）使用鼻镜时，应合拢放入，不能超过鼻阈，以免损伤鼻黏膜；取出时两叶稍张开，以免夹住鼻毛。

（2）检查鼻腔时，如黏膜肿胀，鼻甲肥大，可用 2% 麻黄碱溶液收缩黏膜，老年人或高血压病人慎用。

第七篇　护　理　篇

一、吸　氧　法

【项目简介】

氧疗法(oxygenic therapy)是指通过给氧,提高动脉血氧分压(PaO_2)和动脉血氧饱和度(SpO_2),增加动脉血氧含量(SaO_2),纠正各种原因造成的缺氧状态,促进组织的新陈代谢,维持机体生命活动的一种治疗方法。

【适应证】

1. 呼吸系统　肺源性心脏病、哮喘、重症肺炎、肺水肿、气胸等。
2. 循环系统　心源性休克、心力衰竭、心肌梗死、严重心律失常等。
3. 中枢神经系统　颅脑外伤、各种原因引起的昏迷等。
4. 其他　严重贫血、出血性休克、一氧化碳中毒、大手术操作后、产程过长等。

【禁忌证】

百草枯中毒病人。

【操作要点】

1. 准备温湿度适宜、安全的操作环境。
2. 告知病人/家属吸氧目的、方法、注意事项,取得病人的配合。
3. 评估病人的年龄、病情、合作程度、缺氧程度、鼻腔情况。
4. 操作时语气轻柔,态度温和,注重人文关怀。
5. 长期吸氧的病人,定时更换吸氧管,病情允许情况下进食、饮水时可暂停吸氧。
6. 湿化瓶内蒸馏水每天更换一次。

【易错点】

1. 吸氧疗法操作前评估。
2. 检测吸氧装置的密闭性及通畅性。
3. 更换氧流量时的调节方法。
4. 用氧安全及安全知识宣教。

(一)鼻塞吸氧法

【操作前准备】

1. 护士准备　护士衣帽整洁,修剪指甲、洗手、戴口罩。
2. 病人准备　让病人和家属了解吸氧的目的、意义、注意事项及配合操作的要点。

3. 物品准备

(1) 治疗车上层:氧气表、试水碗(内备清水)、湿化瓶(内装 1/3~1/2 的蒸馏水)、吸氧管、手电筒、棉签、纱布、医嘱单、吸氧记录单、洗手液。

(2) 治疗车下层:生活垃圾桶、医用垃圾桶。

(3) 场所要求:病室安静整洁、温湿度适宜、光线充足、周围无明火及易燃品。

【操作步骤】

1. 核对、解释 携用物至病人床旁,核对床号、姓名,再次向病人解释操作目的及有关事项。

2. 评估

(1) 呼吸困难状态与程度、意识、心理状态及合作程度。

(2) 病人缺氧程度(血气分析,查看面色、口唇、指甲等有无发绀)。

(3) 病人鼻腔有无分泌物,有无鼻中隔偏曲、鼻息肉、鼻炎等鼻部疾病、手术史等情况。

(4) 病人鼻腔通气情况。

(5) 血氧饱和度。

3. 准备体位 取舒适体位。

4. 连接吸氧装置、给药

(1) 洗手、戴口罩。

(2) 将氧气表连接中心供氧装置(声音较大,提醒病人不要害怕)。

(3) 连接湿化瓶(内装 1/3~1/2 的蒸馏水),检查氧气表性能完好,能够正确指示目标氧流量,关闭氧气表。

(4) 一根棉签蘸清水清洁病人一侧鼻腔,另拿一根棉签蘸水清洁另一侧鼻腔。

(5) 打开纱布,连接氧气管,遵医嘱调节氧流量。将鼻塞末端放入试水碗内,有气泡溢出证明通畅,纱布擦干鼻塞末端。

(6) 再次询问姓名,确认氧流量,鼻塞置入一侧鼻腔鼻前庭,两边导管固定于耳后,松紧适宜,取舒适体位。

(7) 整理用物,医疗垃圾分类处理。

(8) 洗手、脱口罩,记录吸氧时间,吸氧流量。

(9) 再次核对姓名。

(10) 宣教及人文关怀,感谢病人配合。

【操作后处理】

1. 呼吸时注意用鼻子吸气,口吐气以达到最好的氧疗效果。

2. 在吸氧过程中不要随意调节氧流量。

3. 在床上活动的时候小心不要让管路打折受压。

4. 房间内注意禁止明火,不要抽烟。

5. 吸氧时观察病人意识状态,有无呼吸变慢、精神抑制或烦躁不安等二氧化碳潴留或氧中毒的症状。

6. 连续用氧时,湿化瓶内无菌蒸馏水应每天更换一次。定期消毒湿化瓶及更换氧气管。

7. 使用鼻塞时应注意双侧鼻孔交替,并及时清除分泌物,防止鼻塞阻塞。

【撤氧气管】

1. 核对姓名,观察缺氧改善程度,询问病人感受。

2. 洗手、戴口罩。

3. 再次核对姓名,拔出鼻导管,擦净病人的面部,一次性使用吸氧管放入医疗垃圾袋中。

4. 关闭氧气表的流量调节开关。

5. 一手先按住氧气安全帽周围,另一手握住湿化瓶,轻轻解锁取下,放于治疗车下层。

6. 洗手、脱口罩。

7. 记录停氧时间,核对、签名。

8. 协助病人取舒适体位,整理床单位。

9. 整理用物。

10. 人文关怀,感谢病人配合。

【相关知识】

1. 氧流量与吸氧浓度的换算公式　吸氧浓度(%)=21+4×氧流量(L/min)。

2. 缺氧分类

(1) 低张性缺氧:由吸入气体中氧分压过低、肺通气障碍、静脉血分流入动脉所致。主要特点为PaO_2、SaO_2下降,组织供氧不足。常见于慢性阻塞性肺疾病、先天性心脏病等。

(2) 血液性缺氧:由血红蛋白减少或性质改变造成血氧含量降低或血红蛋白结合的氧不易释放所致。常见于贫血、一氧化碳中毒、高铁血红蛋白症等。

(3) 循环性缺氧:由组织血流量减少,组织供氧减少所致。常见于休克、心力衰竭等。

(4) 组织性缺氧:由组织细胞利用氧异常所致。常见于氰化物中毒、大量放射线照射等。

3. 缺氧程度判断

(1) 轻度低氧血症:$PaO_2>50mmHg$,$SaO_2>80\%$,无发绀,如有呼吸困难,可给予低流量低浓度(1~2L/min)氧气。

(2) 中度低氧血症:PaO_2 30~50mmHg,SaO_2 60%~80%,有发绀、呼吸困难,需氧疗。

(3) 重度低氧血症:$PaO_2<30mmHg$,$SaO_2<60\%$,显著发绀、呼吸极度困难、出现三凹征,是氧疗的绝对适应证。

4. 氧疗的副作用

(1) 氧中毒。

(2) 气道黏膜干燥。

(3) 肺不张。

(4) 晶体后纤维组织增生。

(5) 呼吸抑制。

5. 无效吸氧发生原因

(1) 中心供氧装置,吸氧装置连接不紧密。

(2) 吸氧管扭曲、堵塞、脱落。

(3) 吸氧流量未达病情要求。

(4) 气管切开病人采用鼻导管(鼻塞)吸氧,氧气从套管逸出,未能有效进入气管及肺。

(5) 气道分泌物过多,而未及时吸出,导致氧气不能进入呼吸道。

6. 重要名词的英文术语

氧疗法 oxygenic therapy

鼻导管吸氧法

（二）鼻导管吸氧法

【操作前准备】

1. 护士准备　护士衣帽整洁,修剪指甲、洗手、戴口罩。

2. 病人准备　病人和家属了解吸氧的目的、意义、注意事项及配合操作的要点。

3. 物品准备

（1）治疗车上层:氧气表、试水碗(内备清水)、湿化瓶(内装 1/3~1/2 的蒸馏水)、吸氧管、胶布、手电筒、棉签、纱布、医嘱单、吸氧记录单、洗手液。

（2）治疗车下层:生活垃圾桶、医用垃圾桶。

（3）场所要求:病室安静整洁、温湿度适宜、光线充足、周围无明火及易燃品。

【操作步骤】

1. 核对、解释　携用物至病人床旁,核对床号、姓名,再次向病人解释操作目的及有关事项。

2. 评估

（1）呼吸困难状态与程度、意识、心理状态及合作程度。

（2）病人缺氧程度(血气分析,查看面色、口唇、指甲等有无发绀)。

（3）病人鼻腔有无分泌物,有无鼻中隔偏曲、鼻息肉、鼻炎等鼻部疾病、手术史等情况。

（4）病人鼻腔通气情况。

（5）血氧饱和度。

3. 准备体位　取舒适体位。

4. 连接吸氧装置、给氧

（1）洗手、戴口罩。

（2）将氧气表连接中心供氧装置(声音较大,提醒病人不要害怕)。

（3）连接湿化瓶(内装 1/3~1/2 的蒸馏水),检查氧气表性能完好,能够正确指示目标氧流量,关闭氧气表。

（4）一根棉签蘸清水清洁病人一侧鼻腔,另拿一根棉签蘸水清洁另一侧鼻腔。

（5）打开纱布,连接氧气管,遵医嘱调节氧流量。将吸氧管末端放入试水碗内,有气泡溢出证明通畅,纱布擦干吸氧管末端。

（6）再次询问姓名,确认氧流量,单侧鼻导管插入一侧鼻孔,经鼻腔到达鼻咽部,插管深度为鼻尖到耳垂的 2/3。双侧鼻导管鼻塞处突出部位向下,贴近嘴唇,插入鼻孔内约 1cm,两边导管在耳垂后固定,松紧固定适宜,取舒适体位。

（7）整理用物,医疗垃圾分类处理。

（8）洗手、脱口罩,记录吸氧时间、吸氧流量。

（9）再次核对姓名。

（10）宣教及人文关怀,感谢病人配合。

【操作后处理】

1. 呼吸时注意用鼻子吸气、口吐气,以达到最好的氧疗效果。

2. 在吸氧过程中不要随意调节氧流量。

3. 在床上活动的时候小心不要让管路打折受压。

4. 房间内注意禁止明火,不要抽烟。

5. 吸氧时观察病人意识状态,有无呼吸变慢、精神抑制或烦躁不安等二氧化碳潴留或氧中毒的症状。

6. 连续用氧时,湿化瓶内无菌蒸馏水应每天更换一次。定期消毒湿化瓶及更换氧气管道。

7. 单鼻导管插管时应注意双侧鼻孔交替,并及时清除分泌物,防止鼻导管阻塞。

【撤氧气管】

1. 核对姓名,观察缺氧改善程度,询问病人感受。

2. 洗手、戴口罩。

3. 再次核对姓名,拔出鼻导管,擦净病人的面部,一次性使用吸氧管放入医疗垃圾袋中。

4. 关闭氧气流量表的流量调节开关。

5. 一手先按住氧气安全帽周围,另一只手握住湿化瓶,轻轻解锁取下,放于治疗车下层。

6. 洗手、脱口罩。

7. 记录停氧时间,核对、签名。

8. 协助病人取舒适体位,整理床单位。

9. 整理用物。

10. 人文关怀,感谢病人配合。

【相关知识】

1. 氧流量与吸氧浓度的换算公式 吸氧浓度(%)=21+4×氧流量(L/min)。

2. 缺氧分类

(1) 低张性缺氧:由吸入气体中氧分压过低、肺通气障碍、静脉血分流入动脉引起。主要特点为PaO_2、SaO_2下降,组织供氧不足。常见于慢性阻塞性肺疾病、先天性心脏病等。

(2) 血液性缺氧:由血红蛋白减少或性质改变造成血氧含量降低或血红蛋白结合的氧不易释放所致。常见于贫血、一氧化碳中毒、高铁血红蛋白症等。

(3) 循环性缺氧:由组织血流量减少,组织供氧减少所致。常见于休克、心力衰竭等。

(4) 组织性缺氧:由组织细胞利用氧异常所致。常见于氰化物中毒、大量放射线照射等。

3. 缺氧程度判断

(1) 轻度低氧血症:$PaO_2 > 50mmHg$,$SaO_2 > 80\%$,无发绀,如有呼吸困难,可给予低流量低浓度(1~2L/min)氧气。

(2) 中度低氧血症:PaO_2 30~50mmHg,SaO_2 60%~80%,有发绀、呼吸困难,需氧疗。

(3) 重度低氧血症:$PaO_2 < 30mmHg$,$SaO_2 < 60\%$,显著发绀、呼吸极度困难、出现三凹征,是氧疗的绝对适应证。

4. 氧疗的副作用

(1) 氧中毒。

(2) 气道黏膜干燥。

(3) 肺不张。

（4）晶体后纤维组织增生。

（5）呼吸抑制。

5. 无效吸氧发生原因

（1）中心供氧装置，吸氧装置连接不紧密。

（2）吸氧管扭曲、堵塞、脱落。

（3）吸氧流量未达病情要求。

（4）气管切开病人采用鼻导管吸氧，氧气从套管逸出，未能有效进入气管及肺。

（5）气道分泌物过多，而未及时吸出，导致氧气不能进入呼吸道。

6. 重要名词的英文术语

氧疗法 oxygenic therapy

（三）面罩吸氧法

【操作前准备】

1. 护士准备　护士衣帽整洁，修剪指甲、洗手、戴口罩。

2. 病人准备　病人和家属了解吸氧的目的、意义、注意事项及配合操作的要点。

3. 物品准备

（1）治疗车上层：氧气表、试水碗（内备清水）、湿化瓶（内装 1/3~1/2 的蒸馏水）、氧气导管、氧气面罩、纱布、医嘱单、吸氧记录单、洗手液。

（2）治疗车下层：生活垃圾桶、医用垃圾桶。

（3）场所要求：病室安静整洁、温湿度适宜、光线充足、周围无明火及易燃品。

【操作步骤】

1. 核对、解释　携用物至病人床旁，核对床号、姓名，再次向病人解释操作目的及有关事项。

2. 评估

（1）呼吸困难状态与程度、意识、心理状态及合作程度。

（2）病人缺氧程度（血气分析，查看面色、口唇、指甲等有无发绀）。

（3）血气分析结果。

（4）病人鼻腔通气情况。

（5）血氧饱和度。

3. 准备体位　取舒适体位。

4. 连接吸氧装置、给氧

（1）洗手、戴口罩。

（2）将氧气表连接中心供氧装置（声音较大，提醒病人不要害怕）。

（3）连接湿化瓶（内装 1/3~1/2 的蒸馏水），检查氧气表性能完好，能够正确指示目标氧流量，关闭氧气表。

（4）打开纱布，连接氧气导管，遵医嘱调节氧流量，氧气导管前端置于试水碗中湿润，有气泡溢出证明通畅，纱布擦干氧气导管末端，连接氧气面罩与氧气导管。

（5）再次核对姓名、氧流量。

（6）将面罩置于病人口鼻部供氧，将氧气面罩固定绳环绕病人头部，调整松紧度，取舒适体位。

（7）整理用物,医疗垃圾分类处理。

（8）洗手、脱口罩,记录吸氧时间、吸氧流量。

（9）宣教及人文关怀,感谢病人配合。

【操作后处理】

1. 吸氧时观察病人意识状态,有无呼吸变慢、精神抑制或烦躁不安等二氧化碳潴留或氧中毒的症状。

2. 在吸氧过程中不要随意调节氧流量。

3. 在床上活动的时候小心不要让管路打折受压。

4. 房间内注意禁止明火,不要抽烟。

5. 观察病人缺氧改善情况。

【撤氧气管】

1. 核对姓名,观察缺氧改善程度,询问病人感受。

2. 洗手、戴口罩。

3. 再次核对姓名,取下氧气面罩,一次性使用吸氧面罩放入医疗垃圾袋中。

4. 关闭氧气流量表的流量调节开关,擦净病人面部。

5. 左手先按住氧气安全帽周围,右手握住湿化瓶,轻轻解锁取下,放于治疗车下层。

6. 洗手、脱口罩。

7. 记录停氧时间,核对、签名。

8. 协助病人取舒适体位,整理床单位。

9. 整理用物。

10. 人文关怀,感谢病人配合。

【相关知识】

1. 氧流量与吸氧浓度的换算公式　吸氧浓度（%）=21+4×氧流量（L/min）。

2. 缺氧分类

（1）低张性缺氧:由吸入气体中氧分压过低、肺通气障碍、静脉血分流入动脉引起。主要特点为 PaO_2、SaO_2 下降,组织供氧不足。常见于慢性阻塞性肺疾病、先天性心脏病等。

（2）血液性缺氧:由血红蛋白减少或性质改变造成血氧含量降低或血红蛋白结合的氧不易释放所致。常见于贫血、一氧化碳中毒、高铁血红蛋白症等。

（3）循环性缺氧:由组织血流量减少,组织供氧减少所致。常见于休克、心力衰竭等。

（4）组织性缺氧:由组织细胞利用氧异常所致。常见于氰化物中毒。

3. 缺氧程度判断

（1）轻度低氧血症:$PaO_2 > 50mmHg$,$SaO_2 > 80\%$,无发绀,如有呼吸困难,可给予低流量低浓度（1~2L/min）氧气。

（2）中度低氧血症:PaO_2 30~50mmHg,SaO_2 60%~80%,有发绀、呼吸困难,需氧疗。

（3）重度低氧血症:$PaO_2 < 30mmHg$,$SaO_2 < 60\%$,显著发绀、呼吸极度困难、出现三凹征,是氧疗的绝对适应证。

4. 氧疗的副作用

（1）氧中毒。

（2）气道黏膜干燥。

（3）肺不张。

（4）晶体后纤维组织增生。

（5）呼吸抑制。

5. 重要名词的英文术语

氧疗法 oxygenic therapy

二、胃 管 置 入

胃管置入

【项目简介】

胃管置入是将导管经鼻腔插入胃内,进行管内灌注流质食物、水分、药物或进行胃内容物的抽吸或清洗。

【适应证】

1. 多种原因造成的无法经口进食而需鼻饲者(如昏迷病人,口腔疾病、口腔和咽部手术后的病人等)。

2. 清除胃内毒物,进行胃液检查。

3. 胃肠减压(如急腹症有明显腹胀者、胃肠道梗阻者等)。

4. 上消化道出血病人出血情况的观察和治疗。

5. 上消化道穿孔。

6. 腹部手术前准备。

【禁忌证】

1. 严重颌面部损伤。

2. 近期食管腐蚀性损伤。

3. 食管梗阻或憩室。

4. 精神异常。

5. 极度不合作的病人。

6. 鼻咽部有癌肿或急性炎症。

7. 食管静脉曲张。

【操作前准备】

1. 护士准备　衣帽整洁,修剪指甲,洗手,戴口罩。

2. 病人准备

（1）了解置入胃管的目的、操作过程、注意事项及配合操作的要点。

（2）鼻腔通畅,无炎症、鼻中隔偏曲、息肉等。

3. 物品准备

（1）治疗车上层:无菌胃管包(弯盘 2 个、镊子 1 把、压舌板 1 个、纱布 2 块、胃管 1 条、50ml 注射器 1 个、治疗巾 1 块)、洗手液、液体石蜡、棉签、胶布、别针、夹子或橡皮筋、手电筒、听诊器、治疗碗,昏迷、吞咽功能障碍、极度衰竭不能配合的病人可备导丝胃管。

（2）治疗车下层:生活垃圾桶、医用垃圾桶。

（3）场所要求:室内无其他人员,环境清洁,无异味。

【操作步骤】

1. 核对、解释　携用物至病人床旁,核对床号、姓名,再次解释操作目的及相关事项。

2. 摆体位　取坐位或半卧位,无法坐起者取右侧卧位,昏迷病人取去枕平卧位,头部后仰,有活动性义齿者取下义齿。

3. 洗手、戴口罩。

4. 鼻腔准备　观察鼻腔是否通畅,选择通畅一侧,用棉签清洗鼻腔。

5. 保护床单位　将治疗巾围于病人颌下,弯盘置于便于取用处。

6. 检查胃管通畅　用注射器向胃管内注入空气检查是否通畅。

7. 标注胃管　测量胃管插入的长度(前额发际至胸骨剑突处或鼻尖经耳垂至胸骨剑突的距离),并标记。

8. 润滑胃管　将少许液体石蜡倒于纱布上,润滑胃管前端。

9. 二次核对。

10. 插管　一手持纱布扶住胃管,一手持镊子夹住胃管前端,沿选定侧鼻孔轻轻插入到咽喉部(10~15cm)时,根据具体情况插管。

(1) 清醒病人:嘱病人做吞咽动作,顺势将胃管向前推进至预定长度。

(2) 昏迷病人:左手将病人头扶起,使下颌靠近胸骨柄,缓缓插入胃管至预定长度(使用导丝胃管时,一手固定胃管,另一手拔出导丝)。

11. 确认　确认胃管是否在胃内(三种方法)。

(1) 抽:胃管末端接注射器抽吸,能抽出胃液。

(2) 听:听诊器置于病人胃部,用注射器快速向胃管内注入 10ml 空气,听到气过水声。

(3) 看:将胃管末端置于盛水的治疗碗中,无气泡溢出。

12. 固定　确定胃管在胃内后,将胃管用胶布在鼻翼及颊部固定,标记胃管插入长度。

13. 处理胃管末端　胃管末端反折,用纱布包好,用夹子夹紧或用橡皮筋扎紧。用别针固定于大单、枕旁或病人衣领处。

14. 再次核对。

【操作后处理】

1. 协助病人清洁鼻孔、口腔,恢复体位,整理床单位。

2. 整理用物,分类处理。

3. 洗手、摘口罩。

4. 宣教。

5. 记录置胃管的时间、长度。

【操作要点】

1. 评估病人病情、意识、鼻腔的通畅性、合作程度。

2. 清醒病人取坐位或半卧位,无法坐起者取右侧卧位;昏迷病人取去枕平卧位,头部后仰,有义齿者取下义齿。

3. 测量胃管插入的长度(前额发际至胸骨剑突处或鼻尖经耳垂至胸骨剑突的距离),一般成人插入长度为 45~55cm,并标记。

4. 将少许液体石蜡倒于纱布上,润滑胃管前端。

5. 插管时,清醒病人,嘱病人做吞咽动作,顺势将胃管向前推进至预定长度;昏迷病人,左手将病人头扶起,使下颌靠近胸骨柄,缓缓插入胃管至预定长度。

6. 确认胃管在胃内。

7. 固定。

【易错点】

1. 清醒病人取坐位或半卧位,无法坐起者取右侧卧位;昏迷病人取去枕平卧位,头部后仰,有义齿者取下义齿。

2. 测量胃管插入的长度。

3. 插管至咽喉部(10~15cm)时,清醒病人,嘱病人做吞咽动作,顺势将胃管向前推进至预定长度;昏迷病人,左手将病人头扶起,使下颌靠近胸骨柄,缓缓插入胃管至预定长度。

4. 确认胃管是否在胃内。

【相关知识】

1. 注意事项

(1) 插管时动作应轻柔,避免损伤食管黏膜。

(2) 插入胃管至 10~15cm(咽喉部)时,若为清醒病人,嘱其做吞咽动作;若为昏迷病人,则用左手将其头部托起,使下颌靠近胸骨柄,以利插管。

(3) 插入胃管过程中,如果病人出现呛咳、呼吸困难、发绀等,表明胃管误入气管,应立即拔出胃管。

(4) 插入不畅时,应检查口腔,了解胃管是否盘在口咽部,或将胃管抽出少许,再小心插入。

(5) 食管静脉曲张、食管梗阻的病人禁忌胃管置入。

2. 健康教育

(1) 给病人讲解置管的目的、操作过程,减轻病人焦虑。

(2) 如插管过程中出现恶心、呕吐,暂停插管,嘱病人做深呼吸,分散病人注意力,缓解病人紧张。

3. 重要名称的英文术语

胃管置入 gastric tube insertion

三、导 尿 术

(一) 男性导尿术

【项目简介】

导尿术是在严格无菌条件下,用导尿管经尿道插入膀胱引出尿液的方法。其目的是解除病人尿潴留,为膀胱肿瘤病人进行膀胱化疗,协助临床诊断、手术前准备及留取无菌尿培养标本等。

【适应证】

1. 具有临床意义的尿潴留、充溢性尿失禁病人。

2. 外科围手术期病人。

3. 尿道损伤早期或手术后作为支架引流或经导尿管对膀胱进行药物灌注治疗者。

4. 昏迷、尿失禁或会阴部有损伤者。

5. 抢救休克或危重病人。

6. 需要长时间卧床或被迫体位的病人。

7. 协助临床诊断者,如留取未受污染的尿标本做细菌培养;测量膀胱容量、压力及检查残余尿液。进行尿道或膀胱造影等。

【禁忌证】

1. 急性下尿路感染。

2. 尿道狭窄及先天性畸形无法留置导尿管者。

3. 相对禁忌证为严重的全身出血性疾病。

【操作前准备】

1. 护士准备 衣帽整洁,修剪指甲,洗手,戴口罩。

2. 病人准备

(1) 病人和家属了解导尿的目的、意义、过程、注意事项及配合操作的要点。

(2) 清洁外阴,做好导尿的准备。若病人无自理能力,协助其进行外阴清洁。

3. 物品准备

(1) 治疗车上层:一次性无菌导尿包(选择合适的导尿管)、一次性垫巾或小橡胶单和治疗巾 1 套、洗手液。

(2) 治疗车下层:便盆及便盆巾、生活垃圾桶、医用垃圾桶。

(3) 必要时备屏风。

(4) 场所要求:室内无其他人员,安静、室温适宜、光线充足。酌情关闭门窗,围帘或屏风遮挡病人。

【操作步骤】

1. 核对、解释 携用物至病人床旁,核对病人床号、姓名,再次向病人解释操作目的及有关事项。

2. 准备

(1) 关闭门窗,拉上围帘或屏风遮挡。

(2) 移床旁椅至操作同侧的床尾,将便盆放床尾旁椅上,打开便盆巾。

(3) 松开床尾盖被,帮助病人脱去对侧裤腿,盖在近侧腿部,对侧腿用盖被遮盖。

3. 准备体位 协助病人取屈膝仰卧位,两腿略外展,暴露外阴。

4. 垫巾 将小橡胶单和治疗巾垫于病人臀下,用洗手液洗手。

5. 根据男性病人尿道的解剖特点进行消毒、导尿

(1) 初步消毒:在治疗车上核对、检查,打开导尿包的外包装,并将外包装袋置于床尾,取出初步消毒用物,操作者一只手戴上手套,将消毒液棉球倒入小方盘内,小方盘置于两腿之间。操作者一手持镊子夹取消毒液棉球初步消毒阴阜、大腿内侧上 1/3、阴茎、阴囊,另一戴手套的手持无菌纱布提起阴茎将包皮向后推,暴露尿道口,自尿道口向外向后旋转擦拭尿道口、龟头至冠状沟;污棉球、镊子置外包装袋内;消毒完毕,将小方盘移至床尾,脱下手套置外包装袋内,将外包装袋移至治疗车下层;再次洗手。

(2) 打开导尿包:将导尿包放在病人两腿之间,按无菌操作原则打开治疗巾。向头部和足部依次打开治疗巾,再用双手分别抓住对侧治疗巾的两个外角部,向对侧展开治疗巾,注意手不能触及治疗巾的里面。同法展开近侧治疗巾。

(3) 戴无菌手套,铺孔巾:取出无菌手套,按无菌操作原则戴好无菌手套,取出孔巾,铺在病人的外阴处并暴露外阴。

(4) 整理用物,润滑尿管:按操作顺序整理好用物,取出导尿管,用润滑液棉球润滑导尿

管前段,根据需要将导尿管和集尿袋的引流管连接,取消毒液棉球放于弯盘内。

(5) 再次消毒:弯盘至于外阴处,一手用无菌纱布包住阴茎,将包皮向后推,暴露尿道口;另一手持镊子夹取消毒液棉球,分别消毒尿道口、龟头及冠状沟、尿道口。污棉球、弯盘、镊子放在床尾方盘内。

(6) 导尿:将方盘置于孔巾口旁,嘱病人张口呼吸,一手持续持无菌纱布固定阴茎并向上提起,使之与腹壁成 60°,用另一镊子夹持导尿管对准尿道口轻轻插入尿道 20~22cm,见尿液流出再插入 2~3cm;松开固定阴茎的手下移固定导尿管,将尿液引入集尿袋或方盘内。

6. 夹管、倒尿　当方盘内盛满 2/3 尿液,夹闭导尿管尾端,将尿液倒入便盆内,再打开导尿管继续放尿;或将尿液引入集尿袋内至合适量。

7. 取标本　若需做尿培养,用无菌标本瓶接取中段尿液 5ml,盖好瓶盖,置于合适处。

【操作后处理】

1. 导尿完毕,轻轻拔出导尿管,撤下孔巾,擦净外阴,整理导尿用物弃于医用垃圾桶内,撤出病人臀下的小橡胶单和治疗巾放于治疗车下层。脱去手套,协助病人穿好裤子。整理床单位。

2. 测量尿量,尿标本贴标签后送检。

3. 消毒双手,核对,记录。

【操作要点】

1. 准备温度适宜、隐蔽的操作环境。

2. 严格遵守无菌操作原则及操作流程。

3. 掌握男性尿道的解剖特点。

4. 告知病人 / 家属导尿目的、注意事项,取得病人的配合。

5. 评估病人的年龄、病情、合作程度、膀胱充盈度、局部皮肤及清洁度等,选择合适的导尿管。

6. 包皮和冠状沟易藏污垢,应注意仔细擦拭,预防感染。

7. 插管成功后应注意将包皮复位,以防止包皮嵌顿水肿。

8. 尿潴留病人第一次导出尿量不超过 1 000ml,以防虚脱和血尿。

【易错点】

1. 按无菌操作原则打开治疗巾。

2. 戴无菌手套。

3. 检查尿管气囊是否漏气。

4. 初步消毒,包皮后推暴露尿道口,包皮和冠状沟易藏污垢,应注意仔细擦拭。

5. 插管时,固定阴茎并提起,使之与腹壁成 60°。动作要轻柔,男性尿道有三个狭窄,切忌用力过快过猛而损伤尿道黏膜。

【相关知识】

1. 注意事项

(1) 严格执行查对制度和无菌操作技术原则。

(2) 在操作过程中注意保护病人的隐私,并采取适当的保暖措施防止病人着凉。

(3) 包皮和冠状沟易藏污垢,应注意仔细擦拭,预防感染。

（4）插管成功后应注意将包皮复位,以防止包皮嵌顿水肿。

（5）对膀胱高度膨胀且极度虚弱的病人,第一次放尿不得超过1 000ml。大量放尿可使腹腔内压急剧下降,血液大量滞留在腹腔内,导致血压急剧下降而虚脱;另外膀胱内压突然降低,还可导致膀胱黏膜急剧充血,发生血尿。

（6）插管时,动作要轻柔,男性尿道有三个狭窄,切忌用力过快过猛而损伤尿道黏膜。

（7）为避免损伤和导致泌尿系统感染,必须掌握男性尿道的解剖特点。

2. 健康教育

（1）向病人讲解导尿的目的和意义:为尿潴留病人引流尿液,以减轻病人的痛苦;协助临床诊断,留取未被污染的尿液标本做细菌培养,测量膀胱容量、压力及残余尿量,进行尿道或膀胱造影等;为膀胱肿瘤病人进行膀胱化疗。

（2）教会病人如何配合操作,减少污染。告知病人摆好体位后,身体不能随意活动,防止无菌区域被污染。插管时,告知病人张口深呼吸,使会阴部放松,便于导尿管顺利插入。

（3）介绍相关疾病知识:①尿潴留是指尿液大量存留在膀胱内而不能自主排除。产生尿潴留常见的原因有:机械性梗阻,膀胱颈部或尿道有梗阻性病变,如肿瘤压迫尿道,造成排尿受阻;动力性梗阻,由于排尿功能障碍引起,而膀胱、尿道并无器质性梗阻病变,如外伤、疾病或使用麻醉剂所致脊髓初级排尿中枢活动障碍或抑制,不能形成排尿反射;其他各种原因引起的不能用力排尿或不习惯卧床排尿,包括某些心理因素,如焦虑、窘迫等使得排尿不能及时进行;由于尿液存留过多,膀胱过度充盈,导致膀胱收缩无力,造成尿潴留。②尿失禁是指排尿失去意识控制或不受意识控制,尿液不自主地流出。

3. 重要名词的英文术语

导尿术 catheterization

（二）女性导尿术

【项目简介】

导尿术是在严格无菌条件下,用导尿管经尿道插入膀胱引出尿液的方法。其目的是解除病人尿潴留,为膀胱肿瘤病人进行膀胱化疗,协助临床诊断、手术前准备及留取无菌尿培养标本等。

女性导尿术

【适应证】

1. 具有临床意义的尿潴留或膀胱出口梗阻的病人。

2. 外科手术时的围手术期使用。

3. 尿道损伤早期或手术后作为支架引流或经导尿管对膀胱进行药物灌注治疗者。

4. 昏迷、尿失禁或会阴部有损伤者。

5. 抢救休克或危重病人。

6. 需要长时间卧床或被迫体位的病人。

【禁忌证】

1. 急性尿道炎。

2. 女性月经期。

【操作前准备】

1. 护士准备　衣帽整洁,修剪指甲,洗手,戴口罩。

2. 病人准备

(1) 病人和家属了解导尿的目的、意义、过程、注意事项及配合操作的要点。

(2) 清洁外阴,做好导尿的准备。若病人无自理能力,协助其进行外阴清洁。

3. 物品准备

(1) 治疗车上层:一次性无菌导尿包(选择合适的导尿管)、一次性垫巾或小橡胶单和治疗巾1套、免洗手消毒液。

(2) 治疗车下层:便盆及便盆巾、生活垃圾桶、医用垃圾桶。

(3) 必要时备屏风。

(4) 场所要求:室内无其他人员,安静、室温适宜、光线充足。酌情关闭门窗,围帘或屏风遮挡病人。

【操作步骤】

1. 核对、解释 携用物至病人床旁,核对病人床号、姓名,再次向病人解释操作目的及有关事项。

2. 准备

(1) 关闭门窗,拉上围帘或屏风遮挡。

(2) 移床旁椅至操作同侧的床尾,将便盆放床尾椅子上,打开便盆巾。

(3) 松开床尾盖被,帮助病人脱去对侧裤腿,盖在近侧腿部,并盖上浴巾,对侧腿用盖被遮盖。

3. 准备体位 协助病人取屈膝仰卧位,两腿略外展,暴露外阴。

4. 垫巾 将小橡胶单和治疗巾垫于病人臀下,用洗手液洗手。

5. 根据女性病人尿道的解剖特点进行消毒、导尿

(1) 初步消毒:在治疗车上核对、检查,打开导尿包的外包装,并将外包装袋置于床尾,取出初步消毒用物,操作者一只手戴上手套,将消毒液棉球倒入小方盘内,小方盘置于两腿之间。操作者一手持镊子夹取消毒液棉球初步消毒阴阜、大阴唇,另一戴手套的手分开大阴唇,消毒小阴唇和尿道口;污棉球置外包装袋内;消毒完毕,将小方盘移至床尾,脱下手套置外包装袋内,将外包装袋移至治疗车下层;再次洗手。

(2) 打开导尿包:将导尿包放在病人两腿之间,按无菌技术操作原则打开治疗巾。向头部和足部依次打开治疗巾,再用双手分别抓住对侧治疗巾的两个外角部,向对侧展开治疗巾,注意手不能触及治疗巾的里面。同法展开近侧治疗巾。

(3) 戴无菌手套,铺孔巾:取出无菌手套,按无菌技术操作原则戴好无菌手套,取出孔巾,铺在病人的外阴处并暴露外阴部。

(4) 整理用物,润滑尿管:按操作顺序整理好用物,取出导尿管,用润滑液棉球润滑导尿管前段,根据需要将导尿管和集尿袋的引流管连接,取消毒液棉球放于弯盘内。

(5) 再次消毒:弯盘至于外阴处,一手分开并固定小阴唇,一手持镊子夹取消毒液棉球,分别消毒尿道口、两侧小阴唇、尿道口。污棉球、弯盘、镊子放在床尾弯盘内。

(6) 导尿:将方盘置于孔巾口旁,嘱病人张口呼吸,用另一镊子夹持导尿管对准尿道口轻轻插入尿道4~6cm,见尿液流出再插入1cm左右,松开固定小阴唇的手下移固定导尿管,将尿液引入集尿袋或方盘内。

6. 夹管、倒尿 当方盘内盛满2/3尿液,夹闭导尿管尾端,将尿液倒入便盆内,再打开导

尿管继续放尿;或将尿液引入集尿袋内至合适量。

7. 取标本　若需做尿培养,用无菌标本瓶接取中段尿液 5ml,盖好瓶盖,放置合适处。

【操作后处理】

1. 导尿完毕,轻轻拔出导尿管,撤下孔巾,擦净外阴,收拾导尿用物弃于医用垃圾桶内,撤出病人臀下的小橡胶单和治疗巾放治疗车下层。脱去手套,用洗手液洗手,协助病人穿好裤子。整理床单位。

2. 洗手,核对,记录。

【操作要点】

1. 准备温度适宜、隐蔽的操作环境。

2. 严格遵守无菌技术操作原则及操作流程。

3. 告知病人 / 家属导尿目的、注意事项,取得病人的配合。

4. 评估病人的年龄、病情、合作程度、膀胱充盈度、局部皮肤及清洁度等,选择合适的导尿管。

5. 掌握女性尿道的解剖特点。

6. 尿潴留病人第一次导出尿量不超过 1 000ml,以防虚脱和血尿。

【易错点】

1. 按无菌技术操作原则打开治疗巾。

2. 戴无菌手套。

3. 检查尿管气囊是否漏气。

4. 尿管误入阴道,尿管污染。

【相关知识】

1. 注意事项

(1) 严格执行查对制度和无菌操作技术原则。

(2) 在操作过程中注意保护病人的隐私,并采取适当的保暖措施防止病人着凉。

(3) 对膀胱高度膨胀且极度虚弱的病人,第一次放尿不得超过 1 000ml。大量放尿可使腹腔内压急剧下降,血液大量滞留在腹腔内,导致血压急剧下降而虚脱;另外膀胱内压突然降低,还可导致膀胱黏膜急剧充血,发生血尿。

(4) 老年女性尿道口回缩,插管时应仔细观察、辨认,避免误入阴道。

(5) 插管时,如导尿管误入阴道,应更换无菌导尿管,然后重新插管。

(6) 为避免损伤和导致泌尿系统感染,必须掌握女性尿道的解剖特点。

2. 健康教育

(1) 向病人讲解导尿的目的和意义:为尿潴留病人引流尿液,以减轻病人的痛苦;协助临床诊断,留取未被污染的尿液标本做细菌培养,测量膀胱容量、压力及残余尿量,进行尿道或膀胱造影等;为膀胱肿瘤病人进行膀胱化疗。

(2) 教会病人如何配合操作,减少污染。告知病人摆好体位后,身体不能随意活动,防止无菌区域被污染。插管时,告知病人张口深呼吸,使会阴部放松,便于导尿管顺利插入。

(3) 介绍相关疾病知识:①尿潴留是指尿液大量存留在膀胱内而不能自主排除。产生尿潴留常见的原因有:机械性梗阻,膀胱颈部或尿道有梗阻性病变,如肿瘤压迫尿道,造成排尿受阻;动力性梗阻,由于排尿功能障碍引起,而膀胱、尿道并无器质性梗阻病变,如外伤、疾病或使用麻醉剂所致脊髓初级排尿中枢活动障碍或抑制,不能形成排尿反射;其他各种原因引起的不能用力排尿或不习惯卧床排尿,包括某些心理因素,如焦虑、窘迫等使得排尿不能及时进行;由于尿液存留过多,膀胱过度充盈,导致膀胱收缩无力,造成尿潴留。②尿失禁是指排尿失去意识控制或不受意识控制,尿液不自主地流出。

3. 重要名词的英文术语

导尿术 catheterization

四、洗 胃 术

(一) 催吐洗胃术

【项目简介】

催吐洗胃术用于服毒量少、生命体征稳定、清醒合作的病人,按医嘱根据毒物性质让病人口服洗胃液,每次 300~500ml,自呕或用压舌板刺激咽部引起呕吐,清除胃内未被吸收的毒物或清洁胃腔。

【适应证】

1. 服毒量少的清醒合作病人。

2. 口服毒物不超过 6 小时的中毒病人。

【禁忌证】

1. 意识障碍、抽搐、惊厥未控制的病人。

2. 病人情绪不稳定不合作,拒绝口服的病人。

3. 上消化道出血、胸主动脉瘤、食管静脉曲张、胃癌病人。

4. 服用强酸、强碱腐蚀性毒物及石油制品的急性中毒病人。

5. 儿童、孕妇、老年人易发生误吸病人。

【操作前准备】

1. 护士准备

(1) 人员:1 人操作。

(2) 前期准备:①衣帽整洁,洗手、戴口罩;②了解病人、催吐洗胃的目的、掌握催吐洗胃操作相关知识、并发症的表现及处理。

2. 病人准备

(1) 测量生命体征(心率、呼吸、血压、指脉氧)。

(2) 让病人 / 家属了解催吐洗胃的目的、意义、操作过程、注意事项及配合操作的要点。

(3) 确认无催吐洗胃禁忌证,无洗胃液药物过敏史。

(4) 告知病人需要配合的要点,如自吐或呕吐时前倾,防止误吸,呕吐物于污物桶内,有腹胀、腹痛举手示意护士。

3. 物品准备

(1) 治疗车上层:治疗盘内置(量杯、压舌板、水温计、弯盘、纱布)、塑料围裙或橡胶单、洗胃溶液(温度为 25~38℃)。

(2) 治疗车下层:水桶两只、医用垃圾桶、生活垃圾桶。

(3) 场所要求:安全、干净、整洁、室温适宜、光线充足。

【操作步骤】

1. 信息核对　核对医嘱、病人床号、姓名、腕带、用物有效期。

2. 体位　协助病人取坐位。

3. 系围裙、放置污物桶　围好围裙或铺橡胶单于病人胸前,若病人有义齿取下义齿,置污物桶于病人座位前或床旁。

4. 口服洗胃液　协助病人每次口服洗胃液量为 300~500ml。

5. 催吐　指导病人自呕和 / 或用压舌板刺激舌根 / 咽后壁催吐,呕吐物至污物桶内。

6. 洗胃　反复口服洗胃液、催吐,直至吐出的洗胃液无渣、澄清、无味为止。

7. 观察

(1) 病人有无呛咳、腹胀、腹痛,面部颜色、意识、口鼻黏膜情况,催吐后观察 1 小时。

(2) 病人生命体征平稳 0.5~1 小时。

(3) 病人饮入量和呕出量是否大致相等。

(4) 呕出液(物)的颜色、性状、气味。

【操作后处理】

1. 催吐完毕,协助病人漱口,纱布擦净口鼻,帮助病人取舒适卧位;整理床单位,用物分类处理。

2. 洗手,核对,记录。

【操作要点】

1. 了解病人的病情,中毒时间、毒物性质、意识状态、生命体征、心理状况、合作程度。

2. 掌握口、咽、喉、食管、胃的解剖特点。

3. 告知病人 / 家属催吐洗胃术的目的、注意事项,取得病人的合作。

4. 准备温度适宜、安全的操作环境。

5. 严格遵守无菌技术操作原则及操作流程。

6. 催吐洗胃液温度 25~38℃,每次 300~500ml。

7. 催吐洗胃过程中应随时观察病人的面色、生命体征、意识、瞳孔变化、口鼻黏膜情况。

【易错点】

1. 洗胃液的选择。

2. 催吐洗胃液每次的量及洗胃液温度。

3. 催吐过程中并发症的观察。

4. 饮入量与吐出量相近,水中毒和电解质紊乱的观察。

【相关知识】

1. 注意事项

(1) 了解病人中毒情况,如中毒时间、途径、毒物种类、性质、量等,来院前是否呕吐。

(2) 急性中毒病人,应紧急采用“口服催吐法”,必要时进行洗胃,以减少毒物的吸收。

(3) 催吐洗胃过程中注意误吸,以及剧烈呕吐可能诱发急性上消化道出血。

(4) 注意饮入量和呕出量大致相等。

(5) 注意病人的心理状态、合作程度及康复信心。

（6）催吐洗胃后注意病人胃内毒物的清除情况,中毒症状有无缓解,有无水中毒和电解质紊乱。

2. 健康教育

（1）向病人讲解催吐洗胃的目的和意义:催吐洗胃可清除病人胃内毒物或刺激物,减少毒物吸收,还可利用不同的催吐液进行中和解毒,有利于减轻胃黏膜水肿。

（2）教会病人如何配合操作,自呕方法,加快毒物呕出,减少毒物吸收。

（3）向病人解释操作中可能出现的不适,如恶心、胃胀等;告知病人及家属有误吸的风险,取得理解。

（4）对自行服毒病人,耐心劝导,做好心理护理,为病人保守秘密,尊重病人隐私权。

（5）介绍相关疾病知识:①误服或自服少量毒物后,可用手指或筷子刺激咽喉部自行催吐,减少毒物吸收,服毒后催吐洗胃愈早效果愈好。②误服少量强酸、强碱时,可饮蛋清水或牛奶,蛋清水或牛奶附着在胃黏膜的表面或创面,起到保护作用,可减轻疼痛。

3. 重要名词的英文术语

催吐洗胃术 emetic gastric lavage

（二）胃管洗胃术

【项目简介】

胃管洗胃术将胃管插入病人胃内,反复注入和吸出一定量的溶液,以冲洗并排除胃内容物,减轻和避免吸收中毒的胃灌洗方法,以达到解毒和减轻胃黏膜水肿的目的。

【适应证】

1. 催吐洗胃法无效或有意识障碍、不合作的病人。

2. 凡经摄入各种非腐蚀性毒物,如安眠药、有机磷、重金属类、食物中毒等病人。

【禁忌证】

1. 强酸、强碱及其他对消化道有明显腐蚀作用的毒物中毒的病人。

2. 伴有上消化道出血、胃穿孔、肝硬化伴食管静脉曲张、主动脉瘤、严重心脏疾病等的病人。

3. 中毒诱发惊厥未控制的病人。

【术前准备】

1. 护士准备

（1）人员:1人操作。

（2）前期准备:①衣帽整洁,洗手,戴口罩;②了解病人病情,胃管洗胃术的目的、洗胃机的工作原理,掌握胃管洗胃操作相关知识、注意事项、并发症的表现和处理。

2. 病人准备

（1）测量生命体征(体温、脉搏、呼吸、血压)。

（2）让病人/家属了解胃管洗胃的目的、意义、操作过程、注意事项及配合操作的要点。

（3）确认无胃管洗胃禁忌证,无洗胃液药物过敏史。

（4）告知病人需要配合的要点,如胃管插入过程配合吞咽,有腹胀、腹痛、不适举手示意护士。

3. 物品准备

(1) 治疗车上层:洗胃盘内有无菌洗胃包(胃管、镊子、纱布)、塑料围裙或橡胶单、治疗巾、检验标本容器、量杯、水温计、压舌板、弯盘、棉签、10ml 注射器、听诊器、手电筒、液体石蜡、胶布,必要时治疗碗内备有开口器、牙垫、舌钳,洗手液。

(2) 治疗车下层:水桶两只(一只水桶为清洁桶,盛 25~38℃洗胃液;一只水桶为污水桶)、医用垃圾桶、生活垃圾桶。

(3) 洗胃设备:全自动洗胃机。

(4) 场所要求:室内无其他人员,安静、室温适宜、光线充足。

【操作步骤】

1. 核对信息 携用物至病人床旁,核对病人床号、腕带,病人 / 家属说出姓名,再次向病人 / 家属解释操作目的及注意事项。

2. 洗胃机与病人准备

(1) 全自动洗胃机:接通洗胃机电源,将进液管置清洁桶的洗胃液中,排液管置于污水桶内,检查仪器功能正常后关闭电源。

(2) 协助病人取左侧卧位,头偏向一侧,靠近床边,昏迷病人取去枕平卧位,胸前围好围裙或垫橡胶单,如有活动义齿取下。

3. 测量、润滑胃管 将治疗巾围于病人颌下,弯盘置于病人口角旁,用手电筒和压舌板检查病人口腔,测量胃管长度为前额发际至胸骨剑突的距离或由鼻尖经耳垂至胸骨剑突的距离并标记,成人口腔插管长度为 55~60cm;将少许液体石蜡倒于无菌纱布上,润滑胃管至插管所需刻度处。

4. 插入胃管 将胃管自口腔轻轻插入,插入 14~16cm 时,清醒病人嘱其做吞咽动作;昏迷病人抬起头部增大咽喉部弧度插入至标记长度;用注射器注入少量空气,听诊胃部有气过水声或抽出胃液,判断胃管在胃内。

5. 固定胃管 用胶布将胃管妥善固定。

6. 连接洗胃机 将胃管末端连接洗胃机,药管管口始终浸没在洗胃液的液面下,调节药量流速,打开自动洗胃机。

7. 洗胃 按"手吸"键,吸出胃内容物,再按"自动键",仪器开始对胃进行自动冲洗,直到洗出液澄清无味为止。

8. 观察 洗胃过程中,随时注意观察洗出液的性质、颜色、气味、量及病人面色、脉搏、呼吸和血压的变化,如病人有腹痛、休克、洗出液呈血性,应立即停止洗胃,采取相应急救措施。

9. 拔管 洗毕,反折胃管拔出,或据病人情况保留胃管。

【操作后处理】

1. 整理 协助病人漱口、洗脸,帮助病人取舒适体位;整理床单位,用物分类处理。

2. 清洗 按自动洗胃机"清洗"键,清洗洗胃机三管(药管、胃管、污水管),清洗结束后,将三管取出,待仪器内水排尽后,按"停机"键关机。

3. 记录 准确记录洗胃液的名称、量,洗出液的颜色、气味、性质、量,以及病人的全身反应。

【操作要点】

1. 了解病人病情和诊断,生命体征、意识状态、口鼻黏膜、合作程度,有无活动义齿。

2. 掌握口、咽、喉、食管、胃的解剖特点。

3. 告知病人 / 家属胃管洗胃术目的、注意事项,取得病人及家属的配合。

4. 准备温度适宜、安全的操作环境。

5. 严格遵守无菌技术操作原则及操作流程。

6. 选择正确的洗胃液,洗胃液温度为 25~38℃,每次洗胃液量为 300~500ml。

7. 洗胃过程中随时观察病人的面色、生命体征、意识、瞳孔变化、口及鼻黏膜情况,嗅口中气味等。

8. 全自动洗胃机各接口、接头部位管路连接要牢固,避免松动、漏气。

【易错点】

1. 洗胃液的选择。

2. 插入胃管时误入气管。

3. 每次灌入洗胃液量为 300~500ml,不宜超过 500ml。

4. 进液管与排液管的放置,药管管口始终浸没在洗胃液的液面下。

5. 首次灌洗后吸出液应作为标本送检。

6. 病人有缺氧或呼吸道分泌物过多,应先吸痰液保持呼吸道通畅,再行洗胃术。

【相关知识】

1. 注意事项

(1) 准确掌握洗胃的禁忌证和适应证。

(2) 插管时,动作要轻柔、迅速,且避免损伤食管黏膜或误入气管。

(3) 根据病人情况,选择合适的洗胃液并调节合适的温度。当中毒物质不明时,洗胃溶液可选用温开水或生理盐水,待毒物性质明确后,再采用拮抗剂洗胃。

(4) 洗胃过程中随时观察病人的面色、生命体征、意识、瞳孔、腹部情况,以及洗出液的量、颜色、气味等变化,注意有无并发症发生。

(5) 全自动洗胃机洗胃各接口、接头部位管路连接要牢固,避免松动、漏气。

2. 健康教育

(1) 向病人或家属讲解胃管洗胃的目的和意义:为急性中毒病人清除胃内毒物或刺激物,减少毒物吸收,还可利用灌洗液进行中和解毒,有利于减轻胃黏膜水肿。

(2) 教会病人如何配合操作,如插胃管时,指导病人做吞咽动作,以配合插管;若出现恶心应做深呼吸。

(3) 做好病人心理护理,向病人解释操作中可能出现的不适,如恶心等,取得其配合;告知病人及家属有误吸的风险,取得理解;介绍洗胃后的注意事项;对自行服毒的病人,耐心劝导,做好心理护理,为病人保守秘密,尊重病人隐私权。

(4) 介绍疾病相关知识:服毒后 2 小时内洗胃最有效,超过 6 小时仍可考虑洗胃。毒物较长时间留在胃里因素有:①病人胃肠功能差,使毒物滞留胃内时间长;②毒物吸收后的再吸收;③毒物进入胃内较多;④有的毒物吸收慢,如毒物本身带有胶囊外壳。洗胃时使体内水分过多引起水、电解质失衡,应注意水中毒、低钾血症和低氯性碱中毒。

3. 重要名词的英文术语

胃管洗胃术 gastric tube lavage

五、穿 刺 术

（一）动脉穿刺

［桡动脉穿刺］

【项目简介】

桡动脉穿刺是指通过桡动脉获取动脉血气标本的方法,用于与动脉血相关指标的测定,主要用于动脉血气分析。

【适应证】

1. 各种原因引起的呼吸衰竭病人。

2. 电解质酸碱平衡紊乱病人。

3. 呼吸困难的病人。

4. 使用人工呼吸机的病人。

【禁忌证】

1. 穿刺部位有感染为绝对禁忌证。

2. 对凝血功能障碍或重症血小板减少者需谨慎操作(相对禁忌证)。

【操作前准备】

1. 护士准备

(1) 衣帽整洁,修剪指甲,洗手,戴口罩。

(2) 评估病人并解释:①评估病人的病情、治疗情况、意识状态及肢体活动能力;②对动脉血标本采集的认识和合作程度;③穿刺部位的皮肤及血管状况;④用氧或呼吸机使用情况。向病人及家属解释动脉血标本采集的目的、方法、临床意义、注意事项及配合要点。

2. 病人准备

(1) 了解桡动脉血标本采集的目的、方法、临床意义、注意事项及配合要点。

(2) 取舒适卧位,暴露穿刺部位。

3. 物品准备

(1) 治疗车上层:注射盘、一次性动脉血气针、治疗巾、注射用小垫枕、无菌纱布、无菌软木塞或橡胶塞、化验单、0.5% 碘伏棉签、洗手液。

(2) 治疗车下层:锐器回收盒、生活垃圾桶、医用垃圾桶、小垫枕桶。

(3) 场所要求:清洁、安静、光线适宜,必要时用屏风或围帘遮挡病人。

【操作步骤】

1. 核对、解释 携用物至病人床旁,核对病人床号、姓名,再次向病人解释操作目的及有关事项,核对化验单及采血用物。

2. 准备体位 取平卧位或坐位,前臂外展,掌心向上,将治疗巾铺于小垫枕上,手腕下垫小垫枕,手掌稍背伸,暴露穿刺部位。

3. Allen 试验阳性。

4. 选择穿刺点 穿刺部位在掌横纹上 1~2cm 动脉搏动明显处(或桡骨茎突近端约 1cm 处)。评估穿刺部位皮肤,局部皮肤完好、无破损、无硬结、无肿胀、无炎症。

5. 洗手、戴口罩。

6. 检查、取出血气针　检查一次性动脉血气针密闭,在有效期内,打开动脉血气针,将血气针活塞拉至所需的血量刻度。

7. 消毒　用 0.5% 碘伏消毒注射部位皮肤两次,直径大于 5cm,并消毒操作者左手示指、中指和环指。

8. 二次核对。

9. 穿刺　右手持动脉血气针,左手示指和中指在穿刺部位相距约 1cm 处轻轻按压,以固定桡动脉。在两指间垂直或与动脉走向呈约 40° 逆血流方向穿刺。见血液顶入血气针时,固定血气针,直至采集到足够用于监测的动脉血标本(1ml)。

10. 穿刺后处理　采血毕,迅速拔出针头,用纱布按压穿刺部位 5~10 分钟,并观察有无出血、肿胀、疼痛。排气,检查动脉血无气泡,盖上橡胶帽以隔绝空气,并轻轻搓动血气针使血液与肝素混匀。

【操作后处理】

1. 再次核对化验单、病人、标本,粘贴标签。

2. 协助病人取舒适卧位,整理床单位,清理用物。

3. 洗手,摘口罩,宣教。

4. 记录。

5. 化验单上填写病人的吸入氧浓度,将标本连同化验单及时送检。

【操作要点】

1. 严格遵守无菌操作原则及操作流程。

2. 告知病人 / 家属桡动脉采血的目的、注意事项,取得病人的配合。

3. 评估,掌握 Allen 试验方法、选择动脉。

4. 采血过程中保持针尖固定。

5. 穿刺后,加压按压穿刺部位 5~10 分钟,直到无出血为止,凝血功能障碍病人拔针后按压时间延长。

6. 注射器内不可有空气,以免影响检验结果。

7. 拔针后,排气,盖上橡胶帽以隔绝空气,并轻轻搓动注射器使血液与肝素混匀,防止血标本凝固。

8. 标本及时送检,以免影响检验结果。

【易错点】

1. 按无菌操作原则进行消毒。

2. 穿刺结束血气针需立即插入橡胶帽。

3. 吸氧病人,化验单上填写病人的吸入氧浓度和血红蛋白浓度。

4. 避免反复穿刺。

【相关知识】

1. 注意事项

(1) 严格执行查对制度和无菌操作原则。

(2) 桡动脉穿刺点为前臂掌侧腕关节上 2cm、动脉搏动明显处。新生儿宜选择桡动脉穿刺,因股动脉穿刺垂直进针时易伤及髋关节。

(3) 拔针后局部用无菌纱布或沙袋加压止血,以免出血或形成血肿。

(4) 血气分析标本必须与空气隔绝,立即送检。

(5) 有出血倾向者慎用动脉穿刺法采集动脉血标本。

2. 健康教育　向病人或家属说明采集血液标本的目的、方法、注意事项及配合要点。

3. Allen 试验　术者双手压迫病人的尺、桡动脉,嘱病人反复握拳和放松 5~7 次直至手掌变白。松开对尺动脉的压迫,若手掌在 10 秒内颜色恢复正常为阳性。若 10~15 秒无法恢复正常颜色为阴性,提示桡动脉和尺动脉之间侧支循环不良,不宜穿刺。否则一旦发生桡动脉闭塞,将出现手掌缺血的严重情况。

4. 重要名词的英文术语

动脉血标本采集 arterial blood sampling

[股动脉穿刺]

【项目简介】

股动脉穿刺是指通过股动脉获取动脉血气标本的方法,用于与动脉血相关指标的测定,主要用于动脉血气分析。

【适应证】

1. 各种原因引起的呼吸衰竭病人。

2. 电解质酸碱平衡紊乱病人。

3. 呼吸困难的病人。

4. 使用人工呼吸机的病人。

【禁忌证】

1. 穿刺部位有感染为绝对禁忌证。

2. 对凝血功能障碍或重症血小板减少者需谨慎操作(相对禁忌证)。

【操作前准备】

1. 护士准备

(1) 衣帽整洁,修剪指甲,洗手,戴口罩。

(2) 评估病人并解释:①评估病人的病情、治疗情况、意识状态及肢体活动能力;②对动脉血标本采集的认识和合作程度;③穿刺部位的皮肤及血管状况;④用氧或呼吸机使用情况。向病人及家属解释动脉血标本采集的目的、方法、临床意义、注意事项及配合要点。

2. 病人准备

(1) 了解股动脉血标本采集的目的、方法、临床意义、注意事项及配合要点。

(2) 取舒适卧位,暴露穿刺部位。

3. 物品准备

(1) 治疗车上层:注射盘、一次性动脉血气针、无菌纱布、无菌软木塞或橡胶帽、化验单、0.5% 碘伏棉签、洗手液。

(2) 治疗车下层:锐器回收盒、生活垃圾桶、医用垃圾桶、小垫枕桶。

(3) 场所要求:清洁、安静、光线适宜,必要时用屏风或围帘遮挡病人。

【操作步骤】

1. 核对、解释　携用物至病人床旁,核对病人床号、姓名,再次向病人解释操作目的及有关事项,核对化验单及采血用物。

2. 准备体位　取平卧位,下肢伸直稍外展,暴露穿刺部位。

3. 选择穿刺点 操作者触摸腹股沟动脉搏动最强点(髂前上棘与耻骨结节体表连线中点下方1~2cm)作为穿刺点。评估穿刺部位局部皮肤完好、无破损、无硬结、无肿胀、无炎症。

4. 洗手、戴口罩。

5. 检查、取出血气针 检查一次性血气针密闭、在有效期内,打开动脉血气针,将血气针活塞拉至所需的血量刻度。

6. 消毒 用0.5%碘伏棉签消毒注射部位皮肤两次,直径大于5cm,并消毒操作者左手示指、中指和环指。

7. 二次核对。

8. 穿刺 右手持动脉血气针,以左手示指和中指置于股动脉搏动最强处,稍用力固定皮肤,示指、中指略分开约0.5cm,以固定股动脉。在两指间垂直或与动脉走向呈约45°逆血流方向穿刺。见血液顶入血气针时,固定血气针,直至采集到足够用于监测的动脉血标本(1ml)。

9. 穿刺后处理 采血毕,迅速拔出针头,用纱布按压穿刺部位5~10分钟,并观察有无出血、肿胀、疼痛。排气,检查动脉血无气泡,立即盖上橡胶帽以隔绝空气,并轻轻搓动血气针使血液与肝素混匀。

【操作后处理】

1. 再次核对化验单、病人、标本,粘贴标签。

2. 协助病人取舒适卧位,整理床单位,清理用物。

3. 洗手,摘口罩,宣教。

4. 记录。

5. 化验单上填写病人的吸入氧浓度和血红蛋白浓度,将标本连同化验单及时送检。

【操作要点】

1. 严格遵守无菌操作原则及操作流程。

2. 告知病人/家属股动脉采血的目的、注意事项,取得病人的配合。

3. 评估,掌握腹股沟三角及股动脉的解剖特点。

4. 采血过程中保持针尖固定。

5. 穿刺后,加压按压穿刺部位5~10分钟,直到无出血为止,凝血功能障碍病人拔针后按压时间延长。

6. 注射器内不可有空气,以免影响检验结果。

7. 拔针后,排气,盖上橡胶帽以隔绝空气,并轻轻搓动注射器使血液与肝素混匀,防止血标本凝固。

8. 标本及时送检,以免影响检验结果。

【易错点】

1. 按无菌操作原则进行消毒。

2. 穿刺结束需立即插入橡胶帽。

3. 吸氧病人,化验单上填写病人的吸入氧浓度和血红蛋白浓度。

4. 避免反复穿刺。

【相关知识】

1. 注意事项

(1)严格执行查对制度和无菌操作原则。

（2）股动脉穿刺点在腹股沟股动脉搏动明显处。穿刺时,病人取仰卧位,下肢伸直略外展外旋,以充分暴露穿刺部位。新生儿宜选择桡动脉穿刺,因股动脉穿刺垂直进针时易伤及髋关节。

（3）拔针后局部用无菌纱布加压止血,以免出血或形成血肿。

（4）血气分析标本必须与空气隔绝,立即送检。

（5）有出血倾向者慎用动脉穿刺法采集动脉血标本。

2. 健康教育　向病人或家属说明采集血液标本的目的、方法、注意事项及配合要点。

3. 重要名词的英文术语

动脉血标本采集 arterial blood sampling

（二）静脉穿刺

［肘静脉穿刺］

【项目简介】

肘静脉穿刺是指通过肘静脉获取静脉血标本进行血常规、血生化、血培养等各项血液化验检查的方法。

【适应证】

1. 需要留取静脉血标本的各种血液实验室检查。

2. 需要开放静脉通道输液或进行相关检查的各种情况。

【禁忌证】

穿刺部位有感染为绝对禁忌证。有明显出血倾向者为相对禁忌证。

【操作前准备】

1. 护士准备

（1）衣帽整洁,修剪指甲,洗手,戴口罩。

（2）评估病人并解释:①评估病人的病情、治疗情况、意识状态及肢体活动能力;②对静脉血标本采集的了解、认识及合作程度;③有无情绪变化如检查前紧张、焦虑等,有无饮食、运动、吸烟、药物使用,以及饮酒、茶或咖啡等;④需做的检查项目、采血量及是否需要特殊准备;⑤静脉充盈度及管壁弹性,穿刺部位的皮肤状况如有无水肿、结节、瘢痕、伤口等。向病人及家属解释静脉血标本采集的目的、方法、临床意义、注意事项及配合要点。

2. 病人准备

（1）病人了解静脉血标本采集的目的、方法、临床意义、注意事项及配合要点。

（2）取舒适卧位,暴露穿刺部位。

3. 物品准备

（1）治疗车上层:注射盘、一次性真空采血针及真空采血管、止血带、治疗巾、化验单、洗手液、0.5% 碘伏棉签、无菌干棉签,按需要准备酒精灯及火柴。

（2）治疗车下层:锐器回收盒、生活垃圾桶、医用垃圾桶、止血带桶。

（3）场所要求:清洁、安静、温湿度适宜,光线充足或有足够的照明。

【操作步骤】

1. 核对、解释　携用物至病人床旁,核对病人床号、姓名,再次向病人解释操作目的及有关事项,核对化验单及标本容器。

2. 准备体位　取平卧位或坐位,上臂稍外展,暴露前臂和上臂。

3. 选择肘静脉　评估穿刺部位(血管粗直、弹性好、避开关节静脉瓣,局部皮肤完整,无破损)。

4. 洗手、戴口罩。

5. 扎止血带　检查一次性真空采血针密闭,在有效期内,将治疗巾置于肘部下方,于肘横纹上方约 6cm 处扎止血带,嘱病人握拳。

6. 消毒　0.5% 碘伏消毒注射部位皮肤两次,直径大于 5cm。

7. 二次核对。

8. 穿刺　取下一次性真空采血针护套,一手拇指绷紧肘静脉下端皮肤,一手拇指和示指持真空采血针柄,针头斜面向上,沿静脉走行,与皮肤呈 20°~30° 刺入皮肤。见回血,再沿静脉走行进针少许。

9. 穿刺后处理　将真空采血针另一端插入真空采血管,松开止血带,采血至需要量。抽血毕,迅速拔针并用无菌干棉签按压穿刺点 3~5 分钟。将采血针弃于锐器盒内,轻轻旋转摇动试管,使血液和抗凝剂混匀。

【操作后处理】

1. 再次核对化验单、病人、标本。

2. 协助病人取舒适卧位,整理床单位,清理用物。

3. 洗手,摘口罩,宣教。

4. 记录。

5. 将标本连同化验单及时送检。

【操作要点】

1. 严格遵守无菌操作原则及操作流程。

2. 告知病人/家属静脉采血的目的、注意事项,取得病人的配合。

3. 评估病人的年龄、病情、合作程度、肢体活动度、穿刺部位的皮肤及血管状况。

4. 掌握常用穿刺部位及解剖特点。

【易错点】

1. 按无菌操作原则进行消毒。

2. 采血管顺序正确。

3. 采血完毕,立即轻轻旋转摇动试管。

4. 避免反复穿刺。

【相关知识】

1. 注意事项

(1) 严格执行查对制度和无菌操作制度。

(2) 采集标本的方法、采血量和时间要准确。

(3) 采血时,肘部采血不要拍打病人前臂,结扎止血带的时间以 1 分钟为宜,过长可导致血液成分变化影响检验结果。

(4) 采血时只能向外抽,而不能向静脉内推,以免注入空气,形成气栓而造成严重后果。

(5) 如果静脉选择定位时需要使用止血带,推荐再次使用前应保证至少间隔 2 分钟,使用止血带时,病人不要进行松紧拳头的动作。

（6）采全血标本时，需注意抗凝，血液注入容器后，立即轻轻旋转摇动试管 8~10 次，使血液和抗凝剂混匀，避免血液凝固，从而影响检查结果。采集血培养标本时，应防污染，除严格执行无菌技术操作外，抽血前应检查培养基是否符合要求，瓶塞是否干燥，培养液不宜太少。血培养标本应注入无菌容器内，不可混入消毒剂、防腐剂及药物，以免影响检查结果。

（7）严禁在输液、输血的针头处抽取血标本，最好在对侧肢体采集；若女性病人做了乳腺切除术，应在手术对侧手臂采血。

（8）真空管采血时，不可先将真空采血管与采血针头相连，以免针管内负压消失而影响采血。

2. 健康教育

（1）向病人或家属说明采集血液标本的目的与配合要求。

（2）向病人解释空腹采血的意义，嘱其在采血前空腹。采血后压迫止血的时间不宜过短。

（3）向病人或家属说明如在采集标本前病人已使用抗生素，应向医护人员说明。

3. 重要名词的英文术语

静脉血标本采集 intravenous blood sampling

［股静脉穿刺］

【项目简介】

股静脉穿刺是指通过股静脉获取静脉血标本进行血常规、血生化、血培养等各项血液化验检查的方法。

【适应证】

1. 需要留取静脉血标本的各种血液实验室检查。

2. 需要开放静脉通道输液或进行相关检查的各种情况。

【禁忌证】

穿刺部位有感染为绝对禁忌证。有明显出血倾向者为相对禁忌证。

【操作前准备】

1. 护士准备

（1）衣帽整洁，修剪指甲，洗手，戴口罩。

（2）评估病人并解释：①评估病人的病情、治疗情况、意识状态及肢体活动能力；②对静脉血标本采集的了解、认识及合作程度；③有无情绪变化如检查前紧张、焦虑等，有无饮食、运动、吸烟、药物使用，以及饮酒、茶或咖啡等；④需做的检查项目、采血量及是否需要特殊准备；⑤静脉充盈度及管壁弹性，穿刺部位的皮肤状况如有无水肿、结节、瘢痕、伤口等。向病人及家属解释静脉血标本采集的目的、方法、临床意义、注意事项及配合要点。

2. 病人准备

（1）病人了解静脉血标本采集的目的、方法、临床意义、注意事项及配合要点。

（2）取舒适卧位，暴露穿刺部位。

3. 物品准备

（1）治疗车上层：注射盘、一次性注射器（规格视血量而定）、标本容器（试管、密封瓶）、治疗巾、化验单、0.5% 碘伏棉签、无菌纱布、洗手液，按需要准备酒精灯及火柴。

（2）治疗车下层：锐器回收盒、生活垃圾桶、医用垃圾桶、止血带桶。

（3）场所要求：清洁、安静、温湿度适宜，光线充足或有足够的照明。

【操作步骤】

1. 核对、解释 携用物至病人床旁,核对病人床号、姓名,再次向病人解释操作目的及有关事项,核对化验单及标本容器。

2. 准备体位 取平卧位,下肢伸直略外展。

3. 选择股静脉 在腹股沟处触摸股动脉搏动最明显处,其内侧即为股静脉穿刺部位。评估穿刺部位局部皮肤完整,无破损。

4. 洗手、戴口罩。

5. 消毒 检查一次性注射器密闭,在有效期内,打开备用,0.5% 碘伏消毒注射部位皮肤两次,直径大于 5cm,并消毒操作者左手示指和中指、环指。

6. 二次核对。

7. 穿刺 左手示指和中指扪及股动脉搏动最明显处固定,右手持注射器,针头与皮肤呈 90° 或 45°,在股动脉内侧 0.5cm 处刺入。抽动活塞见有暗红色回血,提示针头已进入股静脉,固定针头,抽取所需的静脉血量。

8. 穿刺后处理 抽血毕,拔出针头后,局部用无菌纱布加压止血 5~10 分钟至局部无出血。将针头弃于锐器盒内,血液沿管壁缓慢注入试管至需要量,轻轻旋转摇动试管,使血液和抗凝剂混匀。

【操作后处理】

1. 再次核对化验单、病人、标本。

2. 协助病人取舒适卧位,整理床单位,清理用物。

3. 洗手,摘口罩,宣教。

4. 记录。

5. 将标本连同化验单及时送检。

【操作要点】

1. 严格遵守无菌操作原则及操作流程。

2. 告知病人/家属静脉采血的目的、注意事项,取得病人的配合。

3. 评估病人的年龄、病情、合作程度、肢体活动度、穿刺部位的皮肤及血管状况。

4. 掌握常用穿刺部位及解剖特点。

5. 根据采血量选择合适的注射器。

【易错点】

1. 按无菌操作原则进行消毒。

2. 采血管顺序正确。

3. 采血完毕,立即轻轻旋转摇动试管。

4. 避免反复穿刺。

【相关知识】

1. 注意事项

(1) 严格执行查对制度和无菌操作制度。

(2) 采集标本的方法、采血量和时间要准确。

(3) 采血时只能向外抽,而不能向静脉内推,以免注入空气,形成气栓而造成严重后果。

(4) 采全血标本时,需注意抗凝,血液注入容器后,立即轻轻旋转摇动试管 8~10 次,使血液和抗凝剂混匀,避免血液凝固,从而影响检查结果。抽血清标本需用干燥注射器、针头和干燥试管,避免溶血。采集血培养标本时,应防污染,除严格执行无菌技术操作外,抽血前应检查培养基是否符合要求,瓶塞是否干燥,培养液不宜太少。血培养标本应注入无菌容器内,不可混入消毒剂、防腐剂及药物,以免影响检查结果。

2. 健康教育

(1) 向病人或家属说明采集血液标本的目的与配合要求。

(2) 向病人解释空腹采血的意义,嘱其在采血前空腹。采血后压迫止血的时间不宜过短。

(3) 向病人或家属说明如在采集标本前病人已使用抗生素,应向医护人员说明。

3. 重要名词的英文术语

静脉血标本采集 intravenous blood sampling

六、戴口罩和穿、脱隔离衣

(一) 戴口罩

【项目简介】

戴口罩能阻止对人体有害的物质吸入呼吸道,能有效预防和控制病原体传播,以保护病人及工作人员。口罩分为外科口罩、医用防护口罩、纱布口罩三种类型。

【适应证】

1. 一般诊疗活动应佩戴外科口罩或纱布口罩。

2. 手术室工作、护理免疫力低下病人、进行体腔穿刺等操作应佩戴外科口罩。

3. 接触经空气传播或近距离接触经飞沫传播的呼吸道传染病病人时应佩戴医用防护口罩。

【禁忌证】

无绝对禁忌证。

【操作前准备】

1. 护士准备

(1) 人员:1 人操作。

(2) 前期准备:①着装整洁,洗手;②了解病人病情,戴口罩的目的、防护隔离措施,掌握戴口罩操作相关知识、注意事项、口罩污染的处理。

2. 物品准备

(1) 洗手液、根据需要准备适合种类的口罩。

(2) 场所要求:环境清洁、宽敞。

【操作步骤】

1. 核对信息　根据操作要求,核对口罩类型。

2. 洗手　按六步洗手法洗手。

3. 戴口罩

(1) 戴外科口罩

1) 检查外科口罩,要求干燥,无破损,无污渍。

2) 将外科口罩带有可塑性鼻夹(金属条)的一边朝上,颜色浅的一面朝内,深色朝外,罩住口鼻和下颌。

3）将口罩上边的系带系于头顶中部，口罩下边的系带系于颈后。

4）将双手指尖放在鼻夹上，由中间位置开始用手指向内按压，并逐渐向两侧移动按压，根据鼻梁形状塑造鼻夹；展开口罩的全部皱褶。

5）调整系带松紧，检查口罩闭合性。

（2）戴医用防护口罩

1）一手托住医用防护口罩，有鼻夹的一面朝外。

2）将口罩罩住口鼻及下颌，鼻夹部位向上紧贴面部。

3）另一只手将口罩下方系带拉过头顶，放在颈后双耳下。

4）将上方系带拉过头顶中部。

5）将双手指尖放在鼻夹上，由中间位置开始用手指向内按压鼻夹，并逐渐向两侧移动及按压，根据鼻梁形状塑造鼻夹。

6）检查口罩密合性，将双手完全盖住口罩，快速呼气，如有漏气应调整鼻夹位置，保障口罩密合性。

（3）戴纱布口罩：将口罩罩住口鼻及下颌，口罩上方带系于头顶中部，下方带系于颈后。

4. 摘口罩

（1）洗手。

（2）先解开下面的系带，再解开上面的系带，用手指捏住系带，将口罩取下。

（3）将口罩丢进医用垃圾桶，纱布口罩放入备用袋中。

【操作后处理】

1. 操作完毕，用物分类处理。

2. 洗手。

【操作要点】

1. 了解病人病情、免疫功能、心理状态、治疗及护理情况、隔离种类、隔离措施。

2. 根据操作要求选择不同种类的口罩，严格遵守无菌技术原则及操作流程。

3. 医用外科口罩时，金属条的一边贴近鼻梁上边，浅色为内面，深色为外面，将口罩皱褶全部展开；医用防护口罩，有鼻夹的一面向外朝上边，调整不漏气为止。

4. 医用防护口罩进入工作区域前，应检查密合性。

【易错点】

1. 口罩类型的选择。

2. 口罩的反正面，鼻夹金属条向上。

3. 根据鼻梁形状塑造鼻夹；展开口罩的全部皱褶。

4. 佩戴口罩时，手不可接触口罩内面；摘口罩时，手不可接触口罩前面（污染面）。

5. 不可用污染的手触摸口罩。

【相关知识】

1. 注意事项

（1）根据不同的操作需求选用不同种类的口罩，不应一只手捏鼻夹，外科口罩只能一次性使用，医用防护口罩进入工作区域前进行密合性检查。

（2）使用口罩应遮住口、鼻及下颌，不可用污染的手直接接触口罩，用毕立即取下，污染面向内折叠放于清洁口袋内,不应挂于胸前,用后口罩不可随意丢弃。

(3) 口罩应始终保持清洁、干燥,口罩如潮湿、遇可疑污染或受到病人血液、体液污染后,应立即更换。

(4) 摘口罩前后应洗手,使用后的一次性口罩应放入医疗垃圾袋中,以便集中处理。

2. 口罩防护知识

(1) 外科口罩在医务人员有创操作时能阻止血液、体液及飞溅物传播,它有弯折鼻夹,具有多层防护作用;内层吸湿,中间夹层过滤并阻隔空气中 90% 5μm 颗粒,外层防水。

(2) 医用防护口罩能阻止空气中直径≤5μm 感染因子及近距离<1m 飞沫的传播,过滤效率≥95%,口罩面体分为内、中、外三层,内层为普通卫生纱布或无纺布,中层为超细聚丙烯纤维熔喷材料层,外层为无纺布或超薄聚丙烯熔喷材料层,疏水透气强,对微小带病毒气溶胶或有害微粒的过滤效果显著;常用 N95 型口罩是经美国国家职业安全卫生研究所(National Institute for Occupational Safety and Health,NIOSH)认证防颗粒物口罩的一种,“N”的意思是不适合油性颗粒,“95”是指在 NIOSH 标准规定的检测条件下,过滤效率达到 95% 以上。

(3) 纱布口罩能阻止有害粉尘、气溶胶、微生物及灰尘,普通脱脂纱布口罩长 18cm 左右,宽 14cm 左右,不少于 12 层,密度适当,经纬纱均不少于 9 根。

3. 重要名词的英文术语

戴口罩 wear masks

(二) 穿隔离衣

【项目简介】

穿隔离衣可以保护医务人员避免受到血液、体液和其他感染性物质污染,保护免疫力低下病人,避免交叉感染,分为一次性隔离衣和布制隔离衣。

【适应证】

1. 接触传播的感染性疾病病人,如传染病、多重耐药菌感染等病人。

2. 对病人实施保护性隔离时,如大面积烧伤、骨髓移植等病人。

3. 防止可能受到病人血液、体液、分泌物、排泄物喷溅时。

【禁忌证】

无绝对禁忌证。

【操作前准备】

1. 护士准备

(1) 人员:1 人操作。

(2) 前期准备:①着装整洁、取下手表及饰物、卷袖过肘、洗手、戴口罩;②了解穿隔离衣的目的,掌握穿隔离衣操作相关知识、注意事项、隔离衣污染后处理。

2. 物品准备

(1) 隔离衣、挂衣架、手消毒用物。

(2) 场所要求:清洁、宽敞。

【操作步骤】

1. 信息核对　核对隔离种类及措施、穿隔离衣的环境,选择合适型号。

2. 洗手、戴口罩。

3. 取衣　隔离衣干燥、完好、型号合适,手持隔离衣衣领取下,将隔离衣清洁(内)面朝向自己,污染面向外,将衣领两端向外折齐,对齐肩缝,露出肩袖内口。

4. 穿袖　一手持衣领,另一手伸入同侧袖内,持衣领的手向上拉衣领,将衣袖穿好;换手持衣领,同法穿好另一衣袖。

5. 系领袖　两手持衣领,由领子中间顺着边缘由前向后系好衣领,扣好袖扣或袖带。

6. 系腰带　两手约在腰下 5cm 腋中线处将隔离衣向前拉,捏住隔离衣边缘,在背后对齐两侧衣边,向一侧折叠,一手按住折叠处,另一手将腰带拉至折叠处按住,将腰带在背后交叉,回到前面打一活结系好。

【操作后处理】

隔离衣穿完毕,双臂保持在腰部以上视线范围内活动,不得进入清洁区及接触清洁物品。

【操作要点】

1. 了解穿隔离衣的目的、操作方法和流程。

2. 严格遵守无菌技术原则和操作流程。

3. 穿隔离衣过程中避免污染衣领和清洁面,始终保持衣领清洁。

4. 系衣领时袖口不可触及衣领、面部及帽子。

5. 穿好隔离衣后,双臂保持在腰部以上视线范围内活动,不得进入清洁区及接触清洁物品。

【易错点】

1. 隔离衣必须在规定区域穿脱。

2. 保持衣领始终清洁。

3. 穿好隔离衣后,双臂保持在腰部以上视线范围内活动。

4. 洗手或消毒手时不能沾湿隔离衣,隔离衣不可触及其他物品。

【相关知识】

1. 注意事项

(1) 隔离衣须在规定区域内穿,穿前检查有无潮湿、破损,长短要合适、须遮住全部的工作服。

(2) 穿隔离衣时避免污染衣领、面部、帽子、清洁面,始终保持衣领清洁。

(3) 穿好隔离衣后手臂保持在腰部以上视线范围内,不得进入清洁区,不得接触清洁物品。

(4) 隔离衣应每天更换,若有潮湿、污染、破损应立即更换。

(5) 洗手及消毒手时不能沾湿隔离衣,隔离衣也不可触及其他物品。

(6) 穿隔离衣进入病区与病人交流时,应注意谈话方式语气,做好沟通解释工作,避免发生误解。

2. 隔离种类　隔离预防主要是在标准预防的基础上,实施两大类隔离,一是基于传染源特点切断疾病传播途径即接触传播、空气传播、飞沫传播的隔离;二是基于保护易感人群的隔离,如对抵抗力下降、严重烧伤、白血病病人的隔离。

3. 隔离衣的隔离功能　隔离衣既能防止医务人员被感染或污染,又能防止病人与接触人员的交叉感染,常用于严密隔离、接触隔离和保护性隔离的病人。一次性隔离衣通常用无纺布制作,具有防渗透功能,可以有效地避免相互感染。

4. 重要名词的英文术语

穿隔离衣 wear isolation clothing

(三)脱隔离衣

【项目简介】

接触严密隔离、接触隔离和保护性隔离的病人后离开隔离区前脱隔离衣。

【适应证】

1. 接触传播的感染性疾病病人后,如传染病病人、多重耐药菌感染的病人。

2. 在实施保护性隔离后,如大面积烧伤病人、骨髓移植病人。

3. 预防可能受到病人血液、体液、分泌物、排泄物喷溅后。

【禁忌证】

1. 在隔离区内不得脱隔离衣。

2. 不在指定区域内不得脱隔离衣。

【操作前准备】

1. 护士准备

(1) 人员:1 人操作。

(2) 前期准备:①明确脱隔离衣区域;②了解脱隔离衣的目的,掌握脱隔离衣操作相关知识、注意事项。

2. 物品准备

(1) 挂衣架、手消毒用物、医疗污衣袋。

(2) 场所要求:清洁、宽敞。

【操作步骤】

1. 解腰带　解开腰带在隔离衣前面打一活结。

2. 解袖口　解开袖带或袖扣,在肘部将部分衣袖塞入工作衣袖内(若为紧袖口则无此步骤,直接将衣袖往上拉即可),充分暴露双手。

3. 消毒手　按要求消毒双手,不得沾湿隔离衣。

4. 解衣领　解开领带或领扣,保持衣领清洁。

5. 脱衣袖　一手伸入另一侧袖口内,拉下衣袖遮过手,再用衣袖遮住的手在外面拉下另一衣袖,两手在袖内使袖子对齐,双臂逐渐退出。

6. 挂隔离衣　双手持衣领,将隔离衣两边对齐挂于衣钩上。若挂在污染区内,隔离衣的污染面向外;若挂在污染区以外,隔离衣的污染面向内;不再穿的隔离衣脱下后清洁面向外,卷好投入医疗污衣袋中。

【操作后处理】

1. 用物分类处理,洗手。

2. 摘口罩。

【操作要点】

1. 了解脱隔离衣的目的、操作方法和流程。

2. 严格遵守无菌操作原则和操作流程。

3. 脱隔离衣过程中避免污染衣领、面部、帽子和清洁面,始终保持衣领清洁。

4. 衣袖不可污染手和手臂,双手不可触及隔离衣外面。

5. 消毒双手不能沾湿隔离衣,不可使衣袖外侧塞入袖内。

【易错点】

1. 脱隔离衣必须在规定区域。

2. 解衣领时袖口不可触及衣领。

3. 消毒手时不可沾湿隔离衣,衣袖外侧不可塞入袖内,隔离衣不可触及其他物品。

4. 不再穿的隔离衣脱下后清洁面向外卷好放入医用污物袋中。

【相关知识】

1. 注意事项

(1) 脱隔离衣须在规定区域内脱。

(2) 脱隔离衣时避免污染衣领、面部、帽子、清洁面,始终保持衣领清洁。

(3) 消毒双手时不得沾湿隔离衣,衣袖外侧不可塞入袖内。

(4) 不再穿的隔离衣脱下后清洁面向外,卷好投入医疗污物袋中或回收袋内。

(5) 悬挂隔离衣时,若挂在污染区内,隔离衣的污染面向外;若挂在污染区以外,隔离衣的污染面向内。

2. 重要名词的英文术语

脱隔离衣 take off isolation clothing

七、注 射 法

(一) 皮内注射法

【项目简介】

皮内注射法是将少量药液或生物制品注射于皮内的方法。其目的是进行药物过敏试验,以观察有无过敏反应;预防接种;局部麻醉的起始步骤。

【适应证】

1. 进行药物的过敏试验,以观察有无过敏反应。

2. 预防接种。

3. 局部麻醉的起始用药。

【禁忌证】

对该药过敏。

【操作前准备】

1. 护士准备 衣帽整洁,修剪指甲,洗手,戴口罩。

2. 病人准备

(1) 了解皮内注射的目的、方法、注意事项及配合的要点。

(2) 取舒适体位,暴露注射部位。

3. 物品准备

(1) 治疗车上层:注射盘(75% 酒精、无菌棉签、弯盘、砂轮)、皮试液、注射器、注射卡、洗手液,另备 0.1% 盐酸肾上腺素。

（2）治疗车下层：生活垃圾桶、医用垃圾桶、锐器盒。

（3）必要时备屏风。

（4）场所要求：安静、室温适宜、光线充足。

【操作步骤】

1. 核对、解释　携用物至床旁，核对病人床号、姓名、药液的名称、浓度、剂量及给药时间和给药方法。再次向病人解释操作的目的及有关事项。

2. 选择注射部位　药物过敏试验选前臂掌侧下段；预防接种选上臂三角肌下缘；局部麻醉选麻醉处。

3. 洗手、戴口罩。

4. 消毒皮肤　用75%酒精消毒皮肤、待干。

5. 二次核对　核对病人床号、姓名，药液的名称、浓度、剂量、给药时间及方法，排尽注射器中空气。

6. 穿刺、推药　一手绷紧局部皮肤，一手持注射器，针尖斜面向上，与皮肤呈5°刺入皮内。待针尖斜面完全进入皮内后，放平注射器。用绷紧皮肤手的拇指固定针栓，注入皮试液0.1ml，局部隆起形成一皮丘。

7. 拔针　注射完毕，迅速拔出针头，勿按压针眼，在房间休息20分钟后观察局部反应，作出判断。

8. 再次核对　核对病人床号、姓名，药液的名称、浓度、剂量及给药时间和给药方法。

【操作后处理】

1. 协助病人取舒适卧位。

2. 整理用物。

3. 洗手，宣教。

4. 记录　将皮试结果记录在病历上，阳性用红笔标记"+"，阴性用蓝笔标记"-"。

【操作要点】

1. 准备清洁、安静、光线适宜的操作环境。

2. 严格执行查对制度，无菌操作原则及操作流程。

3. 告知病人/家属皮内注射的目的、注意事项，取得病人的配合。

4. 评估病人的病情、合作程度、治疗情况、用药史及药物过敏史、意识状态、注射部位皮肤的状况。

5. 掌握注射部位、进针角度。

【易错点】

1. 执行查对制度。

2. 药物过敏史。

3. 进针角度过大，影响结果的观察和判断。

【相关知识】

1. 注意事项

（1）严格执行查对制度和无菌操作原则。

（2）做药物过敏试验前，详细询问病人的用药史、过敏史及家族史，如病人对需要注射的药物有过敏史，则不可做皮试，及时与医生联系，更换其他药物。

（3）做药物过敏试验消毒皮肤时忌用碘酊、碘伏，以免影响对局部反应的观察。

（4）进针角度以针尖斜面能全部进入皮内为宜，进针角度过大易将药液注入皮下，影响结果的观察和判断。

（5）为病人做药物过敏试验前，要备好急救药品，以防发生意外。

（6）药物过敏试验结果如为阳性反应，应告病人或家属，不能再用该种药物，并记录在病历上。

2. 健康教育

（1）给病人做药物过敏试验后，嘱病人勿离开病室（或注射室），等待护士于 20 分钟后观察结果。

（2）拔针后指导病人勿揉擦局部，以免影响结果的观察。

3. 重要名词的英文术语

皮内注射技术 intradermic injection（ID）

（二）皮下注射法

【项目简介】

皮下注射法是将少量药液或生物制剂注入皮下组织的方法。其目的是注入少剂量药物，用于不宜口服给药而需在一定时间内发生药效；预防接种；局部麻醉用药。

【适应证】

1. 不宜口服但需在一定时间内发生药效的药物。

2. 预防接种。

3. 局部麻醉用药。

【禁忌证】

1. 对该药过敏。

2. 对皮肤有刺激性的药物。

【操作前准备】

1. 护士准备　衣帽整洁，修剪指甲，洗手，戴口罩。

2. 病人准备

（1）了解皮下注射的目的、方法、注意事项、药物的作用及配合的要点。

（2）取舒适体位，暴露注射部位。

3. 物品准备

（1）治疗车上层：注射盘内盛 0.5% 碘伏、无菌棉签、弯盘、砂轮、1~2ml 注射器、注射药液（按医嘱准备）、注射卡、洗手液。

（2）治疗车下层：生活垃圾桶、医用垃圾桶、锐器盒。

（3）必要时备屏风。

（4）场所要求：安静、室温适宜、光线充足，必要时屏风遮挡病人。

【操作步骤】

1. 核对、解释　携用物至床旁，核对病人床号、姓名，药液的名称、浓度、剂量及给药时间和给药方法。再次向病人解释操作的目的及有关事项。

2. 选择注射部位　常用上臂三角肌下缘、两侧腹壁、后背、大腿前侧和外侧。

3. 洗手、戴口罩。

4. 消毒皮肤　0.5% 碘伏消毒皮肤,待干。

5. 二次核对　核对病人床号、姓名,药液的名称、浓度、剂量及给药时间和给药方法。排尽注射器中空气,准备干棉签。

6. 穿刺、推药　一手绷紧局部皮肤,一手持注射器,以示指固定针栓,针头斜面向上与皮肤呈 30°~40°,快速刺入皮下,松开绷紧皮肤的手,抽动活塞,如无回血,缓慢推注药液。

7. 拔针、按压　注射完毕,用无菌干棉签轻压针刺处,快速拔针后按压至不出血为止。

8. 再次核对　核对病人床号、姓名,药液的名称、浓度、剂量及给药时间和给药方法。

【操作后处理】

1. 协助病人取舒适卧位。

2. 整理用物。

3. 洗手,宣教。

4. 记录。

【操作要点】

1. 准备清洁、安静、光线适宜的操作环境。

2. 严格执行查对制度,无菌操作原则及操作流程。

3. 评估病人的病情、合作程度、用药史及药物过敏史、注射部位皮肤状况。

4. 告知病人 / 家属皮下注射的目的、注意事项,取得病人的配合。

5. 掌握注射部位、进针角度。

【易错点】

1. 执行查对制度。

2. 用药史,药物过敏史。

3. 进针角度不宜超过 45°,以免刺入肌层。

4. 进针深度为针梗的 1/2~2/3,勿全部刺入以免不慎断针。

【相关知识】

1. 注意事项

(1) 严格执行查对制度和无菌操作原则。

(2) 对皮肤有刺激的药物一般不做皮下注射。

(3) 护士在注射前详细询问病人的用药史。

(4) 对过于消瘦者,护士可捏起注射部位的局部组织,适当降低穿刺角度,进针角度不宜超过 45°,以免刺入肌层。

2. 健康教育　对长期皮下注射的病人,让病人了解建立轮流交替注射部位的计划,经常更换注射部位,以促进药物的充分吸收。

3. 重要名词的英文术语

皮下注射技术 hypodermic injection(HD)

(三) 肌内注射法

【项目简介】

肌内注射法是将一定量药液注入肌肉组织的方法。其目的是使药物沿结缔组织迅速扩散,再经毛细血管及淋巴管的内皮细胞间隙迅速通过膜孔转运吸收进入体循环,以预防和治疗疾病。

【适应证】

1. 药物不能或不宜口服、皮下注射,需在一定时间内产生药效者。

2. 刺激性较强或药量较大不宜皮下注射的药物,如油剂、混悬液。

3. 要求比皮下注射更迅速地发生药效,不宜或不能做静脉注射的药物。

【禁忌证】

1. 注射部位有炎症、瘢痕、硬结或皮肤受损。

2. 有严重出、凝血功能异常的病人。

3. 破伤风发作期、狂犬病痉挛期。

4. 癫痫抽搐、不能合作的病人。

5. 2 岁以下的婴幼儿不宜选择臀大肌注射。

【操作前准备】

1. 护士准备　衣帽整洁,修剪指甲,洗手,戴口罩。

2. 病人准备

(1) 了解肌内注射的目的、方法、注意事项及配合的要点。

(2) 取舒适体位,暴露注射部位。

3. 物品准备

(1) 治疗车上层:注射盘内盛 0.5% 碘伏、无菌棉签、弯盘、砂轮、2~5ml 注射器、按医嘱准备注射药液、注射卡、洗手液。

(2) 治疗车下层:生活垃圾桶、医用垃圾桶、锐器盒。

(3) 必要时备屏风。

(4) 场所要求:安静、室温适宜、光线充足,必要时屏风遮挡病人。

【操作步骤】

1. 核对、解释　携用物至床旁,核对病人床号、姓名,药液的名称、浓度、剂量及给药时间和给药方法。再次向病人解释操作的目的及有关事项。

2. 协助病人取合适体位,选择注射部位　一般选择肌肉肥厚,远离大神经、大血管的部位,成人常选择臀大肌,2 岁以下的婴幼儿选择臀中肌、臀小肌。

(1) 侧卧位:病人侧卧,上腿伸直,下腿稍弯曲,选择注射部位(十字法或连线法)。

(2) 俯卧位:病人俯卧,足尖相对,足跟分开,头偏向一侧,选择注射部位(十字法或连线法)。

(3) 仰卧位:病人自然平卧于床上。常用于病情危重及不能翻身的病人,采用臀中肌、臀小肌注射。

(4) 坐位:病人端坐于床旁或就诊椅上(供臀部注射),采取"手臂叉腰"姿势(供上臂三角肌注射)。

3. 洗手、戴口罩。

4. 消毒皮肤　0.5% 碘伏消毒皮肤,待干。

5. 二次核对　核对病人床号、姓名,药液的名称、浓度、剂量及给药时间和给药方法。排尽注射器内空气,准备干棉签。

6. 穿刺、推药　一手拇指、示指绷紧局部皮肤,一手持注射器,中指固定针栓,将针头快速垂直刺入皮肤,深度为针梗的 1/2~2/3,松开绷紧皮肤的手,抽动活塞,如无回血,缓慢推注药液。

7. 拔针、按压　注射完毕,用无菌干棉签轻压针刺处,快速拔针后按压至不出血为止。

8. 再次核对　核对病人床号、姓名,药液的名称、浓度、剂量及给药时间和给药方法。

【操作后处理】

1. 协助病人取舒适卧位。

2. 整理用物。

3. 洗手,宣教。

4. 记录。

【操作要点】

1. 准备清洁、安静、光线适宜的操作环境。

2. 严格执行查对制度、无菌操作原则及操作流程。

3. 评估病人的病情、合作程度、治疗情况、用药史及药物过敏史、注射部位皮肤状况。

4. 告知病人/家属肌内注射的目的、注意事项,取得病人的配合。

5. 掌握注射部位、进针角度。

【易错点】

1. 执行查对制度。

2. 药物过敏史,晕厥或晕针史。

3. 进针深度为针梗的 1/2~2/3,切勿将针头全部刺入,以防针梗从根部衔接处折断,难以取出。

【相关知识】

1. 肌内注射不同部位的定位法

(1) 臀大肌注射定位法

1) 十字法:从臀裂顶点向左侧或向右侧划一水平线,然后从髂嵴最高点做一垂线,将一侧臀部分为四个象限,其外上象限并避开内角(髂后上棘至股骨大转子连线),即为注射部位。

2) 连线法:从髂前上棘至尾骨做一连线,其外 1/3 处为注射部位。

(2) 臀中肌、臀小肌注射定位法

1) 以示指尖和中指尖分别置于髂前上棘和髂嵴下缘处,在髂嵴、示指、中指之间构成一个三角形区域,其示指与中指构成的内角为注射区。

2) 髂前上棘外侧三横指处(以病人的手指宽度为准)。

(3) 股外侧肌注射定位法:大腿中段外侧。一般成人可取髋关节下 10cm 至膝关节的范围。此处大血管、神经干很少通过,注射范围较广,可供多次注射,尤适用于 2 岁以下婴幼儿。

(4) 上臂三角肌注射定位法:上臂外侧,肩峰下 2~3 横指处。此处肌肉较薄,只可做小剂量注射。

2. 注意事项

(1) 严格执行查对制度和无菌操作原则;两种药物同时注射时,注意配伍禁忌。

(2) 对 2 岁以下婴幼儿不宜选用臀大肌注射,因其臀大肌尚未发育好,注射时有损伤坐骨神经的危险,最好选择臀中肌和臀小肌注射。

(3) 若针头折断,应先稳定病人情绪,并嘱病人保持原位不动,固定局部组织,以防断针移位,同时尽快用无菌血管钳夹住断端取出;如断端全部埋入肌肉,应速请外科医生处理。

(4) 对需长期肌内注射的病人,应交替更换注射部位,并选用细长针头,以避免或减少硬结的发生。如因长期多次注射出现局部硬结时,可采用热敷、理疗等方法予以处理。

3. 健康教育

(1) 臀部肌内注射时,为使臀部肌肉放松,减轻疼痛与不适,可嘱病人取侧卧位、俯卧位、仰卧位或坐位。病人侧卧位时上腿伸直,下腿稍弯曲;俯卧位时足尖相对,足跟分开,头偏向一侧;坐位时椅子稍高,便于操作。

(2) 对因长期多次注射出现局部硬结的病人,指导其局部热敷的方法。

4. 重要名词的英文术语

肌内注射技术 intramuscular injection(IM)

八、静脉输液法

【项目简介】

静脉输液法是将大量无菌溶液或药物直接输入静脉的治疗方法。其目的是补充水分及电解质,预防和纠正水、电解质及酸碱平衡紊乱;增加循环血量,改善微循环,维持血压及微循环灌注量;供给营养,促进组织修复,增加体重,维持正氮平衡;输入药物,治疗疾病。

【适应证】

1. 需要补充水分及电解质者。

2. 需要增加循环血量,改善微循环,维持血压及微循环灌注量者。

3. 需供给营养物质,促进组织修复,增加体重,维持正氮平衡者。

4. 需输入药物,治疗疾病者。

【禁忌证】

上腔静脉综合征者,禁忌在双上肢输液。

【操作前准备】

1. 护士准备

(1) 衣帽整洁,修剪指甲。

(2) 洗手,戴口罩。

2. 病人准备

(1) 让病人充分了解静脉输液的目的、操作过程。

(2) 病人取舒适卧位,协助病人排尿。

(3) 告知病人需要配合操作的要点,如:穿刺过程中穿刺侧的肢体保持固定,如有不适及时告诉护士。

3. 物品准备

(1) 治疗车上层:治疗盘一套、弯盘、一次性输液器、治疗巾、止血带、输液卡、胶布(或输液贴)、按医嘱准备液体或药液、洗手液,必要时准备夹板及绷带。

(2) 治疗车下层:医用垃圾桶、生活垃圾桶、锐器盒、止血带桶。

(3) 其他用品:输液架。

(4) 场所要求:安静、室温适宜、光线充足。

【操作步骤】

1. 核对信息

(1) 核对床号、姓名、药液瓶签(名称、浓度、剂量、有效期)及给药时间和给药方法。

(2) 检查药液的质量。

2. 填写、粘贴输液贴 将填写好的输液贴倒贴于液体瓶上。

3. 插输液器 检查输液器质量,将输液器插入液体瓶,直至插头根部,关闭调节器。

4. 洗手,摘口罩。

5. 核对病人

(1) 携用物至床旁,清理房间,核对病人床号、姓名,自我介绍,告知病人输液目的、药液的名称及有关注意事项。

(2) 评估病人、穿刺部位、药物种类。

(3) 协助病人排尿、取舒适卧位。

6. 洗手,戴口罩。

7. 排气

(1) 核对药液,并检查液体质量无异常后,将液体挂于输液架上。

(2) 倒置茂菲滴管,当液面达到滴管的 1/2~2/3 满时,迅速转正滴管,打开调节器,使液面下降,排尽导管的空气,关闭调节器,检查输液管内有无气泡。

(3) 将输液管末端放入输液器包装袋内,置于治疗盘中。

8. 选择穿刺部位 铺治疗巾,选择静脉,穿刺点上方 6~8cm 处扎止血带。

9. 消毒 消毒穿刺部位的皮肤,范围大于 5cm,待干,备胶布。

10. 二次核对 核对病人床号、姓名,药液的名称、浓度、剂量、给药时间及给药方法。

11. 静脉穿刺

(1)嘱病人握拳。

(2)再次排气,排尽输液管内及针头的气体,检查输液管内有无气泡。

(3)取下保护帽,使针头与皮肤呈 20°~30° 进针,见回血后将针头与皮肤平行再进针少许。

12. 固定

(1) 固定好针柄,松开止血带,嘱病人松拳,打开调节器,液体滴入通畅。

(2) 用胶布或输液贴先固定针柄,再固定针眼部位,最后将输液管环绕后固定。

13. 调节滴速 根据病情、年龄及药液的性质调节输液滴速。

14. 核对病人 核对病人床号、姓名,药液的名称、浓度、剂量、给药时间及给药方法。

【操作后处理】

1. 撤去治疗巾,取出止血带,协助病人恢复舒适体位,整理床单位,将呼叫器置于病人易取处。

2. 整理用物。

3. 洗手。

4. 宣教。

5. 记录,挂输液卡。

【操作要点】

1. 评估病人的年龄、病情、意识状态、用药史、药物过敏史、营养状况及合作程度;评估病人穿刺部位的皮肤、血管状况及肢体活动度。

2. 评估药物的种类和作用、输液时间,选择适宜的穿刺部位。

3. 告知病人/家属静脉输液目的、注意事项,取得病人的配合。

4. 准备温度适宜、光线充足的操作环境。

5. 严格遵守无菌技术操作原则及操作流程。

6. 输液过程中严格掌握输液的速度,观察有无输液反应。

7. 告知病人或家属不可随意调节输液滴数。

【易错点】

1. 严格执行无菌操作及查对制度。

2. 适宜的输液高度。

3. 输液前排尽输液管及针头内的气体。

4. 避免反复穿刺,失败后更换针头重新穿刺。

【相关知识】

1. 注意事项

(1) 严格执行无菌操作原则及查对制度,预防感染及差错事故的发生。

(2) 根据病情合理安排输液顺序,根据治疗原则合理分配药物。

(3) 对长期输液的病人,要注意保护和合理使用静脉,一般从远端小静脉开始穿刺。

(4) 输液前要排尽输液管及针头内的空气,药液滴尽前要及时更换输液瓶或拔针,防止造成空气栓塞。

(5) 注意药物的配伍禁忌,对于刺激性或特殊药物,应在确认针头已刺入静脉内时再输入。

(6) 严格掌握输液速度。

(7) 输液过程中要加强巡视,注意观察滴入是否通畅,针头有无脱出、阻塞或移位;输液管有无扭曲、受压;有无液体外渗,注射局部有无肿胀或疼痛;病人有无输液反应等。

(8) 采用静脉留置针输液法,严格掌握留置时间。一般静脉留置针保留不要超过7天。

2. 健康教育

(1) 向病人说明年龄、病情及药物性质是决定输液速度的主要因素,嘱病人不可自行随意调节输液滴数,以免发生意外。对有心、肺、肾疾病的病人,老年病人、婴幼儿,以及输注高渗、含钾或升压药液的病人,要适当减慢输液速度;对于严重脱水、心肺功能良好的病人可适当加快输液速度。

(2) 向病人介绍常见输液反应的症状及防治方法,告知病人一旦出现输液反应,应及时使用呼叫器。

1) 发热反应表现为发冷、寒战、发热。

2) 循环负荷过重反应也称为急性肺水肿,表现为突然出现呼吸困难、胸闷、咳嗽、咳粉红色泡沫样痰。

3) 静脉炎表现为沿静脉走向出现条索状红线,局部组织发红、肿胀、疼痛。

4) 空气栓塞表现为胸部异常不适或胸骨后疼痛,随即发生呼吸困难和严重的发绀,伴濒死感。

(3) 对于长期输液的病人,护士应做好病人的心理护理,消除其焦虑和厌烦情绪。

3. 重要名词的英文术语

静脉输液 intravenous infusion

九、吸　痰　法

【项目简介】

经口鼻吸痰术

吸痰法指经口腔、鼻腔、人工气道(气管插管或气管切开)将呼吸道的分泌物吸出,保持呼吸道的通畅,促进呼吸功能,以预防吸入性肺炎、肺不张、窒息等并发症的一种方法。

【适应证】

1. 昏迷的病人,麻醉未清醒前。

2. 痰液特别多,有窒息的可能。

3. 无咳嗽反射,有痰无力咳出的病人。

4. 需气管内给药、稀释痰液的病人。

5. 机械通气的病人。

【禁忌证】

颅底骨折伴有脑脊液鼻漏者,严禁经鼻腔吸痰。

【操作前准备】

1. 操作者准备　衣帽整洁,佩戴胸卡,修剪指甲,洗手,戴口罩。

2. 病人准备　病人和家属了解吸痰的目的、意义、过程、注意事项及配合操作的要点。

3. 物品准备

(1) 治疗车上层:两瓶无菌生理盐水(吸前,吸后)。有气管切开或气管插管的再备一瓶无菌生理盐水(吸前,气切或气插,口鼻),戴无菌手套的一次性吸痰管,吸引管,手电筒,无菌纱布,治疗巾(无菌包布),洗手液,听诊器,必要时备压舌板,开口器或舌钳。

(2) 治疗车下层:医用垃圾袋。

(3) 中心吸引器装置或电动吸引器。

(4) 环境准备:病室内光线明亮,温湿度适宜。

【操作步骤】

1. 备齐用物,推车至床旁。

2. 核对信息　自我介绍,两种以上方式核对病人(床号、姓名、床尾卡、腕带)。

3. 告知　告知病人操作的目的、吸痰的方法,取得病人的配合。

4. 评估

(1) 评估病人的年龄、病情、意识状态、生命体征、血氧饱和度。

(2) 评估口腔及鼻腔有无损伤、有无义齿,昏迷病人用压舌板或开口器帮助开口。

(3) 评估痰液的性质、量及颜色。

(4) 听诊双肺呼吸音、呼吸机参数的设置。

5. 摆体位　协助病人取舒适卧位,头转向一侧,面向操作者。

6. 吸痰前给予高流量的氧气吸入或呼吸机辅助呼吸的病人给予3分钟纯氧吸入。

7. 打开负压吸引器开关,检查负压吸引器性能,调节负压吸引压力至 0.02~0.04MPa。关闭负压吸引器。

8. 洗手,戴口罩。

9. 检查吸痰盐水的日期,检查一次性吸痰管包装是否完整,是否在有效期范围内。有无潮湿、破损。

10. 打开无菌生理盐水瓶盖,打开负压吸引器开关,调节压力至 0.02~0.04MPa,连接吸痰管,严格无菌操作,戴无菌手套,将一次性的无菌垫巾垫于病人的口角旁或气管切开处。

11. 用戴无菌手套的手,取出吸痰管,严格无菌操作,避免污染吸痰管。

12. 在吸前的盐水瓶中试吸少量的生理盐水,检查吸痰管是否完整、通畅。

13. 操作中核对。

14. 口、鼻腔吸痰 一手反折吸痰管末端,另一只手持无菌吸痰管,插入口咽部(10~15cm,或引起病人的呛咳),不可带负压下插入吸痰管,然后放松导管末端,采取左右旋转并向上提管的方法,每次吸痰的时间不可超过 15 秒。吸痰的过程中注意观察病人的生命体征的变化。更换吸痰管,再吸鼻腔。

15. 人工气道内吸痰(气管插管,气管切开) 正确开放气道,用未戴手套的手取下呼吸机回路接头,放在一次性无菌垫巾上。一手反折吸痰管末端,另一只手持无菌吸痰管,迅速将吸痰管插入至适宜深度(或引起病人呛咳),不可带负压下插入吸痰管,然后放松导管末端,采取左右旋转并向上提管的方法,每次吸痰的时间不可超过 15 秒。吸痰的过程中注意观察病人的生命体征的变化。吸痰管退出后,迅速用未戴手套的手将呼吸机回路接头连接至气管切开或器官插管处。

注:先吸气管切开处或气管插管处,更换吸痰管,再吸口腔或鼻腔。

16. 吸痰管退出后,用吸后的生理盐水(气插或气切盐水)抽吸,冲洗吸引管。

17. 弃去吸痰管 吸痰管冲洗后,将吸痰管缠绕在戴无菌手套的手上,手套翻转,包裹吸痰管,弃去至医用垃圾袋中。

18. 吸痰后给予高浓度氧气吸入。呼吸机辅助通气的病人给予 3 分钟纯氧吸入。

19. 关闭负压吸引器,整理吸引器连接管,盖盐水瓶盖。

【操作后处理】

1. 操作后核对 两种以上方式核对病人。

2. 观察病人的生命体征和血氧饱和度变化,听诊呼吸音。

3. 整理 用纱布拭净脸部或气管切开处的分泌物,协助病人取舒适卧位,整理床单位;呼叫器放置于病人易取处;整理物品。

4. 洗手,摘口罩。记录吸痰的时间,痰液的性质、量及颜色。

5. 宣教 向病人及家属讲解吸痰相关知识、注意事项。鼓励并指导病人深呼吸,进行有效咳嗽和咳痰。

【操作要点】

1. 准备温度适宜、整洁、安全的操作环境。

2. 严格遵守无菌技术操作原则及操作流程。

3. 告知病人和家属关于吸痰的目的、注意事项,以及吸痰的重要性,取得病人的配合。

4. 评估病人的年龄、病情、合作程度,痰液的黏稠度、颜色、量,呼吸机参数的设置。

【易错点】

1. 按无菌操作取出吸痰管。

2. 吸痰的手法。

3. 不可带负压下插入吸痰管。

【相关知识】

注意事项:

1. 吸痰前,检查吸引装置性能是否良好,连接是否正确。

2. 严格执行无菌操作,每吸痰一次应更换吸痰管,应先吸气管内,再吸口鼻处。

3. 吸痰前整理呼吸机管路,倾倒冷凝水。

4. 吸痰动作轻柔,防止呼吸道黏膜损伤。

5. 掌握适宜的吸痰时间,每次吸痰不超过 15 秒。

6. 注意吸痰管插入是否顺利,遇到阻力时,应分析原因,不得粗暴操作。

7. 储液瓶内吸出液应及时倾倒,不得超过 2/3。

8. 观察病人生命体征及呼吸机参数变化。

9. 痰液黏稠时,可配合叩击、雾化吸入,提高吸痰效果。

十、基础体温测量

【项目简介】

生命体征是体温、脉搏、呼吸及血压的总称。体温是指机体深部的平均温度,体温的相对恒定是机体新陈代谢和生命活动正常进行的必要条件。体温测量的目的是判断病人体温有无异常;动态监测体温变化,分析热型和伴随症状;协助诊断,为预防、治疗、康复和护理提供依据。

【适应证】

1. 所有住院病人。

2. 门诊发热、病情变化等需要监测体温者。

【禁忌证】

1. 婴幼儿、精神异常、昏迷、口腔疾患、口鼻手术、张口呼吸者禁忌测量口腔温度。

2. 腋下有创伤、手术、炎症者,腋下出汗较多者,肩关节受伤或消瘦夹不紧体温计者禁忌测量腋温。

3. 直肠或肛门手术、腹泻、心肌梗死者禁忌测量肛温。

【操作前准备】

1. 护士准备

(1) 衣帽整洁,修剪指甲。

(2) 洗手,戴口罩。

2. 病人准备

(1) 让病人充分了解体温测量的目的、操作过程。

(2) 协助病人取舒适卧位。

（3）告知病人需要配合操作的要点,如:测量体温前30分钟病人应避免运动、进食、冷热饮、冷热敷、洗澡、坐浴、灌肠等。

（4）评估病人的病情、年龄、意识、治疗情况、心理状态及合作程度,选择合适的测量体温方法。

3. 物品准备

（1）治疗车上层:2个容器、体温计(全部体温计的水银柱甩至35℃以下)、含消毒液纱布、表、笔、体温本、洗手液。若测量肛温另备润滑油、棉签、卫生纸。

（2）治疗车下层:医用垃圾桶。

（3）场所要求:室内安静、室温适宜、光线充足。

【操作步骤】

1. 核对信息　携用物至病人床旁,核对病人床号、姓名,再次向病人/家属解释体温测量的目的及有关事项。

2. 舒适体位　测肛温时,可取侧卧、俯卧或屈膝仰卧位,婴幼儿可仰卧。

3. 洗手,戴口罩。

4. 测量体温　根据病情需要选择合适的测量方式。

（1）口腔测温:将口表水银端斜放于舌下热窝,闭紧口唇,用鼻呼吸,勿咬体温计,3分钟后取出。

（2）腋下测温:擦干腋窝汗液,将体温计水银端放于腋窝正中,紧贴皮肤,屈臂过胸夹紧,10分钟后取出。

（3）直肠测温:病人取侧卧位、俯卧位、屈膝仰卧位,暴露测温部位。润滑肛表水银端,轻轻插入肛门3~4cm。婴幼儿测温时,护士一手握住患儿双踝,提起双腿,另一手将已润滑的肛表插入肛门,婴儿1.25cm,幼儿2.5cm,并握住肛表用手掌根部和手指将双臀轻轻捏拢,固定,3分钟后取出。

5. 取表、读数　取出体温计,用含消毒液的纱布擦拭,正确读数。

【操作后处理】

1. 协助病人恢复舒适体位,若测肛温,用卫生纸擦净病人肛门处。

2. 整理用物。

3. 洗手,摘口罩。

4. 核对,记录。

5. 绘制体温单。

【操作要点】

1. 准备温度适宜、光线充足的操作环境。

2. 病人体位舒适,情绪稳定。

3. 评估病人的病情、意识及合作程度,选择合适的体温测量方式。

4. 告知病人/家属体温测量目的、注意事项,取得病人的配合。

5. 体温计意外破损后正确处理防止汞中毒。

【易错点】

1. 体温测量前,若病人有运动、进食、冷热饮、冷热敷、洗澡、坐浴、灌肠等,应休息30分钟后再测量。

2. 意识不清或不合作的病人测量体温时,护士不宜离开。

3. 测量方法正确,以保证测量结果的准确性。

【相关知识】

1. 体温的测量和正常值范围 由于体核温度不易测试,所以临床上常以口腔、直肠、腋窝等处的温度来代表体温。在三种测量方法中,直肠温度最接近于人体深部温度,而日常工作中,采用口腔、腋下温度测量更为常见、方便。体温正常范围:口温 36.3~37.2℃,肛温 36.5~37.7℃,腋温 36.0~37.0℃。

2. 注意事项

(1) 测量体温前,应清点体温计的数量,并检查体温计是否完好,水银柱是否在 35℃以下。

(2) 测量体温前 30 分钟应避免运动、进食、冷热饮、冷热敷、洗澡、坐浴、灌肠等,病人如有影响测量的因素时,应当推迟 30 分钟稳定后再测量。

(3) 对婴幼儿、意识不清、烦躁或不合作者,护士应采取恰当的体温测量方法或在床旁协助病人测量体温。

(4) 腋下有创伤、手术、炎症者,腋下出汗较多者,肩关节受伤或消瘦者禁忌测量腋温。

(5) 婴幼儿、精神异常、昏迷、口腔疾患、口鼻手术、张口呼吸者禁忌测量口温。

(6) 直肠或肛门手术、腹泻、心肌梗死者禁忌测量肛温。

(7) 如病人不慎咬破体温计,应当立即清除口腔内玻璃碎片,再口服蛋清或牛奶延缓汞的吸收,若病情允许,可食用粗纤维食物以促进汞的排泄。

(8) 体温数值与病情不符合时重复测量体温。

3. 健康教育

(1) 向病人 / 家属讲解体温监测的目的和重要性,学会正确测量体温的方法,保证测量结果的准确性。通过体温的监测可以获得病人的机体温度及评估病情变化与转归,为治疗护理提供依据。

(2) 介绍体温的正常值及测量过程中的注意事项。

(3) 教会对体温的动态观察,提供体温过高或过低的护理指导。

1) 体温过高:以口腔温度为例,低热 37.3~38.0℃,中等热 38.1~39.0℃,高热 39.1~41.0℃,超高热 41.0℃以上。

2) 体温过低:轻度 32.1~35.0℃,中度 30.0~32.0℃,重度<30.0℃瞳孔散大对光反射消失,致死温度 23.0~25.0℃。

4. 重要名词的英文术语

体温 temperature

十一、小儿头皮留置针静脉输液

【项目简介】

婴幼儿头皮静脉丰富、表浅,头皮静脉输液方便患儿肢体活动,因此婴幼儿静脉输液可采用头皮静脉,常选用额上静脉、颞浅静脉等。

【适应证】

手足穿刺困难或不易固定的患儿。

【禁忌证】

头部外伤或手术的患儿。

【操作前准备】

1. 护士准备 仪表大方、举止端庄;服装、鞋帽整洁;佩戴胸卡;修剪指甲、洗手。

2. 物品准备

(1) 治疗车上层:输入液体(在治疗室内按无菌要求插入输液器)、留置针、输液接头、透明敷料、治疗巾、消毒物品、胶布、输液巡回卡片、洗手液,根据需要备剃刀、肥皂、纱布、避污纸,必要时备清洁手套和网帽。

(2) 治疗车下层:生活垃圾桶、医用垃圾桶、锐器盒。

(3) 输液架。

【操作步骤】

1. 核对、解释 携用物至患儿床旁,核对患儿床号、姓名,再次向患儿及家长解释操作目的及有关事项。

2. 评估 评估患儿的年龄、病情、合作程度、血管情况,选择合适的留置针,评估患儿过敏史、用药史的情况、皮肤是否完好。

3. 准备体位 协助患儿大小便,将枕头放于床沿,铺上治疗巾,患儿横卧于床中央,头枕于枕上,必要时全身约束法约束患儿。

4. 选择静脉、备皮 评估,常选用额上静脉、颞浅静脉及耳后静脉;根据需要剔去穿刺部位的毛发(大于透明敷料粘贴范围),调节输液架。

5. 洗手、戴口罩 六步洗手法。

6. 操作前核对 核对患儿床号、姓名,药物的名称、剂量、浓度、给药时间及方法,检查药液质量。

7. 排气 输液袋挂于输液架上排气,将输液管末端与留置针输液接头连接,留置针放回留置针盒内。

8. 消毒 垫避污纸,以穿刺点为中心,消毒皮肤(两遍),消毒范围直径>8cm,待自然干燥,备胶布及透明敷料,在透明敷料外记录穿刺日期、时间、操作者姓名。

9. 操作中核对 核对患儿床号、姓名,药物名称、剂量、浓度、给药时间及方法,检查药液质量。

10. 静脉穿刺

(1) 穿刺:取下护针帽,左右旋转松动针芯,排除套管针内空气;用左手绷紧血管两端皮肤;留置针与皮肤呈15°~30°进针,见回血后,压低角度5°~10°,继续进针2mm,后撤针芯2~3mm,并固定;将导丝与针芯一起送入血管内,撤出针芯。

(2) 固定:手不离开皮肤表面,使紧绷皮肤放松,打开调节器,以穿刺点为中心,无菌透明敷料无张力固定;捏牢导管周边,塑形;输液导管U型固定,必要时加强外固定,戴网帽。

(3) 调节滴速:根据患儿病情及药物性质调节滴速。

【操作后处理】

1. 整理 解除约束,恢复体位,收拾用物,分类后弃于垃圾桶内。

2. 核对 核对患儿床号、姓名,药物名称、剂量、浓度、给药时间及方法。

3. 洗手、摘口罩　六步洗手法。

4. 记录　填写输液巡回卡片。

5. 宣教。

【操作要点】

1. 准备温度适宜、光线充足的操作环境。

2. 严格遵守无菌技术操作原则及操作流程。

3. 告知患儿及家长头皮静脉留置针输液的目的、注意事项，以取得患儿及家长的配合。

4. 评估患儿的病情、合作程度、局部皮肤完好性、清洁度、血管的状况。

5. 掌握小儿头皮静脉的特点及走行。

【易错点】

1. 小儿动静脉的区分，误入动脉。

2. 头静脉穿刺前毛发备皮范围。

3. 根据血管特点改变进针角度。

4. 穿刺后固定。

【相关知识】

1. 注意事项

(1) 核对患儿时要选择床头卡、"腕带"信息等两种以上的方式进行身份识别。

(2) 小儿头皮静脉留置针适宜用于短期静脉治疗，不宜用于腐蚀性药物等持续性静脉输注；在满足治疗前提下选用最小型号、最短留置针。

(3) 常选用额上静脉、颞浅静脉及耳后静脉，选择易固定部位，注意避开有瘢痕、炎症、硬结等处。

(4) 头部有手术或外伤禁止穿刺。

(5) 根据病情需要，合理安排输液顺序，并根据治疗原则，按急、缓及药物半衰期等合理分配药物。

(6) 注意药物间的配伍禁忌：输注的两种不同药物间有配伍禁忌时，在前一种药物输注结束后，应冲洗或更换输液器，并冲洗导管，再接下一种药物继续输注。

(7) 严格掌握输液速度，儿童一般为 20~40 滴 /min，对严重脱水、休克患儿可适当加快速度；对有心、肾疾病患儿输液速度应慢。

(8) 输液过程中要加强巡视，观察患儿有无输液反应，穿刺部位有无红、肿、热、痛、渗出等，同时观察患儿有无哭闹、躁动等不适表现。

(9) 输液器应根据药液性质或按输注药品说明书要求选择，每 24 小时更换一次，如怀疑被污染或完整性受到破坏时，应立即更换。

(10) 注意皮肤保护，防止压伤。

2. 健康教育

(1) 向患儿及家长讲解静脉输液相关知识、注意事项，指导其不可随意调节滴速以免发生意外。

(2) 指导患儿及家长避免污染穿刺部位、牵拉留置针，勿抓挠穿刺部位，出现异常及时告知医护人员。

十二、小儿鼻胃插管

【项目简介】

鼻胃插管是将导管经鼻腔插入胃内,从管内灌注流质食物、水分和药物的方法。

【适应证】

1. 昏迷患儿。

2. 口腔疾患或口腔手术后患儿,上消化道肿瘤引起吞咽困难患儿。

3. 不能张口的患儿,如破伤风患儿。

4. 缺乏适当的咽反射和吸吮、吞咽能力的患儿或昏迷、营养不良的患儿。

【禁忌证】

1. 食管静脉曲张。

2. 食管梗阻的患儿。

【操作前准备】

1. 护士准备　衣帽整洁,修剪指甲,洗手。

2. 患儿准备　患儿和家长了解鼻胃插管的目的、意义、过程、注意事项及配合操作的要点。

3. 物品准备

(1) 治疗车上层:一次性使用胃管包、棉签、胶布、听诊器、手电筒、试水碗、灌注器或20ml注射器、别针、橡皮筋、洗手液、处置卡、适当型号的胃管、纱布。

(2) 治疗车下层:医用垃圾桶、生活垃圾桶。

(3) 场所要求:室内无其他人员,安静、室温适宜、光线充足。

【操作步骤】

1. 插管

(1) 核对、解释:携用物至患儿床旁,核对患儿床号、姓名,再次向患儿及家属解释操作目的及有关事项。评估患儿鼻腔黏膜及通气情况。

(2) 准备体位:能配合者取坐位或半坐位;无法坐起者取右侧卧位;昏迷患儿去枕平卧位,头向后仰。

(3) 洗手,戴口罩。

(4) 清洁鼻腔:用棉签清洁鼻腔。

(5) 检查胃管:打开胃管包,颌下铺治疗巾,戴手套,检查胃管。

(6) 测量胃管插入长度:测量胃管插入的长度,在鼻饲管上做标记。插入长度测量方法:婴儿测量鼻尖至剑突与脐中点的长度,其他年龄测量前额发际至剑突长度(或"鼻尖—耳垂—剑突"的长度),并标记,润滑胃管前端。

(7) 操作中核对:核对床号、姓名。

(8) 插入胃管:一手持镊子夹住胃管前端,另一手持纱布托起胃管沿一侧鼻孔缓缓插入至咽喉部时,嘱患儿做吞咽动作,插入预定长度。

(9) 确认胃管在胃内:①注射器抽吸,有胃液抽出;②胃管内注入0.5~1ml空气,在胃部听诊有气过水声;③胃管末端放入盛水碗内,无气体逸出。

(10) 固定:用胶布固定胃管于鼻翼及颊部,将胃管末端反折用纱布包好,橡皮筋扎紧别针固定于枕旁或衣服上。

(11) 整理:协助患儿清洁面部并取舒适体位,整理床单位,呼叫器置于患儿易取处。

(12) 操作后核对。

(13) 洗手,摘口罩。

(14) 记录,宣教。

2. 拔管

(1) 备齐用物:推车至床旁,解释目的,取得合作。

(2) 核对:核对患儿、治疗卡。

(3) 拔出胃管:弯盘放于患儿颌下,胃管开口端夹紧放入弯盘内,轻轻揭去固定的胶布,纱布包住近鼻孔处的鼻管,嘱患儿深呼吸,在呼气时拔管,边拔边用纱布擦拭胃管慢慢将胃管拔到咽喉处时快速拔出,以免液体滴入气管。

(4) 操作后核对。

【操作后处理】

1. 整理　清洁面部及鼻腔胶布痕迹,整理床单及物品,呼叫器置于患儿易取处。

2. 洗手,摘口罩,宣教。

3. 记录　拔管时间和患儿反应。

【操作要点】

1. 插管时动作应轻柔,避免损伤食管黏膜,尤其是通过食管 3 个狭窄部位时。

2. 插入胃管至咽喉部时,若为昏迷患儿,则用左手将其头部托起,使下颌靠近胸骨柄,以利插管。

3. 确认胃管在胃内常用的 3 种方法。

【易错点】

1. 插胃管过程中如果患儿出现呛咳、呼吸困难、屏气、青紫等,表明胃管误入气管,应立即拔出胃管,休息后重新插入。

2. 如果操作过程小儿哭闹不配合,要解释,待哭闹结束后再进行操作。

【相关知识】

1. 注意事项

(1) 核对患儿时要选择床头卡、“腕带”信息等两种以上的方式进行身份识别。

(2) 插管时动作应轻柔,避免损伤食管黏膜,尤其是通过食管 3 个狭窄部位(环状软骨水平处、平气管分叉处、食管通过膈肌处)时。

(3) 插入胃管至咽喉部时,若为昏迷患儿,则用左手将其头部托起,使下颌靠近胸骨柄,以利插管。

(4) 插入胃管过程中如果患儿出现呛咳、呼吸困难、青紫、屏气等,表明胃管误入气管,应立即拔出胃管,休息后重新插入。

2. 健康教育

(1) 向患儿和家长讲解插胃管的目的和意义

1) 用于鼻饲:缺乏适当的咽反射和吸吮、吞咽能力的患儿或昏迷、营养不良的患儿,常需鼻胃管喂养。

2) 用于诊疗:抽吸胃液做检查;抽空胃内容物(如胎粪等);洗胃;胃肠减压。

(2) 介绍相关疾病知识

1) 鼻饲法:是指将导管经鼻腔插入胃内,从管内灌注流质食物、水分和药物的方法。

2) 胃肠内营养:是采用口服或管饲等方式经胃肠道提供能量及营养素的支持方式,其种类较多,可分为要素饮食、非要素饮食等。管饲饮食是指经胃肠道插入导管,给患儿提供必需的食物、营养液、水及药物的方法。

3. 重要名词的英文术语

鼻饲法 nasogastric gavage

胃肠内营养 enteral nutrition

管饲饮食 tube feeding

十三、小儿大量不保留灌肠

【项目简介】

灌肠法是将一定量的液体由肛门经直肠灌入结肠,以帮助患儿清洁肠道、排便、排气或由肠道供给药物或营养,达到确定诊断或治疗目的的方法。

【适应证】

1. 解除便秘、肠胀气。

2. 清洁肠道,为检查或手术做准备。

3. 清除肠道内有害物质,减轻中毒。

4. 灌入低温液体,为高温患儿降温。

【禁忌证】

1. 肝性脑病的患儿禁用肥皂液灌肠。

2. 充血性心力衰竭和水钠潴留患儿禁用生理盐水灌肠。

3. 急腹症、消化道出血、严重心血管疾病等患儿禁忌灌肠。

【操作前准备】

1. 操作者准备　衣帽整洁、修剪指甲、洗手、戴口罩。

2. 患儿准备　患儿和家长了解灌肠的目的、意义、过程、注意事项及配合操作的要点。

3. 物品准备

(1) 治疗车上层:医嘱单、治疗巾、小纱、量杯(内含灌肠液 39~41℃)、水温计、止血钳、方巾、一次性灌肠包、合适型号的肛管、洗手液。

(2) 治疗车下层:生活垃圾桶、医用垃圾桶。

(3) 输液架、必要时备屏风。

(4) 场所要求:病室安静、室温适宜、光线充足。酌情关闭门窗,拉上围帘或屏风遮挡患儿。

【操作步骤】

1. 核对、解释　携用物至患儿床旁,核对患儿床号、姓名,再次向患儿和家长解释操作目的及有关注意事项。

2. 准备

(1) 关闭门窗,拉上围帘或屏风遮挡。

(2) 移床旁椅至操作同侧的床尾,将便盆放床尾椅子上,打开便盆巾,调节输液架。

3. 准备体位 携患儿平卧位,将治疗巾垫于患儿臀下,取下尿不湿,评估肛周皮肤。

4. 悬挂灌肠袋、灌肠

(1) 消毒双手,戴口罩。

(2) 测量灌肠液温度。

(3) 打开灌肠包,取出垫巾垫于臀下,戴手套,弯盘置于两腿之间。

(4) 悬挂灌肠袋:将灌肠液倒入灌肠袋内,灌肠袋挂于输液架上,灌肠袋底端距患儿臀部所在平面距离为 30~40cm。

(5) 润滑肛管:将肛管与灌肠管相连接,润滑肛管前端,排尽管内气体,再次核对。

(6) 插肛管:手提患儿双足,另一只手插管(婴儿 2.5~4cm,幼儿 5~7.5cm),用手固定。

(7) 灌肠:开放调节器,使液体缓缓流入。

5. 观察 密切观察袋内液面下降的速度和患儿情况。

6. 拔管 灌肠后夹闭肛管,用纱布包裹后轻轻拔除,放入弯盘内,擦净肛门。

7. 保留灌肠液 让患儿保留 5~10 分钟后再排便。

8. 协助排便 便后擦净臀部,婴幼儿包好尿布。

【操作后处理】

1. 整理用物 协助患儿取舒适体位,整理床单位,核对患儿,开窗通风。

2. 观察大便颜色、性状、量。

3. 消毒双手,摘口罩。

4. 记录。

5. 宣教。

【操作要点】

1. 准备温度适宜,隐蔽的操作环境。

2. 告知患儿 / 家长灌肠的目的、注意事项,取得患儿 / 家长的配合。

3. 评估患儿的年龄、病情、合作程度、腹部情况等,选择合适的肛管。

4. 准确测量灌入量与排出量,达到出入量基本相等或出量大于注入量。

【易错点】

1. 灌肠袋底端位置距患儿肛门的高度要准确。

2. 肛管插入肛门的深度。

【相关知识】

1. 注意事项

(1) 婴幼儿需使用等渗液灌肠,灌肠液遵医嘱而定。一般小于 6 个月每次约为 50ml;6 个月到 1 岁每次约为 100ml;1~2 岁每次约为 200ml;2~3 岁每次约为 300ml。

(2) 灌肠过程中注意采取适当的保暖措施防止患儿着凉。

(3) 选择粗细适宜的肛管,动作应轻柔,如溶液注入或排出受阻,可协助患儿更换体位或调整肛管插入深度。排出不畅时,可以按摩腹部,促进排出。

(4) 灌肠过程中及灌肠后,应注意观察病情,发现面色苍白、异常哭闹、腹胀或排出液为血性时,应立即停止灌肠,并和医师联系。

(5) 准确测量灌入量和排出量,达到出入量基本相等或出量大于注入量。

(6) 掌握溶液的温度、浓度、流速、压力和溶液量。

（7）清洁灌肠小儿插入深度：婴儿 2.5~4cm，幼儿 5~7.5cm，伤寒患儿灌肠液面距肛门距离不超过 30cm。

2. 健康教育

（1）向患儿及家长讲解维持正常排便习惯的重要性。

（2）指导患儿及家长保持健康的生活习惯以维持正常排便。

（3）指导患儿和家长掌握灌肠时的配合方法。

3. 重要名词的英文术语

灌肠法 enema

附：各项操作评分标准参考

附表 1-1　六步洗手法评分标准参考

项目	技术操作要求	建议得分系数
操作前准备	仪表端庄、服装整洁,修剪指甲、洗手、戴口罩	0.04
	物品准备齐全,放置合理	0.02
	环境整洁、安静、安全	0.02
	掌握操作注意事项	0.02
操作过程	洗手前修剪指甲,锉平甲缘,清除指甲下的污垢	0.05
	掌心相对,手指并拢,相互搓擦	0.1
	手心对手背沿指缝相互搓擦,交换进行	0.1
	掌心相对,双手交叉沿指缝相互搓擦	0.1
	双手指相扣、互搓	0.1
	一手握另一手大拇指旋转搓擦,交换进行	0.1
	将五个手指尖并拢放在另一手掌心旋转搓擦,交换进行	0.1
	螺旋式擦洗手腕,交换进行	0.05
终末质量标准	认真清洗指甲、指尖、指缝和指关节等易污染部位,手部不佩戴饰物	0.04
	操作有序,每步方法正确,动作连贯	0.06
	口述洗手指征	0.05
熟练程度	操作方法正确、熟练,严格遵循无菌操作原则,操作时间不得少于15s	0.03
总体评价	动作轻巧、稳重、准确,操作环节的艺术美感	0.02
合计		1

附表 1-2 外科手消毒、穿脱手术衣、戴脱无菌手套评分标准参考

项目	技术操作要求	建议得分系数
操作前准备	仪表端庄、服装整洁,修剪指甲、洗手、戴口罩	0.02
操作过程 (注意人文关怀)	整个过程中手高肘低,手臂上不过肩下不低腰	0.05
	洗手 3 遍,六步洗手法,洗手范围到上臂下 1/2	0.15
	刷手 3 遍,刷手按指尖、手指桡侧、手指尺侧、指蹼、手掌、手背,没有遗漏,前臂、上臂,交替进行,刷手范围到上臂下 1/3	0.15
	无菌纱布先擦手然后再擦手臂,两块纱布互相不接触,从手腕擦到上臂,不允许回擦	0.04
	泡手 5min	0.02
	穿手术衣时分清正反面,手术衣要完全展开,面对器械台穿,穿好手术衣后手臂平伸	0.15
	巡回护士帮忙穿手术衣时不接触手术衣外侧面及刷手人员的消毒部位	0.05
	戴手套时手不接触手套外侧面,手套内、外侧面互相不接触	0.14
	穿包背式手术衣时,戴好手套后,由巡回护士用无菌持物钳或由已戴好无菌手套的器械护士将腰带自手术人员身后绕到身前交给手术人员,再由手术人员自己将腰带系于腰部前方 穿前交叉式手术衣时,穿好手术衣后两手交叉拿住腰带中段向后递,由巡回护士协助系紧	0.05
	连台手术时,由巡回护士解开后面的系带,与脱衣者面对面站着将无菌手术衣向前翻着脱掉。注意巡回护士只能碰手术衣,不能碰脱衣者的手臂 脱手套时手不接触手套的外侧面	0.15
熟练程度	能够娴熟地完成整个操作	0.02
总体评价	动作轻巧、稳重、准确,操作环节的艺术美感	0.01
合计		1

附表 1-3　手术区消毒、铺巾评分标准参考（腹部切口为例）

项目	技术操作要求	建议得分系数
操作前准备	仪表端庄、服装整洁、戴帽子口罩，口述外科手消毒完毕	0.05
	切口部位正确	0.05
	消毒液选择正确	0.05
消毒操作过程	消毒顺序正确（手术区域由中心向四周）	0.05
	外阴部消毒正确（消毒液的选择及消毒顺序）	0.06
	脐部处理正确	0.08
	卵圆钳使用正确	0.06
	消毒纱布夹持正确	0.06
	消毒范围正确	0.06
	更换卵圆钳正确	0.06
	每次消毒范围不得超过上一次范围（酒精脱碘需完全）	0.06
	消毒无遗漏	0.05
铺巾操作过程	交接消毒巾及铺放正确	0.05
	铺巾顺序正确	0.06
	铺巾后术区暴露范围合适	0.05
	巾钳使用正确（夹持固定邻近重叠部分，最后一把为正拿反夹）	0.05
熟练程度	操作过程手法熟练，动作流畅	0.02
总体评价	操作过程遵循无菌原则	0.08
合计		1

附表 1-4　切开、缝合、打结评分标准参考

项目	技术操作要求	建议得分系数
操作前准备	仪表端庄、服装整洁,修剪指甲、洗手、戴口罩	0.04
	外科手消毒,穿手术衣,戴无菌手套	0.06
	正确选取物品	0.02
	确认术区消毒及麻醉效果完全	0.04
切开操作	用持针器安装刀片,手法正确,刀尖朝下	0.04
	执刀手法正确	0.04
	切开前固定皮肤	0.04
	垂直入刀、水平行刀、垂直收刀,刀身平面与皮肤垂直	0.08
	切口长度、深度适中	0.04
缝合操作	选取合适的针线进行缝合(皮肤缝合选取角针,1 号线)	0.04
	持针纫线,手法正确,缝针夹持于距针尾 1/3 处,约呈 15°	0.04
	有齿镊配合缝合	0.04
	垂直进针,垂直出针,深浅一致,张力适中	0.08
	针距及边距适中	0.04
打结操作	打结手法正确,松紧适宜,无假结、滑结	0.08
	剪线手法正确(靠、滑、斜、剪)	0.04
	线头长度适中	0.04
操作结束处理	缝合结束后对皮	0.04
	再次消毒	0.04
	妥善清理用物,洗手	0.04
熟练程度	操作方法正确、熟练、节力,器械使用规范,严格遵循无菌操作原则	0.04
病人反馈	操作过程中关心病人,体现人文关怀	0.02
总体评价	动作轻巧、稳重、准确,操作环节的艺术美感	0.02
合计		1

附表 1-5　清洁伤口换药评分标准参考

项目	技术操作要求	建议得分系数
操作前准备	操作者洗手,核对病人,告知病人进行何种操作	0.06
操作过程 (注意人文关怀)	探查伤口,再次洗手	0.06
	选择合适的换药包	0.04
	正确打开包,拿取摆放包内器械	0.04
	正确打开钳筒,正确使用持物钳	0.04
	判断换药包在有效期范围,打开包后判断 3M 指示条是否有效	0.06
	夹取物品,顺序为先纱布,再碘伏棉球	0.04
	用手揭开外层敷料,镊子沿切口长轴水平揭去内层敷料	0.06
	消毒顺序为从内向外消毒,缝线部位用碘伏棉球轻轻蘸即可	0.08
	消毒范围为伤口周围 5cm 以上,消毒两遍	0.08
	两把镊子分工明确,尖端始终朝下	0.08
	两把镊子在操作过程中无接触	0.04
	执镊手法正确	0.04
	递物镊始终高于消毒镊	0.06
	覆盖 8~10 层敷料,垂直于身体纵轴方向粘贴胶布,长短超过敷料宽度一半	0.04
操作结束处理	换药后整理物品,分别放入不同垃圾桶。洗手,操作台清洁	0.04
熟练程度	操作方法正确、熟练,准备用物及操作时间不超过 15min	0.02
病人反馈	和病人主动交流,告知病人不要紧张,操作完成后告知病人注意事项	0.02
总体评价	操作流畅、熟练,注重无菌观念	0.1
合计		1

附表 1-6　感染伤口换药评分标准参考

项目	技术操作要求	建议得分系数
操作前准备	操作者洗手,核对病人,告知病人进行何种操作	0.04
操作过程 (注意人文关怀)	探查伤口,再次洗手	0.04
	选择合适的换药包	0.02
	正确打开包,拿取摆放包内器械	0.02
	正确打开钳筒,正确使用卵圆钳	0.02
	判断换药包在有效期范围,打开包后判断 3M 指示条是否有效	0.04
	夹取物品(顺序为先纱布,再生理盐水棉球、碘伏棉球、油纱)	0.06
	用手揭开外层敷料,镊子揭去内层敷料(沿切口长轴,水平揭去)	0.06
	用生理盐水或生理盐水棉球沾湿脓肿腔内的纱布,缓慢抽取	0.06
	消毒顺序为从外向内消毒,不用碘伏棉球擦拭伤口部位	0.06
	消毒范围为伤口周围 5cm 以上,消毒两遍	0.02
	两把镊子分工明确,尖端始终朝下	0.04
	两把镊子在操作过程中无接触	0.04
	执镊手法正确	0.04
	递物镊始终高于消毒镊	0.04
	用镊子夹取生理盐水棉球进入脓腔内反复擦拭	0.06
	再用镊子夹取碘伏棉球进入脓腔内反复擦拭	0.06
	置入油纱条,用镊子夹取油纱条放入脓腔最深处,然后轻轻向外拔出少许	0.06
	覆盖敷料层数合适(8~10 层),粘贴胶布顺序正确(垂直于身体纵轴方向),长短合适(超过敷料宽度一半)	0.04
操作结束处理	换药后整理物品,分别放入不同垃圾桶。洗手,操作台清洁	0.04
熟练程度	操作方法正确、熟练,准备用物及操作时间不超过 15min	0.02
病人反馈	和病人主动交流,告知病人不要紧张,操作完成后告知病人注意事项	0.02
总体评价	操作流畅、熟练,注重无菌观念	0.1
合计		1

附表 1-7　拆线评分标准参考

项目	技术操作要求	建议得分系数
操作前准备	操作者洗手,核对病人,告知病人进行何种操作	0.04
操作过程 (注意人文关怀)	探查伤口,再次洗手	0.04
	选择合适的拆线包	0.04
	正确打开包,拿取摆放包内器械	0.04
	正确打开钳筒,使用卵圆钳方法正确	0.04
	判断拆线包在有效期范围,打开包后判断 3M 指示条是否有效	0.04
	夹取物品(顺序为先纱布,再碘伏棉球)	0.04
	用手揭开外层敷料,镊子揭去内层敷料(沿切口长轴,水平揭去)	0.06
	消毒顺序为从内向外消毒,要用碘伏棉球来回擦拭缝线部位	0.06
	消毒范围为伤口周围 5cm 以上,消毒两遍	0.04
	两把镊子分工明确,尖端始终朝下	0.06
	两把镊子在操作过程中无接触	0.04
	执镊手法正确	0.04
	递物镊始终高于消毒镊	0.04
	拆线时剪刀使用正确,拆线时方法正确,拉线方向正确	0.08
	间断拆线并观察切口情况,切口愈合良好,拆除余下缝线	0.04
	拆线完成后,消毒一次	0.04
	覆盖敷料层数合适(8~10 层),粘贴胶布顺序正确(垂直于身体纵轴方向),长短合适(超过敷料宽度一半)	0.04
操作结束处理	拆线后整理物品,分别放入不同垃圾桶。洗手,操作台清洁	0.04
熟练程度	操作方法正确、熟练,准备用物及操作时间不超过 15min	0.02
病人反馈	和病人主动交流,告知病人不要紧张,操作完成后告知病人注意事项	0.02
总体评价	操作流畅、熟练,注重无菌观念	0.1
合计		1

附表 1-8　头、颈、面部指压止血法评分标准参考

项目	技术操作要求	建议得分系数
操作前准备	如有无菌手套则可视情境穿戴	0.02
	环境安全,适合抢救	0.04
	迅速判断病人生命体征是否平稳	0.04
操作过程 (注意人文关怀)	严格查对,向病人解释	0.04
	向病人解释此项操作的目的、意义,以及急救的必要性,消除伤者紧张、恐惧情绪	0.04
	迅速准确地判断头颈面部具体出血位置,是否存在活动性出血	0.06
	协助伤者采取舒适体位	0.04
	指压位置正确: 1. 头皮出血:头皮前部出血时,用拇指压住出血侧的颞浅动脉,位置在下颌关节上方,外耳道前方 1cm;头皮后部出血时,用拇指压住出血侧的耳后动脉,位置在耳后乳突根稍外侧 2. 面部出血:用拇指压迫伤侧下颌角处的面动脉 3. 颈部出血:用拇指压迫伤侧颈总动脉,位置在伤侧平甲状软骨上缘外侧两横指	0.3
	指压止血有效,活动性出血减弱或停止	0.1
	加压力度适当	0.1
操作结束处理	此为临时性止血手段,应尽快取得医疗救助,或在获取有效止血工具后换用加压包扎等止血方式	0.04
	告知助手或家属协助病人尽快转运至医院进行治疗	0.04
	告知病人配合,不要随意移动,防止手指移位导致再次出血	0.04
熟练程度	操作方法正确、熟练、节力,止血迅速有效	0.04
病人反馈	操作过程中关心病人,消除病人紧张情绪,病人/家属知晓告知的事项,对操作满意	0.04
总体评价	动作轻巧、稳重、准确,操作环节的艺术美感	0.02
合计		1

附表 1-9   四肢指压止血法评分标准参考

项目	技术操作要求	建议得分系数
操作前准备	环境安全	0.05
	物品准备齐全,放置合理	0.05
	戴手套	0.05
操作过程 (注意人文关怀)	病人取舒适体位,告知病人和家属操作的目的、意义、过程、注意事项及配合操作的要点,取得同意配合	0.05
	监测生命体征	0.05
	查看病人伤情,观察伤处情况及患肢运动、感觉、血运情况	0.1
	腋窝和肩部出血压迫法:在锁骨上窝对准第一肋骨拇指向下压迫锁骨下动脉 上臂出血压迫法:一手将患肢抬高,另一手用拇指压迫内侧的肱动脉 前臂出血压迫法:用拇指压迫伤侧肘窝肱二头肌肌腱内侧的肱动脉末端 手部出血压迫法:用双手拇指分别压迫腕部的尺动脉、桡动脉 下肢出血压迫法:用双手拇指重叠向后用力压迫腹股沟中点稍下方的股动脉及腘动脉 足部出血压迫法:用双手拇指分别压迫足背蹈长伸肌腱外侧的足背动脉和内踝与跟腱之间的胫后动脉	0.15
	再次观察伤处出血情况,并快速、安全、可靠地包扎局部出血部位	0.1
	快速转运	0.1
	手消毒,记录	0.05
操作结束处理	整理物品	0.05
熟练程度	操作方法正确、熟练	0.05
病人反馈	操作过程中关心病人,保护病人,病人舒适,病人/家属知晓告知的事项,对操作满意	0.1
总体评价	操作环节动作轻巧、稳重、准确	0.05
合计		1

附表 1-10　填塞止血法评分标准参考

项目	技术操作要求	建议得分系数
操作前准备	环境安全	0.05
	物品准备齐全,放置合理	0.05
操作过程 (注意人文关怀)	病人取舒适体位,告知病人和家属包扎的目的、意义、过程、注意事项及配合操作的要点,取得同意配合	0.05
	戴手套	0.05
	监测生命体征	0.05
	明确出血部位及出血性质	0.1
	将无菌纱布塞入伤口内,如仍止不住出血,可添加纱布	0.15
	观察局部出血情况,必要时外加包扎固定	0.1
	快速转运	0.05
	消毒双手,核对,记录	0.05
操作结束处理	整理物品	0.05
熟练程度	操作方法正确、熟练	0.1
病人反馈	操作过程中关心病人,保护病人,病人舒适,病人/家属知晓告知的事项,对操作满意	0.1
总体评价	操作环节动作轻巧、稳重、准确	0.05
合计		1

附表 1-11　止血带止血法评分标准参考

项目	技术操作要求	建议得分系数
操作前准备	环境安全	0.05
	物品准备齐全,放置合理	0.05
	戴手套	0.05
操作过程 (注意人文关怀)	病人取舒适体位,告知病人和家属操作的目的、意义、过程、注意事项及配合操作的要点,取得同意配合	0.05
	监测生命体征	0.05
	明确出血部位及出血性质	0.05
	先在止血带部位(伤口上方)用纱布、毛巾或伤者衣服垫好	0.1

续表

项目	技术操作要求	建议得分系数
操作过程 (注意人文关怀)	橡胶止血带法:以左手拇指、示指、中指拿止血带头端,另一手扭紧止血带绕肢体两圈,将止血带末端放入左手示指、中指间拉回固定 充气型止血带法:在衬垫处环绕止血带,调节上肢压力为250~300mmHg,下肢压力为400~500mmHg 驱血带法:用宽约5cm的弹性橡皮带,抬高患肢,在衬垫上重叠加压	0.1
	观察远端出血情况,并行创面包扎,注明和计算时间	0.1
	快速转运	0.1
	消毒双手,核对,记录	0.05
操作结束处理	整理物品	0.05
熟练程度	操作方法正确、熟练	0.1
病人反馈	操作过程中关心病人,保护病人,病人舒适,病人/家属知晓告知的事项,对操作满意	0.05
总体评价	操作环节动作轻巧、稳重、准确	0.05
合计		1

附表 1-12　螺旋形加压包扎止血法评分标准参考

项目	技术操作要求	建议得分系数
操作前准备	仪表端庄、服装整洁,修剪指甲、洗手、戴口罩	0.06
	判断周围环境是否安全,是否可以开始实施救助	0.08
	迅速暴露伤口并检查	0.08
	判断伤处有无骨折及关节脱位	0.08
操作过程 (注意人文关怀)	用无菌纱布填塞伤口内或置于伤口之上	0.06
	外用纱布垫压	0.08
	做2圈环形包扎,再做螺旋形包扎,绷带斜旋上行或下行,每圈盖过前圈1/3~1/2,最后做2圈环形包扎	0.1
	用胶布固定绷带或纵行撕开绷带打结	0.06
操作结束处理	包扎后将伤肢抬高	0.1
	操作后整理物品	0.04
熟练程度	操作方法正确、熟练,准备用物及操作时间不超过15min	0.06
病人反馈	过程中动作轻柔,主动和病人交流,告知病人不要紧张,操作完成后告知病人注意事项	0.1
总体评价	操作流畅、熟练,注重无菌观念	0.1
合计		1

附表 1-13 环形加压包扎止血法评分标准参考

项目	技术操作要求	建议得分系数
操作前准备	仪表端庄、服装整洁,修剪指甲、洗手、戴口罩	0.06
	判断周围环境是否安全,是否可以开始实施救助	0.08
	迅速暴露伤口并检查	0.08
	判断伤处有无骨折及关节脱位	0.08
操作过程 (注意人文关怀)	用无菌纱布填塞伤口内或置于伤口之上	0.06
	外用纱布垫压	0.08
	用绷带加压包扎(环形重叠缠绕)	0.1
	用胶布固定绷带或纵行撕开绷带打结	0.06
操作结束处理	包扎后将伤肢抬高	0.1
	操作后整理物品	0.04
熟练程度	操作方法正确、熟练,准备用物及操作时间不超过 15min	0.06
病人反馈	过程中动作轻柔、和病人主动交流,告知病人不要紧张,操作完成后告知病人注意事项	0.1
总体评价	操作流畅、熟练,注重无菌观念	0.1
合计		1

附表 1-14 四肢绷带螺旋反折包扎法评分标准参考

项目	技术操作要求	建议得分系数
操作前准备	仪表端庄、服装整洁,修剪指甲、洗手、戴口罩	0.06
	判断周围环境是否安全,是否可以开始实施救助	0.06
	迅速暴露伤口并检查	0.08
操作过程 (注意人文关怀)	用无菌纱布填塞伤口内或置于伤口之上	0.06
	外用纱布垫压	0.08
	胶布固定敷料	0.04
	做 2 圈环形包扎	0.04
	再做螺旋包扎,以一手拇指按住前一圈绷带上方正中,另一手持绷带圈自该处反折向下,盖过前一圈宽度的 1/3~1/2,每次反折整齐,反折部位避开伤口与骨隆突	0.1
	最后再做 2 圈环形包扎	0.04
	用胶布固定绷带或纵行撕开绷带打结	0.06

项目	技术操作要求	建议得分系数
操作结束处理	包扎后将伤肢抬高	0.08
	操作后整理物品	0.04
熟练程度	操作方法正确、熟练,准备用物及操作时间不超过 15min	0.06
病人反馈	过程中动作轻柔,和病人主动交流,告知病人不要紧张,操作完成后告知病人注意事项	0.1
总体评价	操作流畅、熟练,注重无菌观念	0.1
合计		1

附表 1-15　四肢绷带 "8" 字形包扎法评分标准参考

项目	技术操作要求	建议得分系数
操作前准备	仪表端庄、服装整洁,修剪指甲、洗手、戴口罩	0.06
	判断周围环境是否安全,是否可以开始实施救助	0.06
	迅速暴露伤口并检查	0.08
操作过程（注意人文关怀）	用无菌纱布填塞伤口内或置于伤口之上	0.06
	外用纱布垫压	0.04
	胶布固定敷料	0.04
	使关节处于功能位	0.08
	做 2 圈环形包扎	0.04
	一圈向上一圈向下呈 "8" 字形来回缠绕,每圈在弯曲处与前圈相交,同时根据情况与前圈重叠或压盖 1/3~1/2	0.1
	最后再做 2 圈环形包扎	0.04
	用胶布固定绷带或纵行撕开绷带打结	0.06
操作结束处理	包扎后将伤肢抬高	0.04
	操作后整理物品	0.04
熟练程度	操作方法正确、熟练,准备用物及操作时间不超过 15min	0.06
病人反馈	过程中动作轻柔,和病人主动交流,告知病人不要紧张,操作完成后告知病人注意事项	0.1
总体评价	操作流畅、熟练,注重无菌观念	0.1
合计		1

附表 1-16　三角巾固定技术评分标准参考

项目	技术操作要求	建议得分系数
操作前准备	环境安全	0.05
	物品准备齐全,放置合理	0.05
	操作者戴手套	0.05
操作过程 (注意人文关怀)	取病人舒适体位,告知病人和家属固定的目的、意义、过程、注意事项及配合操作的要点,取得同意配合	0.05
	监测生命体征	0.05
	查看病人伤情,明确出血部位及出血性质	0.1
	包扎:采用以下适当的方式包扎 (1) 头顶帽式包扎法 (2) 头、耳部风帽式包扎法 (3) 面具式包扎法 (4) 单眼包扎法 (5) 双眼包扎法 (6) 下颌兜式包扎法 (7) 单肩包扎法 (8) 双肩包扎法 (9) 胸背部包扎法 (10) 侧胸包扎法 (11) 三角巾腹部包扎法 (12) 三角巾四肢包扎法 (13) 三角巾单侧臀部包扎法 (14) 三角巾前臂悬挂包扎法	0.15
	观察固定情况及出血情况	0.1
	快速转运	0.05
	手消毒,核对,记录	0.05
操作结束处理	整理物品	0.05
熟练程度	操作方法正确、熟练	0.1
病人反馈	操作过程中关心病人,保护病人,病人舒适,病人 / 家属知晓告知的事项,对操作满意	0.1
总体评价	操作环节动作轻巧、稳重、准确	0.05
合计		1

附表 1-17　头、耳部三角巾包扎法评分标准参考

项目	技术操作要求	建议得分系数
操作前准备	戴无菌手套	0.02
	环境安全,适合抢救	0.04
	迅速判断病人生命体征是否平稳	0.04
操作过程 (注意人文关怀)	严格查对	0.04
	向病人解释此项操作的目的、意义,以及急救的必要性,消除病人紧张、恐惧情绪,取得配合	0.04
	迅速准确地判断头部具体出血位置,是否存在活动性出血	0.06
	协助病人采取舒适体位	0.04
	2~4块无菌纱布覆盖伤口,注意无菌操作,手勿接触纱布内侧。胶布耳前至耳后交叉粘贴固定纱布	0.1
	1. 如为头皮出血,采用头顶帽式包扎法。将三角巾底边折边并平眉弓上缘,顶角向后顺至头后部,两底角平耳郭,并于枕骨粗隆下交叉同时压住顶角,反折向前,在前额部打结。调整三角巾,特别是牵拉后面顶角,以达到头顶部加压目的,其余部分整理塞入交叉处 2. 如为面部及下颌部出血,采用头耳部风帽式包扎法。将三角巾顶角与底边中心线各打一结,顶角置于前额齐眉处,底边于枕后,包住头部,将两个底边向面部拉紧,并分别向内折成宽条状,在颌部交叉拉至枕部,在底边结上打结	0.3
	加压力度适当	0.1
操作结束处理	观察确认有无敷料渗透(排查加压止血是否有效)	0.04
	告知助手或家属协助病人尽快转运至医院进行治疗	0.04
	告知病人配合,以免敷料及三角巾脱落	0.04
熟练程度	操作方法正确、熟练、节力,止血迅速有效	0.04
病人反馈	操作过程中关心病人,消除病人紧张情绪,病人 / 家属知晓告知的事项,对操作满意	0.04
总体评价	动作轻巧、稳重、准确,操作环节的艺术美感	0.02
合计		1

附表 1-18　手部切割伤清创术评分标准参考

项目	技术操作要求	建议得分系数
操作前准备	操作前充分讨论,明确操作目的和意义,对操作过程可能发生的问题有预见,对病人做好解释,准备用物	0.1
操作过程 (注意人文关怀)	戴帽子、口罩,六步洗手	0.02
	核对病人信息,进行必要的交流	0.02
	查体:生命体征是否平稳,有无其他部位损伤。查看伤口及患肢的感觉、运动和动脉搏动	0.02
	辅助检查:X 线片检查有无骨折及部位类型	0.01
	诊断和处置:告知病人其手部开放性损伤需行清创探查术,明确损伤诊断,修复损伤组织,使开放伤口变为清洁伤口。完善术前检查和准备,注射破伤风抗毒素,需在良好麻醉下行清创探查手术,签署知情同意书	0.02
	物品检查和准备	0.02
	皮肤清洗:将患肢置于污物桶上方。备皮:洗手,戴无菌手套,无菌纱布卷盖好伤口,剃除伤口周围毛发。皮肤刷洗:更换无菌纱布覆盖伤口,使用无菌毛刷蘸肥皂水刷洗伤口周围皮肤,然后生理盐水冲洗,更换无菌手套、纱布和毛刷,再次刷、冲伤口周围皮肤	0.02
	伤口冲洗:揭去覆盖伤口的纱布,生理盐水反复冲洗伤口,并用无菌纱布轻轻拭去伤口内的污物和异物。3% 过氧化氢溶液冲洗浸润伤口,然后生理盐水冲洗,无菌纱布擦干伤口周围皮肤	0.02
	消毒铺单:用 0.5% 碘伏棉球消毒创口周围皮肤 2 遍,铺单。穿手术衣,戴无菌手套	0.02
	修整皮缘,由浅入深探查伤口,识别组织活力,检查有无异物,有无血管、神经、肌腱损伤	0.02
	清除血块、组织碎片或异物,切除失去活力的组织	0.02
	再次清洗:生理盐水反复冲洗伤口,3% 过氧化氢溶液冲洗浸润伤口,然后生理盐水冲洗,无菌纱布擦干伤口周围皮肤	0.02
	更换无菌手套、手术器械,伤口周围再铺一层无菌巾	0.02
	伤口闭合:伤后 6~8h,无皮肤缺损,可一期缝合	0.02
	选用合适的缝线,针距、边距合适,缝合后对皮	0.02
	酒精棉球消毒切口皮肤。切口覆盖无菌纱布,胶带固定	0.02
操作结束处理	物品处理得当,垃圾分类正确	0.02
	术后交代:注意休息,患肢抬高,有变化随诊	0.1
	隔天到门诊换药。平时敷料渗透,及时换药	0.1
	预防性或治疗性使用抗生素	0.02
熟练程度	整个操作手法熟练、动作流畅、无菌观念强	0.15
病人反馈	仪表端庄,语言亲切,体贴病人,爱伤观念强,体现医学人文精神和良好医德风范	0.1
总体评价	动作轻巧、稳重、准确,语言描述准确到位	0.1
合计		1

附表 1-19　小腿犬咬伤清创术评分标准参考

项目	技术操作要求	建议得分系数
操作前准备	操作前充分讨论,明确操作目的和意义,对操作过程可能发生的问题有预见,对病人做好解释,准备用物	0.1
操作过程 (注意人文关怀)	戴帽子、口罩,六步洗手	0.04
	核对病人信息,进行必要的交流	0.02
	查体:生命体征是否平稳,有无其他部位损伤。查看伤口及患肢的感觉、运动和动脉搏动	0.02
	辅助检查:X 线片检查有无骨折及部位类型	0.01
	诊断和处置:告知病人其腿部开放性损伤需行清创探查术,明确损伤诊断,修复损伤组织,使开放伤口变为清洁伤口。完善术前检查和准备,注射狂犬病疫苗,需在良好麻醉下行清创探查手术,签署知情同意书	0.02
	物品检查和准备	0.02
	皮肤清洗:将患肢置于污物桶上方。备皮:洗手,戴无菌手套,无菌纱布卷盖好伤口,剃除伤口周围毛发。皮肤刷洗:更换无菌纱布覆盖伤口,使用无菌毛刷蘸肥皂水刷洗伤口周围皮肤,然后生理盐水冲洗,更换无菌手套、纱布和毛刷,再次刷、冲伤口周围皮肤	0.02
	伤口冲洗:揭去覆盖伤口的纱布,生理盐水反复冲洗伤口,并用无菌纱布轻轻拭去伤口内的污物和异物。3% 过氧化氢溶液冲洗浸润伤口,然后生理盐水冲洗,无菌纱布擦干伤口周围皮肤	0.02
	消毒铺单:用 0.5% 碘伏棉球消毒创口周围皮肤 2 遍,铺单。穿手术衣,戴无菌手套	0.04
	修整皮缘,由浅入深探查伤口,识别组织活力,检查有无异物,有无血管、神经、肌腱损伤	0.02
	清除血块、组织碎片或异物,切除失去活力的组织	0.02
	再次清洗:生理盐水反复冲洗伤口,3% 过氧化氢溶液冲洗浸润伤口,然后生理盐水冲洗,无菌纱布擦干伤口周围皮肤	0.02
	酒精棉球消毒切口皮肤。切口覆盖无菌纱布,胶带固定	0.02
操作结束处理	物品处理得当,垃圾分类正确	0.02
	术后交代:注意休息,患肢抬高,有变化随诊	0.1
	隔天到门诊换药。平时敷料渗透,及时换药	0.1
	预防性或治疗性使用抗生素	0.04
熟练程度	整个操作手法熟练、动作流畅、无菌观念强	0.15
病人反馈	仪表端庄,语言亲切,体贴病人,爱伤观念强,体现医学人文精神和良好医德风范	0.1
总体评价	动作轻巧、稳重、准确,语言描述准确到位	0.1
合计		1

附表 1-20　脓肿切开引流术评分标准参考

项目	技术操作要求	建议得分系数
操作前准备	核对病人床号、姓名,向病人解释操作目的及有关事项	0.02
	查看病人生命体征及病人局部,确认有波动感;查看血常规及凝血常规检测结果,排除操作禁忌及确定无局部麻醉药过敏史	0.03
	签署知情同意书	0.05
	物品准备:切开包,注射器两个,尖刀,培养瓶,2%利多卡因,碘伏棉球,干纱布	0.05
操作过程 (注意人文关怀)	开包:洗手后用手打开包布第一层,用持物钳打开第二层,检查 3M指示条,用持物钳夹取纱布、消毒物品(先干后湿、先无色后有色),打开放入 2 个注射器、尖刀片	0.1
	戴无菌手套,合理摆放台上物品,与助手核对 2%利多卡因,并抽取3~5ml	0.05
	消毒:使用 0.5%碘伏消毒手术区域两遍,切口周围 30cm 范围,由内向外(有破溃者由外向内);铺洞巾,洞巾中心对准操作区域	0.05
	麻醉:浅表脓肿可采用 2%利多卡因局部浸润麻醉,但应注意注射药物时应从远处逐渐向脓腔附近推进,避免针头接触感染区域	0.05
	切开:确认麻醉生效后,于脓肿波动明显处,用尖刀做一适当刺入,然后用刀向上反挑一切口,即可见脓液排出,注射器抽取适当脓液送细菌培养及做药敏试验。反挑式切开,沿皮纹方向或放射状切开	0.1
	拭净脓汁,用手指伸入脓腔,探查有无分隔,如有分隔;应钝性分离,使其变为单一大脓腔,以利引流	0.05
	引流:选择凡士林纱条或者干纱条填塞脓腔,内紧外松(因局部解剖关系切开不能扩大或脓腔过大者,可在两极做对口引流,充分敞开脓腔以 3%过氧化氢和生理盐水冲洗脓腔)	0.05
	无菌纱布覆盖,垂直于身体纵轴粘贴胶布	0.05
	记录脓肿部位、大小、脓液量与性质	0.05
	将脓液送细菌培养并做细菌药敏试验	0.05
操作结束处理	收拾用物,垃圾分类处理	0.02
	复查病人生命体征	0.05
	宣教:脓肿每天换药,如果有渗出及时换药	0.03
熟练程度	操作过程手法熟练、动作流畅	0.05
病人反馈	人文关怀贯穿始终	0.05
总体评价	着装整洁,仪表端庄,举止大方	0.05
合计		1

附表 1-21　体表肿物切除术评分标准参考

项目	技术操作要求	建议得分系数
操作前准备	核对病人床号、姓名,向病人解释操作目的及有关事项	0.02
	查看病人生命体征及病人局部;查看血常规及凝血常规检测结果,排除操作禁忌及确定无局部麻醉药过敏史	0.03
	签署知情同意书	0.05
	物品准备:切开包,注射器 1 个,尖刀,标本瓶,2% 利多卡因,碘伏棉球,酒精棉球,干纱布,3/0 号线,中圆针,三角针	0.05
操作过程 (注意人文关怀)	开包:洗手后用手打开包布第一层,用持物钳打开第二层,检查 3M 指示条,用持物钳夹取纱布、消毒物品(先干后湿、先无色后有色),打开并放入 1 个注射器、尖刀片、3/0 号线、中圆针、三角针	0.1
	戴无菌手套,合理摆放台上物品,与助手核对 2% 利多卡因,并抽取 3~5ml	0.05
	消毒:使用 0.5% 碘伏消毒手术区域两遍,切开周围 30cm 范围,由内向外;铺洞巾,洞巾中心对准操作区域	0.05
	麻醉:沿表浅肿物周围,使用 2% 利多卡因局部浸润麻醉,皮肤切口线可加用皮内麻醉	0.05
	切开:根据肿物大小不同而采用梭形或纵行切口(应平行于皮纹方向,避开关节、血管等部位)	0.05
	分离肿物:切开皮肤后,用组织钳将一侧皮缘提起,用剪刀沿肿物或囊肿包膜外做钝性或者锐性分离。按相同方法分离肿物的另一侧及基底部,直到肿物完全摘除。对于囊肿而言,若分离时不慎剥破囊肿,先用纱布擦去其内容物,然后继续将囊肿完全摘除。如果是腱鞘囊肿,需将囊肿连同其茎部的病变组织及周围部分正常的腱鞘与韧带彻底切除,以减少复发机会	0.1
	角针 3/0 号线缝合切口,根据肿物部位,确定拆线时间 用 75% 酒精棉球消毒针眼	0.05
	无菌纱布覆盖,垂直于身体纵轴粘贴胶布	0.05
	记录肿物的位置、外形、大小、硬度、性质及周围组织的毗邻关系等	0.05
	将标本置于甲醛溶液标本瓶中,送病理检查	0.05
操作结束处理	收拾用物,垃圾分类处理	0.02
	复查病人生命体征	0.05
	宣教:肿物每 3d 换药一次,如果有渗出及时换药,根据切口部位确定拆线时间	0.03
熟练程度	操作过程手法熟练、动作流畅	0.05
病人反馈	人文关怀贯穿始终	0.05
总体评价	着装整洁,仪表端庄,举止大方	0.05
合计		1

附表1-22　乳腺查体评分标准参考

项目	技术操作要求	建议得分系数
操作前准备	仪表端庄、服装整洁,洗手	0.02
	拉好门窗及屏风	0.02
	向病人说明查体目的,暴露检查部位	0.02
操作过程 (注意人文关怀)	视诊观察双侧乳房外形并描述	0.03
	视诊观察乳头乳晕情况并描述	0.03
	视诊观察乳房皮肤情况并描述	0.03
	触诊乳房手法正确,手指并拢,指腹施压,旋转或滑动触诊乳房	0.03
	触诊乳房顺序正确,先查健侧,再查患侧。循序对乳房外上(包括腋尾部)、外下、内下、内上、中央区做全面检查	0.06
	触诊乳房肿块并全面描述肿块情况(部位、大小、边界、质地、表面是否光滑、活动度、与皮肤及胸肌有无粘连)	0.14
	触诊乳头乳晕,记录乳头溢液情况、来源方向	0.06
	触诊腋窝淋巴结体位及方法正确,检查者面对病人,以右手扪诊左腋窝,左手扪诊右腋窝;扪查背阔肌前内侧淋巴结时转至病人背后进行检查	0.06
	触诊腋窝淋巴结顺序正确,按中央组、胸肌组、肩胛下组、锁骨下组及锁骨上组淋巴结顺序检查不能遗漏	0.07
	触及腋窝肿大淋巴结,描述位置、数目、大小、质地、有无触痛与融合及移动度	0.1
操作结束处理	嘱病人整理衣物	0.01
	告知检查结果及后续辅助检查事项	0.01
	洗手	0.01
熟练程度	操作熟练,描述准确全面	0.1
病人反馈	反馈良好,配合检查顺畅	0.1
总体评价	自我感觉检查熟练,语言描述准确到位	0.1
合计		1

附表 1-23 乳腺肿物切除术评分标准参考

项目	技术操作要求	建议得分系数
操作前准备	病人准备与告知齐全，签署知情同意书，术区清洁备皮	0.02
	各项物品准备完备，叙述无遗漏	0.02
	仪表端庄、服装整洁，修剪指甲	0.02
操作过程（注意人文关怀）	核对病人信息并标记切口	0.02
	术者戴帽子、口罩，洗手，戴无菌手套正确无误	0.06
	助手协助打开手术切开包，清点手术器械	0.06
	拿起无菌杯，放入小纱布，助手倒入碘伏溶液；由中心向外周应用碘伏消毒两遍，消毒范围及顺序正确，以手术切口为中心铺无菌洞巾	0.1
	配制局部麻醉药物过程规范	0.03
	局部浸润麻醉连续注射皮丘无遗漏，再分层注射扩大浸润范围	0.06
	分层切开皮肤及组织，组织钳提起预切除组织，切除肿物及组织时需切取肿瘤邻近部分腺体组织	0.1
	结扎出血点，间断缝合腺体和皮下组织，描述出血量多可放胶皮片引流，间断缝合皮肤切口熟练	0.06
	伤口酒精消毒，纱布覆盖并加压包扎局部伤口，胶布固定	0.09
操作结束处理	协助病人取舒适体位，整理床单位；清理注射器、纱布等物品；清点清洗手术器械，置于手术包中；清洁操作场所	0.02
	洗手，摘口罩帽子	0.02
	标本病人及家属查看后送术后病理；告知手术情况、术后注意事项；书写手术记录	0.02
熟练程度	操作熟练，描述准确全面	0.1
病人反馈	反馈良好，配合检查顺畅	0.1
总体评价	自我感觉检查熟练，语言描述准确到位	0.1
合计		1

附表 1-24　胸腔闭式引流术评分标准参考

项目	技术操作要求	建议得分系数
操作前准备	核对病人姓名等信息,明确无手术禁忌	0.02
	向病人交代穿刺风险与获益,签署知情同意书	0.04
	操作前洗手,戴口罩、帽子	0.02
	口述建立静脉通路,吸氧。选择合理的体位,协助病人取坐位或斜坡仰卧位	0.05
	定位切口并标记:一般常选左侧腋中线与腋后线之间 6~7 肋间,或者选取腋前线 4~5 肋间。避开皮肤感染区域。并进行标记	0.08
	再次洗手,准备水封瓶,注意连接引流管时不要污染接头,注水量合适(引流管伸入液面下 3~4cm)	0.08
操作过程 (注意人文关怀)	打开胸腔闭式引流包,检查消毒是否有效,夹取纱布、消毒棉球;准备注射器、刀片、引流管等(注意顺序、夹取方式符合无菌原则)	0.04
	戴无菌手套,抽取麻醉药,双人核对,排气	0.04
	消毒范围:以切口为中心半径 15cm,消毒规范	0.05
	再次核对:根据影像学检查结果两人再次核对手术部位(左 / 右侧)	0.05
	麻醉:先注射皮丘,然后沿着预定切口扩展麻醉,长度超过切口;体现分层多点麻醉,深部麻醉注射药物前有回抽。沿下一肋骨上缘入胸,回抽有气体或液体	0.08
	麻醉等待,切开前物品准备:引流管前端夹止血钳,尾端要夹闭,同时观察侧孔位置(有描述);安装刀片,手法正确	0.04
	确认麻醉生效,切开皮肤,切开手法正确,长度、深度合适	0.04
	止血钳逐层钝性分离肌肉,“十”字交叉。沿肋骨上缘刺入胸膜腔,刺入深度要控制,动作不能粗暴	0.05
	置管:在左手止血钳的引导下,插入引流管,动作不能粗暴。判断胸引管是否进入胸膜腔(有描述),调整引流管深度,保证末端侧孔距离皮缘至少 5cm	0.08
	连接水封瓶:连接正确,同时确定引流是否通畅(有描述);可有助手协助。术者自己连接后,必须更换手套,再进行后续操作	0.04
	选择缝皮针、粗丝线,在引流管两侧各缝合固定一针,固定可靠,同时达到密闭效果	0.04
	对皮,消毒,包扎伤口(纱布剪成“Y”形口,交错覆盖伤口);胶带固定 3 道,与身体纵轴垂直	0.04
	撤出洞巾:若为一次性,可以撕掉。若为布制的,撤出过程中要注意引流装置的密闭性	0.01
操作结束处理	垃圾分类处理:各类包装袋入黑桶,医疗垃圾入黄桶,锐器入锐器桶。脱手套,洗手	0.02

续表

项目	技术操作要求	建议得分系数
操作结束处理	术后观察：如有无胸痛、咳泡沫样痰及呼吸音，血压等（描述）	0.02
	交代术后引流瓶不能过高，有肋骨骨折给予胸带外固定	0.02
熟练程度	操作流畅、规范	0.02
病人反馈	人文关怀到位，着装整洁，仪表端庄，举止大方	0.02
总体评价	动作稳重、准确，操作环节的艺术美感	0.01
合计		1

附表 1-25　胸腔闭式引流管的拔出评分标准参考

项目	技术操作要求	建议得分系数
操作前准备	核对病人信息。必要的宣教，如：病人的体位，如何屏气、配合操作等；向病人交代操作的目的，以及可能出现的疼痛等不适，消除病人的紧张情绪	0.06
	测量生命体征（表述），进行双肺听诊	0.05
	操作者准备：洗手、查看伤口、揭开外层敷料、再洗手	0.06
	准备物品过程符合无菌原则	0.08
	敷料的准备：外层为纱布（3~5 块），内层为油纱（折叠后 4 层以上，大小超过引流创口）	0.05
操作过程（注意人文关怀）	除去敷料：外层用手，内层敷料或纱条须用镊子	0.08
	消毒范围：以切口为中心半径 15cm，引流管消毒长度距根部 15cm；消毒过程符合无菌原则	0.08
	剪断固定线；适当活动引流管，确认引流管没有被缝线缝住。教会病人如何配合	0.08
	左手用准备好的敷料（内层为油纱，外层为纱布），置于切口上方，嘱病人屏气时右手拔管，同时迅速压住伤口，不漏气	0.08
	拔管时引流管不能夹闭，保持引流状态	0.06
	轻揉伤口，促进肌肉闭合	0.08
	胶带固定时要有加压动作，至少 3 道，与身体纵轴垂直（可以使用不透气的粘贴；可以使用胸带加压包扎）	0.08
	整理物品，垃圾分类处理。复测病人生命体征，有听诊器行双侧听诊	0.05
熟练程度	操作流畅、规范	0.05
病人反馈	操作过程中注意询问病人感受，体现爱护病人的意识	0.05
总体评价	动作稳重、准确，操作环节的艺术美感	0.01
合计		1

附表 1-26　耻骨上膀胱穿刺造瘘术评分标准参考

项目	技术操作要求	建议得分系数
操作前准备	仪表端庄、服装整洁,修剪指甲、洗手、戴口罩	0.02
	核对病人信息,评估操作禁忌	0.02
	告知病情并签署知情同意书	0.02
	操作物品准备齐全	0.05
	操作区备皮(口述即可)	0.02
	病人穿刺条件评估(膀胱是否充盈)	0.05
操作过程 (注意人文关怀)	操作病人采取体位(平卧位)	0.02
	铺放臀巾	0.02
	穿刺点选择正确	0.05
	戴手套正确,消毒顺序及范围正确,无露白	0.02
	铺洞巾	0.02
	麻醉药物核对、局部浸润麻醉手法正确	0.02
	麻醉中回抽见尿液,证实膀胱位于穿刺区	0.05
	麻醉成功后有比针动作	0.02
	刀片选取及组装正确(尖刃刀)	0.02
	执刀方法及切开手法正确、切口长度适中(1.0~1.5cm,横或纵切口均可)	0.02
	检查造瘘管气囊密闭性及与操作鞘的匹配性	0.05
	执造瘘针手法正确(左手于比针点辅助)	0.02
	垂直置入造瘘针	0.05
	落空感后见尿液引出(证实穿刺成功)	0.05
	适当推进操作鞘(1.0cm 或 2.0~3.0cm)	0.05
	置入造瘘管至合适位置,并气囊固定(10~15ml)	0.05
	拮抗式退出操作鞘,并移除	0.05
	缝合并固定造瘘管	0.02
	消毒,包扎,连接尿袋	0.02
操作结束处理	移除洞巾及臀巾	0.01
	垃圾分类处理	0.02
	操作台及造瘘包规整	0.01
	引流袋悬挂位置告知	0.02
	再次评估生命体征	0.02
	相关文书记录	0.02
熟练程度	操作娴熟、配合默契	0.02
病人反馈	人文关怀,如摆体位、放置臀巾、麻醉前、穿刺前等时间点与病人的交流告知	0.03
总体评价	无菌原则	0.05
合计		1

附表 1-27　脊柱查体评分标准

项目	技术操作要求	建议得分系数
操作前准备	仪表端庄、服装整洁，修剪指甲、洗手、戴口罩	0.02
	向病人/家属解释查体目的，嘱病人暴露充分	0.02
	请病人取坐位或卧位，医生站在病人后方或右侧	0.02
	女性病人需有女性医务人员陪同（隐私保护）	0.04
操作过程（注意人文关怀）	视诊：嘱病人平地行走，分别自背面和侧面观察脊柱生理弯曲是否存在、是否侧凸、后凸等畸形	0.04
	分别自背面和侧面观察脊柱生理弯曲是否存在，是否侧凸、后凸等畸形	0.02
	以双手小鱼际测试局部皮温是否对称	0.02
	逐个按压各棘突有无压痛。椎旁股骨有无压痛	0.04
	检测包块：部位、硬度、大小、活动度、与邻近组织关系、波动感	0.04
	直接叩击痛：以手指或叩诊锤直接叩击各个脊椎棘突，此法多用于检查胸、腰段 间接叩击痛：病人取端坐位，医生用左手掌面放在病人的头顶，右手半握拳以小鱼际肌部叩击左手，如脊椎某处疼痛，则表示该处有病变	0.06
	颈椎活动：双手固定病人双肩，嘱主动及被动颈部屈曲、后伸、左右侧弯和旋转角度并记录	0.06
	腰椎活动：双手扶住病人骨盆，嘱主动及被动腰部屈曲、后伸、左右侧弯和旋转角度并记录	0.06
	测量肢体的长度和畸形角度	0.06
	颈椎特殊试验：椎间孔挤压试验（Spurling 试验）、臂丛神经牵拉试验（Eaton 试验）	0.06
	腰椎特殊试验：直腿抬高试验（Lasegue 征）、直腿抬高加强试验（Bragard 征）、拾物试验	0.08
	检查感觉平面（$C_4\sim S_1$）	0.12
	检查四肢肌力	0.08
	浅反射：腹壁反射、提睾反射、肛门反射 深反射：肱二头肌反射、肱三头肌反射、桡反射、膝反射、跟腱反射 病理反射：霍夫曼征、巴宾斯基征	0.06
操作结束处理	协助病人穿好衣服，向其解释检查的阳性结果及可能诊断，并给出进一步检查或治疗的措施	0.02
	消毒双手，核对，书写门诊或病房病志	0.02
熟练程度	操作方法正确、熟练、节力	0.02
病人反馈	操作过程中关心病人，保护病人隐私，病人舒适，病人/家属知晓所告知事项，对操作满意	0.02
自我评价	动作轻巧、稳重、准确，操作环节的艺术美感	0.02
合计		1

附表 1-28　肩关节查体评分标准

项目	技术操作要求	建议得分系数
操作前准备	仪表端庄、服装整洁,修剪指甲、洗手、戴口罩	0.03
	向病人/家属解释查体目的,嘱病人暴露充分	0.03
	请病人取坐位,医生站在病人对侧	0.03
	女性病人需有女性医务人员陪同(隐私保护)	0.03
操作过程（注意人文关怀）	双肩关节高度,脱衣时动作协调性,有无肿胀、畸形、肌肉有无萎缩,皮肤有无红肿破溃、窦道瘢痕等	0.04
	检查是否存在局部渗出,皮肤颜色异常 触摸肌肉轮廓,对称性及皮纹	0.05
	检查肩关节四周有无包块及压痛	0.08
	嘱病人主动做横轴的屈伸,矢状轴的内收、外展,纵轴的内外旋动作(测量或估算角度),并由前后两个方向观察,注意有无疼痛弧,有无翼状肩,有无异常活动	0.04
	嘱病人放松,再以手被动行前屈、后伸、外展、内收、旋内及旋外等动作(测量或估算角度)。测量需使用测角器	0.06
	角度:肩关节活动时同时测量其活动角度	0.12
	肩周径测量:医者用软尺从病人肩峰绕过腋窝测其周径。检查时患侧与健侧对比(角度测量可在动诊时完成)	0.12
	特殊试验:杜加征、落臂征、肱二头肌长腱阻抗试验、直尺试验、撞击试验	0.12
操作结束处理	协助病人穿好衣服,向其解释检查的阳性结果及可能诊断,并给出进一步检查或治疗的措施	0.04
	消毒双手,核对,书写门诊或病房病志	0.12
熟练程度	操作方法正确、熟练、节力	0.03
病人反馈	操作过程中关心病人,保护病人隐私,病人舒适,病人/家属知晓所告知事项,对操作满意	0.03
自我评价	动作轻巧、稳重、准确,操作环节的艺术美感	0.03
合计		1

附表 1-29　肘关节查体评分标准

项目	技术操作要求	建议得分系数
操作前准备	仪表端庄、服装整洁,修剪指甲、洗手、戴口罩	0.02
	向病人/家属解释查体目的,嘱病人暴露充分	0.02
	请病人取坐位,医生站在病人对侧	0.02
	女性病人需有女性医务人员陪同(隐私保护)	0.03
操作过程 (注意人文关怀)	双肘部有无肿胀、内外翻畸形,肌肉有无萎缩,皮肤有无红肿破溃、窦道瘢痕等	0.03
	肘伸直和屈曲至 90° 时分别检查:肱骨外上髁、肱骨内上髁、尺骨鹰嘴和尺神经沟	0.08
	屈曲:135°～150° 伸直:−10° 旋前、旋后:80°～90° 外旋、内旋:70°	0.15
	角度:肘关节活动时同时测量其活动角度	0.12
	前臂周径测量:前臂可在尺骨鹰嘴下 10cm 平面测量。检查时患侧与健侧对比	0.12
	如双侧肘部不对称,需测量其提携角	0.08
	网球肘试验:前臂稍弯曲,手半握拳,腕关节尽量屈曲,然后将前臂完全旋前,再将肘伸直。如在肘伸直时,肱桡关节的外侧发生疼痛,即为阳性	0.08
	侧方应力试验:检查者一手握住病人上臂,另一手握住病人前臂,伸直肘关节作肘关节外翻活动,肘关节内侧有异常活动并内上髁肿胀压痛可诊断肘内侧副韧带损伤,为试验阳性。相反应力作用于肘关节内侧,为外侧副韧带损伤	0.08
	尺神经沟 Tinel 试验:于肘管上、下各 2cm 处轻轻叩击,如有尺神经疼痛可放射到环指、小指,即为阳性	0.07
操作结束处理	协助病人穿好衣服,向其解释检查的阳性结果及可能诊断,并给出进一步检查或治疗的措施	0.02
	消毒双手,核对,书写门诊或病房病志	0.02
熟练程度	操作方法正确、熟练、节力	0.02
病人反馈	操作过程中关心病人,保护病人隐私,病人舒适,病人/家属知晓所告知事项,对操作满意	0.02
自我评价	动作轻巧、稳重、准确,操作环节的艺术美感	0.02
合计		1

附表 1-30　腕关节及手查体评分标准

项目	技术操作要求	建议得分系数
操作前准备	仪表端庄、服装整洁,修剪指甲、洗手、戴口罩	0.02
	向病人/家属解释查体目的,嘱病人暴露充分	0.02
	请病人取坐位,医生站在病人对侧	0.02
	女性病人需有女性医务人员陪同(隐私保护)	0.02
操作过程 (注意人文关怀)	双腕部及双手有无肿胀、畸形,肌肉有无萎缩,皮肤有无红肿、破溃、窦道、瘢痕等	0.04
	检查有无压痛及异常包块:桡骨茎突、"鼻烟窝"、下尺桡关节、各指间关节	0.08
	腕关节(中立位为完全伸直位):嘱其双腕背屈相对,双掌合十相对,以检查双腕是否对称 掌屈:50°~60° 背屈(伸):35°~60° 桡屈:25°~30° 尺屈:30°~40°	0.1
	手(中立位为手指各关节完全伸直):拇指第一掌指关节掌屈 20°,后伸 50°;指间关节屈 90°,后伸 0°;外展 30°~40°,内收 0°。对掌:拇指的旋转度,使其远节指骨能接触第五指的皮肤为准	0.08
	其他手指:掌指关节屈 80°~90°,过伸 0°~20°;近侧指间关节屈 90°~100°,伸 0°;远侧指间关节屈 70°~90°,伸 0°。经第三指为轴心,靠拢第三指为内收,远离为外展	0.08
	前臂周径测量:前臂可在尺骨鹰嘴下 10cm 平面测量。检查时患侧与健侧对比	0.08
	如双侧肘部不对称,需测量其提携角	0.04
	分别相应颈髓各节段所支配的感觉平面	0.12
	测量握拳、对掌及屈伸时,手指的肌力	0.04
	屈腕试验:病人腕关节极度屈曲,即引起手指麻痛,为腕管综合征的体征	0.04
	握拳试验:患手握拳(拇指在里、四指在外),腕关节尺偏,桡骨茎突处疼痛为阳性,提示桡骨茎突狭窄性腱鞘炎	0.04
	夹纸试验:临床上用来检查尺神经是否有损伤。检查者将一纸片放在病人手指间,让病人用力夹紧,如检查者能轻易地抽出纸片,即为阳性	0.04
操作结束处理	协助病人穿好衣服,向其解释检查的阳性结果及可能诊断,并给出进一步检查或治疗的措施	0.04
	消毒双手,核对,书写门诊或病房病志	0.04
熟练程度	操作方法正确、熟练、节力	0.02
病人反馈	操作过程中关心病人,保护病人隐私,病人舒适,病人/家属知晓所告知事项,对操作满意	0.02
自我评价	动作轻巧、稳重、准确,操作环节的艺术美感	0.02
合计		1

附表 1-31　髋关节及骨盆查体评分标准

项目	技术操作要求	建议得分系数
操作前准备	仪表端庄、服装整洁,修剪指甲、洗手、戴口罩	0.02
	向病人 / 家属解释查体目的,嘱病人暴露充分	0.02
	请病人取立位或卧位,医生站在病人后方或对侧	0.02
	女性病人需有女性医务人员陪同(隐私保护)	0.02
操作过程 (注意人文关怀)	嘱病人平地行走,观察其步态是否异常。双髋关节及骨盆有无肿胀,双下肢有无畸形(短缩、屈曲、内外旋),股四头肌有无萎缩,皮肤有无红肿、破溃、窦道、瘢痕	0.04
	以手指背侧检查双髋皮温是否对称正常	0.02
	以拇指检查腹股沟中点有无压痛	0.04
	检查大转子有无压痛、叩痛	0.04
	检查内收肌有无挛缩	0.04
	以拳叩足底检查有无纵向叩击痛	0.04
	屈曲:嘱病人主动屈曲髋关节,再以手被动屈曲(测量角度)	0.04
	外展:以手固定非检查侧骨盆,另一手向外平移检查侧下肢(测量角度)	0.04
	内收:以手固定检查侧骨盆,另一手向内平移检查侧下肢(测量角度)	0.04
	伸直:俯卧位,一手固定骨盆,嘱其主动抬起下肢,再被动抬起下肢(测量角度)	0.04
	内外旋:俯卧位,膝关节屈曲 90°,向外移动足部即为内旋,反之为外旋(测量角度)	0.04
	角度:膝关节活动时同时测量其活动角度	0.08
	长度: 相对长度——髂前上棘到内踝尖的距离 绝对长度——大转子尖至外踝尖的距离	0.08
	肌力: 屈曲——屈髋时,在膝关节上方以向下的力对抗 内收——髋外展,施力对抗其向中线移动 内外旋——髋膝中立位,向内和向外旋转下肢 外展——侧卧位,在大腿远端以向下的力对抗 伸直——俯卧位,一手固定骨盆,以向下的力对抗	0.08

项目	技术操作要求	建议得分系数
操作过程 (注意人文关怀)	骨盆分离挤压试验: (1) 挤压试验:病人仰卧位,检查者两手分别放于髂骨翼两侧,两手同时向中线挤压,如有骨折则会发生疼痛,为阳性,用于诊断骨盆骨折和骶髂关节病变 (2) 分离试验:病人仰卧位,检查者两手分别置于两侧髂前上棘部,两手同时向外推按髂骨翼,使之向两侧分开。如有骨盆骨折或骶髂关节病变,则局部发生疼痛反应,为阳性,多用于检查骨盆骨折及骶髂关节病变	0.04
	"4"字试验:病人仰卧位,健肢伸直,患肢膝关节屈曲90°。屈髋后外展将小腿外旋放于健腿上,一手固定骨盆,下压患肢,出现疼痛为阳性,见于髋部和骶髂关节疾病	0.04
	髋屈曲畸形试验:病人仰卧位,健侧髋关节、膝关节尽量屈曲。并使腰部贴于床面。如患髋不能完全伸直,或腰部出现前突为阳性。此时记录患髋的屈曲角度,见于髋部病变和腰肌挛缩	0.04
	单腿独站试验:病人背向检查者,健肢屈髋屈膝上提,用患肢单独站立,如发现健侧骨盆及臀褶下降为阳性。多见于臀中、小肌麻痹,髋关节脱位,陈旧性股骨颈骨折等	0.04
操作结束处理	协助病人穿好衣服,向其解释检查的阳性结果及可能诊断,并给出进一步检查或治疗的措施	0.02
	消毒双手,核对,书写门诊或病房病志	0.02
熟练程度	操作方法正确、熟练、节力	0.02
病人反馈	操作过程中关心病人,保护病人隐私,病人舒适,病人/家属知晓所告知事项,对操作满意	0.02
自我评价	动作轻巧、稳重、准确,操作环节的艺术美感	0.02
合计		1

附表1-32　膝关节查体评分标准

项目	技术操作要求	建议得分系数
操作前准备	仪表端庄、服装整洁,修剪指甲、洗手、戴口罩	0.02
	向病人/家属解释查体目的,嘱病人暴露充分	0.02
	请病人取坐位或卧位,医生站在病人后方或右侧	0.02
	女性病人需有女性医务人员陪同(隐私保护)	0.04
操作过程 (注意人文关怀)	双膝关节有无肿胀、内外翻畸形,肌肉有无萎缩,皮肤有无红肿、破溃、窦道、瘢痕等	0.08

项目	技术操作要求	建议得分系数
操作过程 (注意人文关怀)	以手指背侧检查双膝皮温是否对称正常	0.04
	检查膝关节上方(股四头肌肌腱)及下方(胫骨结节周围)、髌尖及髌周有无压痛	0.08
	屈曲膝关节成 90°,检查膝关节内外侧关节间隙、股骨内侧髁、胫骨内侧髁和腓骨头有无压痛	0.08
	伸直膝关节,检查腘窝有无包块、压痛	0.04
	嘱病人主动伸直膝关节,再以手被动伸直或过伸(测量或估算角度)	0.04
	嘱病人主动屈曲膝关节,再以手被动屈曲(测量或估算角度)	0.04
	膝关节屈曲状态下,内旋和外旋小腿	0.04
	角度:膝关节活动时同时测量其活动角度	0.12
	周径:测量髌骨上极周径,并以髌骨上极为参考测量髌上 10cm 周径	0.04
	髌骨研磨试验:双手拇指、示指固定髌骨,向下加压的同时活动髌骨。如感关节面粗糙感或病人疼痛,则为阳性	0.04
	浮髌试验:病人仰卧位,检查者用一手虎口置于髌骨上缘,手掌放于髌上囊,向远侧端挤压推动,另一手的示、中指将髌骨向下压	0.04
	侧方应力试验:膝关节稍屈,一手握住踝关节向外侧施加压力,一手压在膝关节外侧,向内加压,如有疼痛或侧方活动说明内侧副韧带损伤;如向相反方向施加压力有疼痛或侧方活动,说明外侧副韧带损伤	0.04
	抽屉试验:屈膝 90°,双足平放于床,检查者坐在病人足面上,双手握住小腿端作前后拉推动作。如前拉活动加大,说明前交叉韧带损伤。反之则后交叉韧带损伤	0.04
	回旋挤压试验:一手握住病人足跟,另一手拇指及其余四指分别捏住膝关节内外侧关节间隙,先使膝关节极度屈曲,使小腿内收、内旋的同时伸屈膝关节。如有弹响说明内侧半月板有病损,反之使小腿外展、外旋,同时伸屈膝关节,如有弹响,说明外侧半月板有病损	0.04
操作结束处理	协助病人穿好衣服,向其解释检查的阳性结果及可能诊断,并给出进一步检查或治疗的措施	0.02
	消毒双手,核对,书写门诊或病房病志	0.02
熟练程度	操作方法正确、熟练、节力	0.02
病人反馈	操作过程中关心病人,保护病人隐私,病人舒适,病人/家属知晓所告知事项,对操作满意	0.02
自我评价	动作轻巧、稳重、准确,操作环节的艺术美感	0.02
合计		1

附表 1-33　踝关节查体评分标准

项目	技术操作要求	建议得分系数
操作前准备	仪表端庄、服装整洁,修剪指甲、洗手、戴口罩	0.02
	向病人/家属解释查体目的,嘱病人暴露充分	0.02
	请病人取坐位或卧位,医生站在病人对侧或右侧	0.02
	女性病人需有女性医务人员陪同(隐私保护)	0.04
操作过程 (注意人文关怀)	踝关节有无肿胀、内外翻畸形,肌肉有无萎缩,皮肤有无红肿、破溃、窦道、瘢痕等	0.08
	以手指背侧检查双膝皮温是否对称正常	0.04
	注意疼痛的部位、性质,肿物的大小、质地	0.08
	检查足背动脉,了解足和下肢的血液循环状态。一般可在足背第一、二跖骨之间触及搏动	0.08
	跟痛症多在跟骨前下方偏内侧,相当于跖腱膜附着于跟骨结节部	0.04
	踝内翻时踝疼痛,而外翻时没有疼痛,压痛点在外踝,则考虑外踝韧带损伤	0.04
	动诊:先主动活动,再被动活动 背屈:0°~20° 跖屈:0°~50° 内翻:0°~35° 外翻:0°~15° 距下(后足)内翻:0°~5° 距下(后足)外翻:0°~5°	0.12
	角度:关节活动时同时测量其活动角度	0.08
	背屈阻力试验:一只手托住病人小腿,当病人用力背屈踝和内翻足时,对足给予一个向下外翻的力。意义:①胫前肌胫骨附着点损伤;②前间隔综合征	0.04
	跖屈阻力试验:让病人用趾站立,通过身体的重量给予阻力。意义:①腓肠肌、比目鱼肌损伤;②跟腱炎;③跟后滑囊炎	0.04
	距下内翻阻力试验:一只手稳定小腿的下端,用另一只手放在前足的内侧缘。当病人内翻足时,对前足施以向下的压力。意义:①胫后肌在胫骨内侧附着点的腱鞘炎;②内踝后方的胫后肌或屈蹞长肌腱鞘炎	0.04

项目	技术操作要求	建议得分系数
操作过程 (注意人文关怀)	距下外翻阻力试验:一只手稳定小腿的下端,用另一只手对足的外侧缘施以向下的压力。让病人抬起足的外侧缘,此手法对腓骨短肌更具有特殊性(当肌腱通过外踝前面时可听到弹响声)。意义:①腓骨肌腱腱鞘炎;②踝内翻扭伤	0.04
	Thompson 征:病人俯卧,足悬于检查床边进行此检查,用手牢固地挤压腓肠肌,观察跖屈曲出现。无跖屈曲即为阳性,提示跟腱断裂。也可观察病人,在过度被动背曲,在肌腱处可触及间隙	0.04
	前抽屉试验:检查者一手稳定小腿下方,另一只手握住跟骨,使踝关节跖屈 20°,将跟骨与距骨向前拉出踝穴,检查胫腓前韧带、前关节囊和跟腓韧带的结构是否完整。足过多前移(伴有摩擦音)为阳性	0.04
操作结束处理	协助病人穿好衣服,向其解释检查的阳性结果及可能诊断,并给出进一步检查或治疗的措施	0.02
	消毒双手、核对、书写门诊或病房病志	0.02
熟练程度	操作方法正确、熟练、节力	0.02
病人反馈	操作过程中关心病人,保护病人隐私,病人舒适,病人/家属知晓所告知事项,对操作满意	0.02
自我评价	动作轻巧、稳重、准确,操作环节的艺术美感	0.02
合计		1

附表 1-34　手法复位技术评分标准参考

项目	技术操作要求	建议得分系数
操作前准备	仪表端庄、服装整洁,修剪指甲、洗手、戴口罩	0.02
	测量病人的生命体征,评估病人的一般情况。确认病人既往无麻醉药物过敏史	0.04
	向病人说明手法复位的注意事项及风险并准备物品	0.04
	术者仔细观阅病人的影像学资料,明确骨折的部位、移位情况、是否稳定等特征	0.04
操作过程 (注意人文关怀)	体位:根据具体的骨折部位和需要进行的手法复位操作而采取不同的体位。以常见的桡骨远端骨折为例,病人取直立坐位,患肢外展	0.06
	消毒:用 2.5% 碘酊,以骨折部位的血肿进针点为中心,向周边环形扩展,以 75% 酒精脱碘 2 次	0.06
	麻醉:以 10ml 无菌注射器吸入 2% 利多卡因 10ml,取骨折部位肿胀最明显处进针,回抽见淤血后将利多卡因注射入血肿内,等待5~10min	0.06

续表

项目	技术操作要求	建议得分系数
操作过程 (注意人文关怀)	肌松弛位:将病人各关节置于肌松弛的体位,以减少肌肉对骨折段的牵拉	0.06
	对准方向:将远端骨折段对准近端骨折段所指的方向	0.06
	拔伸牵引:对骨折段施以适当的牵引力和对抗牵引力。在患肢远端,沿其纵轴牵引,矫正骨折移位。牵引时必须同时施以对抗牵引以稳定近端骨折段。根据骨折移位情况施以不同的拔伸手法以矫正短缩、成角和旋转移位	0.06
	手摸心会:术者参考影像学资料所示的移位,用双手触摸骨折部位,体会骨折局部情况,并决定复位手法	0.06
	反折、回旋:反折手法用于具有较尖锐尖齿的横行骨折,术者两拇指抵压于突出的骨折端,其余两手各指环抱下陷的另一骨折端,先加大其原有成角,两拇指再用力下压突出的骨折端,待两拇指感到两断端已在同一平面时,即可反折伸直,使两断端对正。回旋手法用于有背向移位,也称"背靠背"的斜行骨折(即两骨折面因旋转移位而反叠),先判断发生背向移位的旋转途径,然后以回旋手法循原途径回旋复位	0.06
	端提、捺正:端提手法用于矫正前臂骨折的背、掌侧方移位,术者在持续手力牵引下,两拇指压住突出的骨折远端,其余各指握住骨折近端向上提拉。捺正手法用于矫正前臂骨折的内、外侧方移位,使陷者复起、突者复平	0.06
	掰正、分骨:尺、桡骨和掌、跖骨骨折时,骨折段可因成角移位及侧方移位而相互靠拢,此时可采用掰正手法。术者用两手拇指及其余各指分别挤捏骨折背侧及掌侧骨间隙,矫正成角移位和侧方移位,使靠拢的骨折两端分开。儿童青枝骨折仅有成角移位时,可采用分骨手法。术者用两手拇指压住成角的顶部,其余四指分别掰折远、近骨折段即可矫正	0.06
	有效的固定	0.06
	观察伤处骨折情况及患肢运动、感觉、血运情况	0.04
	完善 X 线片检查	0.04
操作结束处理	书写操作记录	0.04
	妥善清理用物,洗手	0.02
熟练程度	操作方法正确、熟练、节力,严格遵循无菌操作原则。准备用物及操作时间不超过 15min	0.02
病人反馈	操作过程中关心病人,保护病人隐私,病人舒适,病人/家属知晓护士告知的事项,对操作满意	0.02
自我评价	动作轻巧、稳重、准确,操作环节的艺术美感	0.02
合计		1

附表 1-35　小夹板固定术评分标准参考

项目	技术操作要求	建议得分系数
操作前准备	仪表端庄、服装整洁,修剪指甲、洗手、戴口罩	0.03
	核对病人信息,询问心脏病等病史	0.03
	说明操作目的	0.03
	确认骨折(阅片)	0.03
	材料准备:夹板、衬垫、绷带、三角带	0.03
操作过程(注意人文关怀)	选择 1%~2% 利多卡因血肿腔内麻醉,若用普鲁卡因须做药物过敏试验	0.08
	根据骨折断端的移位情况手法复位,助手对抗牵引。整复满意后,由助手双手扶托稳固,维持骨折端位置	0.08
	在相应部位的皮肤表面,缠绕 1~2 层棉纸衬垫或袖套	0.05
	选择 4 块合适的小夹板	0.08
	小夹板放置:在腕部背侧长于掌侧,桡侧长于尺侧,保持腕关节掌屈尺偏位置	0.08
	用 3~4 条绑带捆扎。绑带在夹板上缠绕 2 周后打结捆扎夹板:先扎骨折中段部位的 1~2 条,然后向两端等距离捆扎;松紧度以适当力能上下移动 1cm 为宜。所有结应打在一条直线上,美观且便于调整,修剪过长的绑带	0.08
	检查伤肢末端的血运、感觉、手指活动情况	0.08
	固定后用三角带托起,悬吊于胸前;或直接用绷带悬吊制动	0.05
	影像学复查	0.05
	注意事项的嘱咐;疼痛加重或手指麻木、颜色改变等情况可能是固定过紧,此时必须立即解决:自己松解或及时就诊	0.06
	手指活动等功能锻炼	0.05
操作结束处理	书写操作记录	0.03
	妥善清理用物,洗手	0.02
熟练程度	操作方法正确、熟练、节力,严格遵循无菌操作原则。准备用物及操作时间不超过 6min	0.02
病人反馈	操作过程中关心病人,保护病人隐私,病人舒适,病人 / 家属知晓护士告知的事项,对操作满意	0.02
自我评价	动作轻巧、稳重、准确,操作环节的艺术美感	0.02
合计		1

附表 1-36　石膏绷带技术评分标准参考

项目	技术操作要求	建议得分系数
操作前准备	仪表端庄、服装整洁、修剪指甲、洗手、戴口罩	0.01
	核对病人信息,询问心脏病等病史	0.01
	说明操作目的	0.01
	确认骨折(阅片)	0.05
	材料准备:石膏、棉纸、袖套、绷带、剪刀、水、手套	0.05
操作过程 (注意人文关怀)	选择 1%~2% 利多卡因血肿腔内麻醉,若用普鲁卡因须做药物过敏试验	0.05
	根据骨折断端的移位情况手法复位,助手对抗牵引。整复满意后,由助手双手扶托稳固,维持骨折端位置	0.08
	在相应部位的皮肤表面,缠绕 1~2 层棉纸衬垫或袖套	0.05
	根据病情选择石膏夹板(石膏托)或管形石膏	0.04
	骨突部位放置棉纸或棉垫	0.04
	肢体置于功能位	0.08
	石膏托制作:根据需要固定的肢体长度,将石膏绷带叠成 6~10 层。高分子石膏可减少层数	0.08
	浸泡石膏:将石膏浸泡于 35~40℃的温水中,待气泡消失时取出,双手握住石膏两侧,并向中央挤压,将多余水分挤出	0.08
	石膏放置在肢体合适位置,长度达到固定相邻关节	0.08
	操作过程中用手掌平托石膏,不能用手指捏挤石膏	0.08
	石膏边缘修整	0.02
	石膏表面标记:日期、诊断、骨折部位	0.03
	观察肢体远端血运及感觉、运动	0.05
	注意事项的嘱咐;疼痛加重或肢体麻木、颜色改变等情况可能是固定过紧,此时必须立即解决:自己松解或及时就诊	0.06
操作结束处理	书写操作记录	0.01
	妥善清理用物,洗手	0.01
熟练程度	操作方法正确、熟练、节力,严格遵循无菌操作原则。准备用物及操作时间不超过 6min	0.01
病人反馈	操作过程中关心病人,保护病人隐私,病人舒适,病人/家属知晓护士告知的事项,对操作满意	0.01
自我评价	动作轻巧、稳重、准确,操作环节的艺术美感	0.01
合计		1

附表 1-37　皮肤牵引术评分标准参考

项目	技术操作要求	建议得分系数
操作前准备	仪表端庄、服装整洁,修剪指甲、洗手、戴口罩	0.02
	核对病人信息	0.02
	说明操作目的	0.02
	确认需要皮肤牵引操作的部位	0.06
	材料准备:苯甲酸酊、无菌纱布、牵引套、牵引床、牵引弓、牵引绳、重砣、胶布、绷带、床尾垫高器材等	0.06
操作过程 (注意人文关怀)	摆好体位	0.06
	骨隆起处加衬垫	0.06
	清洁皮肤,剔除毛发,涂抹苯甲酸酊	0.06
	胶布固定肢体(或牵引套)	0.08
	越过肢体最远端安装撑木	0.06
	牵引绳和撑木连接,抬高肢体置于牵引架上	0.06
	牵引绳一端穿过牵引床或架上的滑轮,调整肢体高度,使牵引绳与肢体力线一致	0.08
	牵引绳另一端在与地面适当高度连接牵引砣	0.06
	根据需要抬高床尾	0.08
	牵引重量:不超过 5kg	0.06
	观察:肢体长度、血运、肢体活动等	0.06
操作结束处理	书写操作记录	0.02
	妥善清理用物,洗手	0.02
熟练程度	操作方法正确、熟练、节力,严格遵循无菌操作原则。准备用物及操作时间不超过 6min	0.02
病人反馈	操作过程中关心病人,保护病人隐私,病人舒适,病人/家属知晓护士告知的事项,对操作满意	0.02
自我评价	动作轻巧、稳重、准确,操作环节的艺术美感	0.02
合计		1

附表1-38　骨牵引术评分标准参考

项目	技术操作要求	建议得分系数
操作前准备	仪表端庄、服装整洁,修剪指甲、洗手、戴口罩	0.02
	核对病人信息	0.02
	说明操作目的	0.02
	确认需要骨牵引操作的部位	0.06
	材料准备:消毒用品(2.5%碘酊、75%酒精),麻醉药(利多卡因、罗哌卡因),5ml、10ml、20ml注射器,消毒巾,无菌手套,无菌纱布,牵引床,牵引弓,牵引绳,重砣,床尾垫高器材,电钻,骨针等	0.06
操作过程 (注意人文关怀)	充分暴露进针点,摆好体位	0.06
	选择进针点并做标记,下肢为例:股骨髁上、胫骨结节、跟骨	0.06
	严格按照无菌技术消毒,碘酊1遍,脱碘2遍,范围包括进针点和出针点,铺无菌巾	0.06
	局部麻醉:抽取局部麻醉药,从皮肤至骨膜,包括出针点	0.08
	进针点:股骨髁上由内向外,胫骨结节由外向内,跟骨由内向外	0.06
	进针点皮肤向肢体近端推移	0.06
	经皮插入骨牵引针到骨膜,电钻将骨针钻入,由对侧皮肤直接穿出,保持骨针与骨骼纵轴垂直,与邻近关节面平行	0.08
	调整牵引针两侧长度对称,连接牵引弓,牵引针两端钝性保护,进出针部位酒精纱布覆盖	0.06
	牵引装置连接:用牵引绳连接牵引弓、滑轮、重砣。保持牵引绳与被牵引肢体力线平行,根据需要抬高床尾	0.08
	牵引重量:体重的1/12~1/7	0.06
	观察:肢体长度、血运、肢体活动等	0.06
操作结束处理	书写操作记录	0.02
	妥善清理用物,洗手	0.02

续表

项目	技术操作要求	建议得分系数
熟练程度	操作方法正确、熟练、节力,严格遵循无菌操作原则。准备用物及操作时间不超过 6min	0.02
病人反馈	操作过程中关心病人,保护病人隐私,病人舒适,病人 / 家属知晓护士告知的事项,对操作满意	0.02
自我评价	动作轻巧、稳重、准确,操作环节的艺术美感	0.02
合计		1

附表 1-39　急救现场锁骨骨折简易固定法评分标准

项目	技术操作要求	建议得分系数
操作前准备	环境安全	0.1
	物品准备齐全,放置合理	0.05
操作过程 (注意人文关怀)	病人取舒适体位,告知病人和家属操作的目的、意义、过程、注意事项及配合操作的要点,取得同意配合	0.05
	监测生命体征	0.05
	查看病人伤情,观察伤处骨折情况及患肢运动、感觉、血运情况	0.1
	固定: (1) 无法行走的病人:病人仰卧位,双前臂三角巾固定 (2) 可行走的病人:三角巾一底角置于对侧肩上,顶角置于患侧腋下,患侧前臂屈曲胸前,另一底角绕患侧肩上,两底角在颈后打结固定。健侧肢体辅助固定	0.15
	再次观察伤处骨折情况及患肢运动、感觉、血运情况	0.1
	快速转运	0.1
操作结束处理	整理物品	0.05
熟练程度	操作方法正确、熟练	0.1
病人反馈	操作过程中关心病人,保护病人,病人舒适,病人 / 家属知晓告知的事项,对操作满意	0.1
自我评价	操作环节动作轻巧、稳重、准确	0.05
合计		1

附表 1-40 锁骨骨折 "8" 字绷带固定术评分标准参考

项 目	技术操作要求	建议得分系数
操作前准备	器材准备:三角巾	0.05
	操作者准备:告知病人即将进行的操作,消除病人紧张、恐惧心理,协助病人采取舒适体位,检查伤处,准备相应固定器材	0.05
操作过程(注意人文关怀)	将两条三角巾叠成 5cm 宽的长带形,分别环绕两个肩关节,于肩部后方打结	0.2
	再分别将三角巾的底角拉紧,两肩关节保持后伸,在背部将底角拉紧打结	0.2
操作结束处理	告知病人注意休息,如有其他不适或若固定处松动及时就医进行固定	0.1
熟练程度	操作规范熟练,固定牢靠	0.2
病人反馈	操作过程中关心病人,使病人感觉舒适	0.1
自我评价	动作轻巧、稳重、准确,操作环节的艺术美感	0.1
合计		1

附表 1-41 肱骨骨折外固定术评分标准

项 目	技术操作要求	建议得分系数
操作前准备	器材准备:准备四条三角巾和一块夹板	0.05
	操作者准备:告知病人即将进行的操作,消除病人紧张、恐惧心理,协助病人采取舒适体位,检查伤处,准备相应固定器材	0.05
操作过程(注意人文关怀)	用两条三角巾和一块夹板将伤肢固定,夹板贴紧肱骨外侧,两三角巾分别于上下捆绑固定夹板	0.2
	再用一块燕尾式三角巾中间悬吊前臂,肘部成 90°,使两底角向上绕颈部后打结	0.2
	最后用一条带状三角巾分别经胸背于健侧腋下打结,将前臂固定于胸前	0.1
操作结束处理	告知病人注意休息,如有其他不适或若固定处松动及时就医进行固定	0.1
熟练程度	操作规范熟练,固定牢靠	0.1
病人反馈	操作过程中关心病人,使病人感觉舒适	0.1
自我评价	动作轻巧、稳重、准确,操作环节的艺术美感	0.1
合计		1

附表 1-42 上肢骨折固定法评分标准

项目	技术操作要求	建议得分系数
操作前准备	仪表端庄、服装整洁,修剪指甲、洗手、戴口罩	0.04
	物品准备齐全,放置合理	0.02
	环境整洁、安静、安全	0.02
	了解病情,掌握操作注意事项	0.02
操作过程 (注意人文关怀)	严格查对,向病人解释	0.03
	病人体位符合要求	0.04
	麻醉选择方法正确	0.04
	麻醉过程熟练,止痛效果好	0.04
	牵引方法正确	0.15
	牵引持续有力	0.07
	复位手法准确、快速	0.15
	骨骼隆起部位垫棉纸位置准确	0.04
	石膏绷带取用方法准确	0.04
	石膏托长度、厚度合适	0.04
	石膏绷带缠绕手法熟练、准确	0.04
	上肢固定位置正确	0.07
操作结束处理	整理病人及床单位	0.04
	查对记录符合要求	0.04
	妥善清理用物,洗手	0.02
熟练程度	操作方法正确、熟练	0.02
病人反馈	操作过程中关心病人,保护病人隐私,病人舒适,病人/家属知晓护士告知的事项,对操作满意	0.02
自我评价	动作轻巧、稳重、准确,操作环节流畅	0.01
合计		1

附表 1-43　股骨髁上牵引评分标准参考

项目	技术操作要求	建议得分系数
操作前准备	仪表端庄、服装整洁，修剪指甲、洗手、戴口罩	0.04
	物品准备齐全，放置合理	0.04
	环境整洁、安静、安全	0.04
	携带物品至病人床旁，向病人/家属解释操作目的及有关事项，签署知情同意书	0.08
操作过程（注意人文关怀）	确认患肢，协助病人暴露患肢，并安置于布朗架上，注意轻柔操作，人文关怀，与病人核对患肢，再次确认左右侧	0.08
	确认操作位置：自髌骨上缘近侧 1cm 内，画一条与股骨垂直的横线（老年人骨质疏松，打钉要距髌骨上缘高一些，青壮年骨质坚硬，打钉要距髌骨上缘近一些）。再沿腓骨头前缘与股骨内髁隆起最高点，各做一条与髌骨上缘横线相交的垂直线，相交的两点作为标志，即进出点，以记号笔描记。由内向外进针，防止进针时损伤股动脉	0.08
	消毒铺巾：以穿刺部位为中心，碘伏棉球消毒 2 遍。铺无菌孔巾	0.06
	局部麻醉：以 5ml 注射器抽取 2% 利多卡因，进针点和出针点局部麻醉，分层麻醉到骨膜	0.06
	切口：以尖刀在进针点处划一 0.5cm 切口	0.04
	进针：经皮插入骨牵引针到骨膜，垂直骨干纵轴，与邻近关节面平行，用骨钻（电钻、手摇钻或锤子）穿过骨质（骨皮质部位严禁锤击进针，防止骨皮质劈裂）；以尖刀在对侧出针部位做一切口，牵引针直接穿出	0.12
	连接牵引弓：连接牵引弓，调整牵引针两侧长度对称，牵引针两端用安瓿瓶或特制尾帽保护，以免刺伤病人或划破床单。调整进出针部位的皮肤保持平整，酒精纱布覆盖	0.08
	牵引：牵引绳一端与牵引弓连接，另一端通过牵引床或牵引架的滑轮，与距地面适当高度连接牵引砣。选择牵引重量为体重的 1/10~1/7，应根据不同部位、年龄、体重等进行调整	0.08
操作结束处理	妥善清理用物，洗手	0.04
	查对记录符合要求	0.04
熟练程度	操作方法正确、熟练、节力，严格遵循无菌操作原则。准备用物及操作时间不超过 15min	0.04
病人反馈	操作过程中关心病人，保护病人隐私，病人舒适，病人/家属知晓医生告知的事项，对操作满意	0.04
自我评价	动作轻巧、稳重、准确，操作环节的艺术美感	0.04
合计		1

附表 1-44　胫腓骨骨折夹板固定评分标准参考

项目	技术操作要求	建议得分系数
操作前准备	仪表端庄、服装整洁,修剪指甲、洗手、戴口罩	0.04
	物品准备齐全,放置合理	0.04
	环境整洁、安静、安全	0.04
	向病人 / 家属解释操作目的及有关事项,签署知情同意书	0.04
操作过程 (注意人文关怀)	充分暴露:A、B 医生持剪刀将患侧小腿裤子除去,充分暴露骨折部位,观察其有无开放性伤口并检查感觉足趾活动及足背动脉搏动	0.08
	患肢牵引:A、B 医生分别跪立 / 蹲立于病人患侧,一人双手把持膝关节处,另一人双手把持足部,进行对抗牵引。C 医生在骨折部位,准备操作	0.08
	缠绕棉纸:C 医生将棉纸缠绕于患侧小腿,长度要超过小夹板的长度,腓骨头、内外踝突起处要加厚缠绕	0.12
	夹板放置:以骨折部位为中心,C 医生将 5 块夹板放置于小腿的前内、前外、后内、后外、正后 5 处。A 医生辅助把持夹板	0.16
	绷带固定:先系中间 2 条,再系两端 2 条。以上下活动不超过 1cm 为度。修剪多余绷带	0.12
	再次检查血运:检查感觉足趾活动及足背动脉搏动	0.08
操作结束处理	妥善清理用物,洗手	0.04
	查对记录符合要求	0.04
熟练程度	操作方法正确、熟练、节力,严格遵循无菌操作原则。准备用物及操作时间不超过 15min	0.04
病人反馈	操作过程中关心病人,保护病人隐私,病人舒适,病人 / 家属知晓医生告知的事项,对操作满意	0.04
自我评价	动作轻巧、稳重、准确,操作环节的艺术美感	0.04
合计		1

附表 1-45　脊柱损伤搬运评分标准

项目	技术操作要求	建议得分系数
操作前准备	仪表端庄、服装整洁,修剪指甲、洗手、戴口罩	0.04
	环境整洁、安静、安全	0.02
	携带物品至病人旁,向病人/家属解释操作目的及有关事项	0.02
操作过程 (注意人文关怀)	站位准备:A 为指挥员,位于伤者的头顶部;B、C、D 为助手,分别位于伤者的一侧肩部、腿部及对侧腰部,背柱板放置在 D 侧备用,伤者俯卧位,四肢伸展,头偏向一侧	0.02
	由 B 做头背锁固定并报告固定完毕	0.02
	A 做头肩锁固定(拟翻向 B、C 侧,则该侧手持肩)并报告	0.02
	B 解锁放手,判断意识,询问伤情并检查背部,将伤者双上肢放置身体两侧,一手抓对侧肩,一手抓对侧髋部,准备翻身	0.04
	C 检查下肢伤情,将双下肢叠放一起,一手抓伤者对侧手腕,一手抓对侧下肢膝部,准备翻身	0.02
	A 口令指挥,B、C 同时用力将伤者翻向自己成侧卧位	0.02
	C 扶持伤者,B 行胸背锁固定并报告	0.02
	A 松开头肩锁,倒手再行头肩锁固定并报告	0.02
	A 口令指挥,B、C 稍向后退,同步向自己翻转伤者成仰卧位	0.04
	B 行头胸锁固定并报告。A 松开头肩锁,行头锁固定并报告	0.02
	B 用远离头端手的中指摸到喉结,划到伤者胸骨中线处立起	0.02
	A 牵引并轻转头部将伤者鼻尖对准中指	0.02
	B 用手指测量伤者颈长,调整并安放颈托(操作期间 A 持续头牵引)	0.02
	B 进行头、颈、胸、腹检查,C 行下肢检查	0.04
	B 行头胸锁固定并报告	0.02
	A 松开头锁,改换头肩锁固定并报告	0.02
	B 解锁,两手分别抓住对侧肩、髋部	0.02
	C 抓住伤者对侧手腕、膝部	0.02
	A 口令指挥,B、C 同时将伤者翻向自己成侧卧位	0.04
	D 协助将脊柱板对准伤者放置在其背侧	0.02
	A 口令指挥,B、C 同时向前将伤者翻转仰卧在脊柱板上	0.02

续表

项目	技术操作要求	建议得分系数
操作过程 (注意人文关怀)	B 行头胸锁固定并报告,C 将伤者双腿放上脊柱板	0.02
	A 松开头肩锁,行双肩锁固定并报告	0.02
	B、C 双臂叠放(D 扶持脊柱板),A 口令指挥将伤者平推至脊柱板中央	0.02
	A 口令指挥,伤者位置上下调整: 1) B、C 分别一手扶肩,一手插到伤者腋窝下向上移动 2) A 取双肩锁向下推移伤者	0.04
	B 行头胸锁固定并报告	0.02
	A 改行头锁牵引固定并报告	0.02
	B、C、D 准备躯干约束带	0.02
	B、D 将方扣约束带锁钩挂住伤者肩部锁眼,拉向对侧斜下方,使约束带方扣位于对侧腋前线位置	0.02
	B、D 再将插扣约束带锁钩挂住伤者腰部锁眼,并将插扣插入对侧方扣,拉紧插扣约束带,固定躯体	0.02
	C 将两根方扣约束带锁钩挂住伤者膝部两侧锁眼,拉向斜下方,使方扣位于对侧小腿外侧方;再将两根插扣约束带固挂住伤者脚踝处锁眼,将插扣插入对侧方扣,拉紧插扣约束带固定下肢	0.02
	B 行头胸锁固定并报告	0.02
	A、D 安放两侧头部固定器	0.02
	A 上紧头部固定器上额约束带,B 松头锁。B 行头胸锁固定并报告	0.02
	D 上头部固定器下颌约束带,B 松胸锁	0.02
	A、B 蹲跪于伤者头侧两边,C、D 蹲跪于伤者下肢两边,挺直腰背,抬起脊柱固定板	0.02
操作结束处理	妥善清理用物,洗手	0.02
	查对记录符合要求	0.02
熟练程度	操作方法正确、熟练、节力。准备用物及操作时间不超过 15min	0.02
病人反馈	操作过程中关心病人,保护病人隐私,病人舒适,病人/家属知晓医生告知的事项,对操作满意	0.02
自我评价	动作轻巧、稳重、准确,操作环节的艺术美感	0.02
合计		1

附表 1-46　膝关节腔穿刺术评分标准

项目	技术操作要求	建议得分系数
操作前准备	仪表端庄、服装整洁,修剪指甲、洗手、戴口罩	0.04
	物品准备齐全,放置合理	0.04
	环境整洁、安静、安全	0.04
	携带物品至病人床旁,向病人/家属解释操作目的及有关事项,签署知情同意书	0.08
操作过程 (注意人文关怀)	暴露患肢:协助病人暴露患肢,与病人核对是否患肢,再次确认左右侧。行浮髌试验以验证	0.08
	确认操作位置:病人仰卧位,膝关节伸直,髌骨上缘与髌骨内外侧缘的交点为两点,斜向髌骨关节中心,以 45°穿刺	0.12
	消毒铺巾:以穿刺部位为中心,碘伏棉球消毒 2 遍。铺无菌孔巾	0.08
	局部麻醉:以 5ml 注射器抽取 2% 利多卡因,局部注射形成一个皮丘,逐层进针,回抽无血后注药	0.04
	穿刺抽液:麻醉生效后,更换 10ml 注射器,抽出关节腔内液体,注意观察液体性状	0.12
	留检化验:如必要,可将抽出的液体行镜下细胞学检查、细菌培养和药敏试验	0.08
	操作后处置:抽液后再次碘伏棉球消毒,并加压包扎	0.08
操作结束处理	妥善清理用物,洗手	0.04
	查对记录符合要求	0.04
熟练程度	操作方法正确、熟练、节力,严格遵循无菌操作原则。准备用物及操作时间不超过 15min	0.04
病人反馈	操作过程中关心病人,保护病人隐私,病人舒适,病人/家属知晓医生告知的事项,对操作满意	0.04
自我评价	动作轻巧、稳重、准确,操作环节的艺术美感	0.04
合计		1

附表 1-47　胸腔穿刺术评分标准参考

项目	技术操作要求	建议得分系数
操作前准备	核对病人信息,物品准备	0.03
	向病人说明目的并取得合作,签署知情同意书	0.04
	操作前洗手,穿白大衣,戴口罩、帽子	0.03

续表

项目	技术操作要求	建议得分系数
操作前准备	穿刺点选择:先进行胸部叩诊,选择实音明显的部位进行穿刺,穿刺点可用甲紫在皮肤上作标记(0.01 分) 常选择:(1)肩胛线第 7~8 肋间(0.01 分) (2)腋后线第 7~8 肋间(0.01 分) (3)腋中线第 6~7 肋间(0.01 分) (4)腋前线第 5 肋间(0.01 分)	0.05
	体位准备:病人取坐位,面向椅背,双手前臂平放于椅背上,前额伏于前臂上,不能起床者,可取卧位,患侧前臂置于枕部	0.05
操作过程 (注意人文关怀)	消毒:用碘伏在穿刺点部位,自内向外进行皮肤消毒,消毒范围直径约 15cm	0.05
	打开穿刺包,戴无菌手套	0.04
	检查穿刺包内物品,注意穿刺针是否通畅、密闭	0.04
	铺盖无菌洞巾	0.04
	用 5ml 无菌注射器抽取 2% 利多卡因 3ml 以上,双人核对	0.04
	自皮肤至壁胸膜用 2% 利多卡因做局部麻醉(注意:进针—回吸—注药—进针)	0.04
	麻醉生效后,对比穿刺针进针长度	0.04
	用止血钳夹住穿刺针后的橡皮胶管	0.04
	以左手固定穿刺部位局部皮肤,右手持穿刺针,沿麻醉部位经肋骨上缘垂直缓慢刺入	0.05
	当针锋抵抗感突然消失后表示针尖已进入胸膜腔,接上 50ml 注射器,由助手松开止血钳,助手同时用止血钳协助固定穿刺针	0.06
	抽吸胸腔积液,注射器抽满后,助手用止血钳夹紧胶管,取下注射器,将液体注入标本瓶中,再将注射器接回胶皮管,反复抽液。抽液量首次不超过 600ml,以后每次不超过 1 000ml	0.05
	抽液完毕后拔出穿刺针	0.04
	覆盖无菌纱布,胶布固定,注意粘贴胶布与身体纵轴垂直,超出敷料宽度一半	0.04
操作结束处理	辅助恢复体位,询问有无不适症状,告知病人局部禁浴 3d,评价生命体征及有无并发症	0.04
	物品处理得当,垃圾分类正确	0.02
熟练程度	整个穿刺过程手法熟练、动作流畅	0.07
病人反馈	人文关怀:穿刺过程中注意询问病人感受,体现爱护病人的意识	0.02
总体评价	着装整洁,仪表端庄,举止大方	0.08
合计		1

附表 1-48　套管针穿刺术评分标准参考

项目	技术操作要求	建议得分系数
操作前准备	核对病人信息,物品准备	0.03
	向病人说明目的并取得合作,签署知情同意书	0.04
	操作前洗手,穿白大衣,戴口罩、帽子	0.03
	穿刺点选择:先进行胸部叩诊,选择实音明显的部位进行穿刺,穿刺点可用甲紫在皮肤上作标记(0.01 分) 常选择:(1)肩胛线第 7~8 肋间(0.01 分) 　　　　(2)腋后线第 7~8 肋间(0.01 分) 　　　　(3)腋中线第 6~7 肋间(0.01 分) 　　　　(4)腋前线第 5 肋间(0.01 分)	0.05
	体位准备:病人取坐位,面向椅背,双手前臂平放于椅背上,前额伏于前臂上,不能起床者,可取卧位,患侧前臂置于枕部	0.05
操作过程 (注意人文关怀)	消毒:用碘伏在穿刺点部位,自内向外进行皮肤消毒,消毒范围直径约 15cm	0.05
	打开穿刺包,戴无菌手套	0.04
	检查穿刺包及导管包内物品,注意穿刺针是否通畅、密闭	0.04
	铺盖无菌洞巾	0.04
	用 5ml 无菌注射器抽取 2% 利多卡因 3ml 以上,双人核对	0.04
	自皮肤至壁胸膜用 2% 利多卡因作局部麻醉(注意:进针—回吸—注药—进针)	0.04
	麻醉生效后,对比穿刺针进针长度	0.04
	左手示指与中指固定皮肤,右手持穿刺针在麻醉区沿下一肋骨上缘,垂直于皮肤缓慢刺入,当达到预定穿刺深度或有落空感后,停止穿刺	0.04
	左手固定穿刺针,右手沿穿刺针针芯置入导丝,固定导丝不动,退出穿刺针,沿导丝置入扩皮器扩皮,退出扩皮器	0.08
	沿导丝置入中心静脉软管,退出导丝,连接 50ml 注射器,如有液体抽出,拔出注射器,连接引流袋	0.08
操作结束处理	用无菌贴膜固定,保护穿刺点	0.04
	覆盖无菌纱布,胶布固定,注意粘贴胶布与身体纵轴垂直,超出敷料宽度一半	0.04
	辅助恢复体位,询问有无不适症状,告知病人局部禁浴 3d,评价生命体征及有无并发症	0.04
	物品处理得当,垃圾分类正确	0.02

项目	技术操作要求	建议得分系数
熟练程度	整个穿刺过程手法熟练、动作流畅	0.07
病人反馈	人文关怀:穿刺过程中注意询问病人感受,体现爱护病人的意识	0.02
总体评价	着装整洁,仪表端庄,举止大方	0.08
合计		1

附表 1-49　腰椎穿刺术评分标准参考

项目	技术操作要求	建议得分系数
操作前准备	仪表端庄、服装整洁,修剪指甲、洗手、戴口罩	0.02
	核对病人姓名及相关信息,与病人及家属沟通,交代穿刺目的	0.02
	判断是否可以进行腰椎穿刺(测量生命体征、检查眼底),排除腰椎穿刺禁忌证	0.04
	签署知情同意书,确认病人排空膀胱	0.01
	腰椎穿刺物品准备齐全,放置合理	0.01
操作过程 (注意人文关怀)	遮挡病人,体位摆放符合要求	0.04
	穿刺点选择正确:两侧髂后上棘连线与后正中线交汇处,即第 3~4 腰椎间隙,标记,检查穿刺点局部皮肤无破溃	0.07
	消毒方法符合要求:再次洗手,以穿刺点为中心,消毒范围约 15cm,由内而外,消毒 3 次,消毒范围递减,覆盖上下椎间隙	0.07
	查看腰椎穿刺包包装是否完整,是否在有效期内;打开腰椎穿刺包,戴手套,检查包内物品,检查腰椎穿刺针、测压管、注射器等	0.03
	铺洞巾方法、位置正确	0.02
	局部麻醉方法正确:核对 2% 利多卡因,抽取 3~5ml,先注射产生皮丘,然后垂直进针,逐层浸润麻醉(进针 — 回抽 — 无血 — 注药),拔针,按压止血	0.07
	穿刺过程正确、穿刺深度适宜:左手固定穿刺点皮肤,右手持针,针尖斜面朝上,以垂直背部方向缓慢刺入,有落空感后拔出针芯可见液体流出为穿刺成功。成人进针深度 4~6cm,儿童 2~4cm	0.20

续表

项目	技术操作要求	建议得分系数
操作过程 (注意人文关怀)	测脑脊液压力方法正确:嘱病人放松,缓慢将双腿伸直,拔出针芯,连接测压管,脑脊液在管内上升到一定水平出现液面随呼吸有轻微波动,此时的读数为病人脑脊液压力(正常值 80~180mmH₂O)	0.09
	脑脊液标本留取符合要求	0.01
	放回穿刺针后再拔出穿刺针,再次消毒穿刺部位,无菌纱布覆盖固定	0.03
操作结束处理	帮助病人恢复体位,正确宣教:去枕平卧 4~6h,多饮水,穿刺部位局部禁浴 3d	0.04
	再次测量生命体征	0.02
	收拾整理物品,锐器分离,垃圾分类处理	0.02
	洗手,书写操作记录	0.02
熟练程度	操作方法正确、熟练、节力,严格遵循无菌操作原则。准备用物及操作时间不超过 15min	0.08
病人反馈	人文关怀:操作过程中关心病人,注意询问病人感受,保护病人隐私,体现爱护病人的意识	0.08
自我评价	动作轻巧、稳重、准确,操作环节的艺术美感	0.01
合计		1
关键缺陷	违反无菌操作原则	−0.2

附表 1-50　骨髓穿刺术评分标准参考

项目	技术操作要求	建议得分系数
操作前准备	仪表端庄、服装整洁,洗手、戴口罩	0.04
	物品准备齐全,放置合理	0.02
	环境整洁、安静、安全	0.02
	了解病情,掌握操作注意事项	0.02
操作过程	严格查对,向病人解释	0.03

续表

项目	技术操作要求	建议得分系数
操作过程	穿刺部位选择正确	0.04
	洗手、打开骨髓穿刺包方法正确	0.04
	取戴手套方法正确	0.04
	消毒穿刺部位符合要求	0.05
	铺孔巾位置正确	0.02
	抽取麻醉药、逐层麻醉至骨膜正确	0.05
	将骨髓穿刺针固定器固定在适当长度上正确	0.04
	骨髓穿刺针进入方法正确,深度适宜	0.20
	骨髓液留取量符合要求	0.15
	骨髓液置于玻片上迅速	0.04
	抽吸完毕,插入针芯	0.04
	轻微转动拔出穿刺针	0.04
	消毒纱布盖在针孔上,稍加按压,用胶布加压固定	0.02
操作结束处理	整理病人及床单位	0.01
	查对记录符合要求	0.02
	妥善清理用物,洗手	0.02
熟练程度	操作方法正确、熟练,严格遵循无菌操作原则。准备用物及操作时间不超过 15min	0.02
病人反馈	操作过程中关心病人,保护病人隐私,病人舒适,病人/家属知晓护士告知的事项,对操作满意	0.02
自我评价	动作轻巧、稳重、准确,操作环节的艺术美感	0.01
合计		1
关键缺陷	骨髓穿刺位置选择不当	−0.1
	进针深度不当	−0.1
	骨髓液取材过多	−0.1

附表 1-51　制片术评分标准参考

项目	技术操作要求	建议得分系数
操作前准备	仪表端庄、服装整洁,修剪指甲、洗手	0.04
	物品准备齐全,放置合理	0.02
	环境整洁、安静、安全	0.02
	了解病情,掌握操作注意事项	0.02
操作过程	严格核对申请单上的病人床号、姓名、取材物	0.04
	用铅笔在玻片头端写上病人姓名、日期、取材物	0.05
	抽出骨髓液立即打在玻片上	0.06
	以推片轻轻粘取适量米粒大小骨髓液,以 45° 慢慢均匀向前推进	0.1
	制成有头、体、尾的涂膜。一般涂膜长度约为 3cm,宽度约为 1.5cm,一般要涂 10 张以上	0.5
	骨髓液抽取过多可能有血液稀释情况发生时的处理	0.05
操作结束处理	涂片晾干收集	0.02
	妥善清理用物,洗手	0.02
熟练程度	操作方法正确、熟练	0.02
	制片涂膜大小、厚薄合格	0.02
自我评价	动作轻巧、稳重、准确,操作环节的艺术美感	0.02
合计		1
关键缺陷	制片涂膜大小、厚薄不合格	−0.1
	骨髓液混血过多未处理	−0.1

附表 1-52　腹腔穿刺术评分标准参考

项目	技术操作要求	建议得分系数
操作前准备	核对病人信息,物品准备	0.03
	向病人说明目的并取得合作,签署知情同意书	0.04
	操作前洗手,穿白大衣,戴口罩、帽子	0.03

续表

项目	技术操作要求	建议得分系数
操作前准备	穿刺点选择:先进行腹部叩诊,选择浊音明显的部位进行穿刺,穿刺点可用甲紫在皮肤上做标记 常选择:(1)左下腹脐与髂前上棘连线中外 1/3 交点处 (2)脐与耻骨联合连线中点上 1cm,偏左或右 1.5cm 处 (3)或侧卧位脐水平线与腋前线或腋中线的交点 (4)少量或包裹性积液,须在超声引导下定位穿刺	0.05
	体位准备:病人取坐位,面向椅背,双手前臂平放于椅背上,前额伏于前臂上,不能起床者,可取卧位,患侧前臂置于枕部	0.05
操作过程 (注意人文关怀)	消毒:用碘伏在穿刺点部位,自内向外进行皮肤消毒,消毒范围直径约 15cm	0.05
	打开穿刺包,戴无菌手套	0.04
	铺盖无菌洞巾	0.04
	检查穿刺包内物品,注意穿刺针是否通畅、密闭	0.04
	用止血钳夹住穿刺针后的橡皮胶管	0.04
	用 5ml 无菌注射器抽取 2% 利多卡因 3ml 以上,双人核对	0.04
	自皮肤至腹膜用 2% 利多卡因作局部麻醉(注意:进针—回吸—注药—进针)	0.04
	麻醉生效后,对比穿刺针进针长度	0.04
	以左手固定穿刺部位局部皮肤,右手持穿刺针,沿麻醉部位垂直缓慢刺入	0.05
	当针锋抵抗感突然消失后表示针尖已进入腹腔,接上 50ml 注射器,由助手松开止血钳,助手同时用止血钳协助固定穿刺针	0.06
	抽吸腹腔积液,注射器抽满后,助手用止血钳夹紧胶管,取下注射器,将液体注入标本瓶中,再将注射器接回胶皮管,反复抽液。肝硬化腹水病人首次不超过 3 000ml	0.05
	抽液完毕后拔出穿刺针	0.04
	覆盖无菌纱布,胶布固定,注意粘贴胶布与身体纵轴垂直,超出敷料宽度一半	0.04
操作结束处理	辅助恢复体位,询问有无不适症状,告知病人局部禁浴 3d,评价生命体征及有无并发症	0.04
	物品处理得当,垃圾分类正确	0.02
熟练程度	整个穿刺过程手法熟练、动作流畅	0.07
病人反馈	人文关怀:穿刺过程中注意询问病人感受,体现爱护病人的意识	0.02
总体评价	着装整洁,仪表端庄,举止大方	0.08
合计		1

附表 1-53　三腔二囊管置管术评分标准参考

操作项	技术操作要求	建议得分系数
操作前准备	核对病人信息,签署知情同意书(0.05 分),向病人说明操作目的,测量脉搏、血压(0.05 分)	0.1
	询问有无鼻腔手术病史、咽喉食管肿瘤或手术史,检查两侧鼻腔有无鼻中隔偏曲及黏膜破损(0.05 分),润滑一侧鼻腔,铺治疗巾(0.05 分)	0.1
	检查三腔二囊管胶皮是否老化,标记两囊腔,检查气囊是否漏气,测压	0.1
	标识三腔二囊管置管深度,润滑油充分润滑管的前端	0.1
操作过程(注意人文关怀)	置管:持三腔二囊管沿一侧鼻腔进入,达 15cm 处时,助手检查口腔内有无盘曲,达咽部时嘱做吞咽动作(0.05 分),顺利置入三腔二囊管 60cm(0.05 分)	0.1
	助手抽吸胃管见血性胃液引出,提示进入胃内(0.05 分),助手用 50ml 注射器向胃囊腔充气 200ml,测压(0.05 分)	0.1
	术者稍用力向外牵拉三腔二囊管,感中等阻力时,助手用牵引绳连接 0.5kg 重物悬挂于床尾固定	0.1
	胃管腔连接负压引流瓶,观察仍有出血,向食管囊内注气 100ml,测压	0.1
操作结束处理	物品处理得当,垃圾分类正确	0.05
总体评价	整个穿刺过程手法熟练、动作流畅	0.05
	人文关怀,综合印象。操作是否熟练、稳重、有条不紊;术后交代;人文关怀相关内容	0.1
合计		1

附表 1-54　血压测量评分标准参考

项目	技术操作要求	建议得分系数
操作前准备	操作者准备:仪表端庄、服装整洁,修剪指甲、洗手、戴口罩	0.02
	物品准备:血压计、听诊器、记录本、笔	0.02

项目	技术操作要求	建议得分系数
操作前准备	场所要求:安静、适宜的房间	0.02
	病人准备:被检查者半小时内禁烟、禁咖啡,排空膀胱,安静环境下在有靠背的椅子安静休息至少 5min	0.04
操作过程 (注意人文关怀)	检查血压计的玻璃管有无裂损,水银有无漏出,加压气球、橡皮管、袖带有无老化、漏气,听诊器是否完好等	0.05
	携用物至病人床旁,核对病人床号、姓名,向病人说明检查的目的、方法、注意事项;评估病人情绪及病情,嘱其安静	0.05
	病人取坐位或仰卧位,协助病人脱去测量侧衣袖(避免向上过度卷起,以免影响血压测量结果),手臂伸直,手掌向上并轻度外展	0.10
	打开血压计,保持血压计"零"点,病人手臂位置(肱动脉)与心脏在同一水平(坐位时平第四肋,卧位时平腋中线)	0.10
	放平血压计,打开汞槽开关,驱尽袖带内空气;嘱病人手臂放平,平整地将袖带缠于病人上臂,使其下缘在肘窝以上 2~3cm,松紧以能放入一指为宜;将听诊器体件置于肘窝肱动脉搏动最明显处,用一手固定,另一手握加压球,关闭气门,快速平稳充气至肱动脉搏动消失,压力再升高 30mmHg 左右,以恒定速率(2~6mmHg/s)缓慢放气,至听到肱动脉搏动的第一音,汞柱所指刻度为收缩压,当搏动声音消失,汞柱所指刻度为舒张压	0.30
操作结束处理	测量完毕,取下袖带,排尽袖带内余气,关闭气门	0.02
	整理袖带卷好后放回血压计盒内,血压计盒盖右倾 45°,使水银全部流入槽内,关闭汞槽开关及血压计盒,平稳放置	0.04
	整理用物,协助病人恢复舒适体位,必要时协助穿衣,规范洗手,记录并告知血压测量值	0.04
熟练程度	操作方法正确、熟练	0.10
病人反馈	操作过程中关心病人,保护病人隐私,病人舒适,病人 / 家属知晓检查者告知的事项,对操作满意	0.08
自我评价	动作轻巧、稳重、准确	0.02
合计		1

附表 1-55　心电图操作评分标准参考

项目	技术操作要求	建议得分系数
操作前准备	物品准备:心电图机、电源线、心电图描记纸、笔、导电糊或导电膏、棉签、垃圾桶	0.02
	场所要求:安静,光线充足,温度适宜的房间	0.02
	病人准备:向被检查者解释心电图检查的目的、方法、注意事项及配合要点,嘱被检查者充分放松,取出身上的手机、手表及金属饰品	0.03
	操作者准备:衣帽整齐、规范洗手、戴口罩	0.03
操作过程(注意人文关怀)	核对姓名、性别、年龄、临床诊断	0.03
	向病人交代心电图检查的目的及其配合要求	0.03
	注意隐私保护及环境温度适中,检查应准备的物品,检查电源线连接,检查安装记录纸,开机预热,确认心电图机的电压及走纸速度设定	0.04
	协助被检查者摆好体位,常规取仰卧位(不能仰卧位者,取半卧位或坐位),协助被检查者解开上衣,露出胸前皮肤及两上肢腕关节和两下肢踝关节上 5cm 的皮肤,保持平稳呼吸,放松肢体	0.05
	确认各导联电极位置,应用导电糊(或导电膏)涂于放置电极处的皮肤上,以减少皮肤阻抗	0.05
	正确连接好各导联: 　　右上肢导联线(红) 　　左上肢导联线(黄) 　　右下肢导联线(黑) 　　左下肢导联线(绿) 　　V_1 导联线(第四肋间胸骨右缘) 　　V_2 导联线(第四肋间胸骨左缘) 　　V_4 导联线(左侧第五肋间锁骨中线上) 　　V_3 导联线(V_2~V_4 连线中点) 　　V_5 导联线(V_4 水平左腋前线) 　　V_6 导联线(V_4 水平左腋中线) 行 18 导联心电图时需加做: 　　V_7 导联线(V_4 水平左腋后线) 　　V_8 导联线(V_4 水平左肩胛线) 　　V_9 导联线(V_4 水平左脊柱旁线) 　　V_3R~V_5R 置于右胸部 V_3~V_5 对称处	0.4
	描记平稳无干扰的心电图	0.05

续表

项目	技术操作要求	建议得分系数
操作过程 (注意人文关怀)	在心电图上标明病人姓名、性别、年龄、检查日期和时间,以及做心电图时的状态	0.05
操作结束处理	关闭心电图机,拔掉电源;整理好导联线、电源线,为下次使用做好准备	0.05
	整理用物,协助病人恢复舒适体位,必要时协助穿衣,规范洗手,向病人告知检查结束	0.05
熟练程度	操作方法正确、熟练	0.04
病人反馈	操作过程中关心病人,保护病人隐私,病人舒适,病人/家属知晓检查者告知的事项,对操作满意	0.05
总体评价	动作轻巧、稳重、准确	0.01
合计		1

附表1-56　动态心电图操作评分标准参考

项目	技术操作要求	建议得分系数
操作前准备	物品准备:记录器、电池、闪存卡、电极片、注意事项及事件记录表格	0.02
	场所要求:室内无其他人员,安静、温暖、隐蔽,酌情关闭门窗,围帘遮挡病人	0.01
	病人准备:了解检查目的、过程、注意事项并配合检查	0.03
	操作者准备:衣帽整齐、规范洗手、戴口罩	0.03
操作过程 (注意人文关怀)	核对姓名、性别、年龄、住院号、临床诊断	0.03
	向病人解释操作目的及注意事项	0.02
	准备好记录盒,选用动态心电图专用电极,将导线与电极扣好,装上闪存卡及电池,确认各项参数,启动记录器	0.1
	操作者用洗手消毒液消毒双手	0.01
	被检查者取坐位或卧位,协助被检查者解开上衣(注意隐私保护),露出胸前皮肤用75%酒精棉球涂擦电极安置部位局部皮肤表面,并用小砂片轻磨皮面,以清洁皮肤,降低皮肤电阻	0.1

项目	技术操作要求	建议得分系数
操作过程 (注意人文关怀)	正确将电极粘贴在相应的位置上: 　　RA:右锁骨中线第二肋 　　LA:左锁骨中线第二肋 　　LF:左锁骨中线第七肋缘 　　RF:右锁骨中线第七肋缘 　　V_1:右胸骨旁第四肋间 　　V_2:左胸骨旁第四肋间 　　V_4:左第五肋间与左锁骨中线交汇点 　　V_3:位于 V_2 与 V_4 连线中点 　　V_5:左腋前线与 V_4 同一水平处 　　V_6:左腋中线与 V_4 同一水平处	0.5
	将记录器装进专用套子,背在受检者身上,调整背带长短	0.01
	再次交代佩戴后注意事项,嘱病人详细记录活动日志及自觉症状	0.02
操作结束处理	整理用物,协助病人恢复舒适体位,必要时协助穿衣,规范洗手	0.02
	核对,向病人告知操作结束	0.02
熟练程度	操作方法正确、熟练	0.02
病人反馈	操作过程中关心病人,保护病人隐私,病人舒适,病人/家属知晓检查者告知的事项,对操作满意	0.05
总体评价	动作轻巧、稳重、准确	0.01
合计		1

附表 1-57　运动平板试验评分标准参考

项目	技术操作要求	建议得分系数
操作前准备	仪表端庄、服装整洁,修剪指甲、洗手	0.01
	物品准备齐全,放置合理	0.01
	受检者电极安放部位皮肤备皮	0.02
	了解病情,掌握操作注意事项	0.06
操作过程 (注意人文关怀)	核对受试者姓名,充分解释	0.03

续表

项目	技术操作要求	建议得分系数
操作过程 (注意人文关怀)	安置电极片位置准确	0.04
	连接导联线正确	0.04
	是否连接紧急安全绳	0.04
	协助受检者站立位	0.02
	过程讲解详细	0.03
	记录静息心电图和血压	0.03
	选择 Bruce 方案	0.04
	运动中通过监视器对心率、心律及 ST-T 改变进行监测	0.04
	每 3min 记录心电图和测量血压一次	0.04
	运动负荷进行性增加观察心率是否不增加反而减慢	0.06
	运动负荷进行性增加观察血压不上升反而下降	0.07
	观察有无心动过速或传导阻滞发生	0.05
	观察受检者有无眩晕、视力模糊、面色苍白、面色发绀	0.04
	询问受检者是否有胸痛、胸闷或呼吸困难	0.06
	达到预期亚极量负荷后,使预期最大心率保持 1~2min 再终止运动	0.06
	运动终止后,每 2min 记录 1 次心电图,一般至少观察 6min	0.03
	如果 6min 后 ST 段缺血性改变仍未恢复到运动前图形,应继续观察至恢复	0.03
操作结束处理	嘱受检者静坐休息 30min	0.04
	告知受检者避免运动后大量饮水	0.04
	核对报告信息及结论	0.02
熟练程度	操作过程正确、熟练,严格掌握操作适应证和禁忌证	0.02
病人反馈	操作过程中关心病人,保护病人,关注病人有无胸痛等不适	0.02
自我评价	动作稳重、准确,操作环节的安全	0.01
合计		1

附表 1-58　脉搏测量评分标准参考

项目	技术操作要求	建议得分系数
操作前准备	物品准备:听诊器、记录本、笔	0.02
	场所要求:安静、光线充足、温度适宜的房间	0.02
	病人准备:向被检查者解释检查的目的、方法、注意事项及配合要点,嘱被检查者充分放松	0.04
	操作者准备:衣帽整齐、规范洗手、戴口罩	0.02
操作过程(注意人文关怀)	核对姓名、性别、年龄、临床诊断	0.02
	双侧测量病人脉搏	0.02
	病人保持安静,如剧烈运动后应休息 20~30min 后再测	0.02
	协助被检查者摆好体位	0.03
	确认检查部位	0.05
	用手指示指、中指、环指的指端按在桡动脉上压力适中。计数 30s,所测的脉搏数乘以 2 即为脉率。异常脉搏应测 1min。脉搏短绌的病人,诊脉时应由两位医生在同一时间内,同时开始测量,分别听心率、测脉率,计数 1min	0.6
	记录阳性体征	0.03
	在记录纸上标明姓名、性别	0.02
操作结束处理	整理听诊器、记录本、笔等物品,为下次使用做好准备	0.02
	整理用物,协助病人恢复舒适体位,规范洗手,向病人告知检查结束	0.03
熟练程度	操作方法正确、熟练	0.02
病人反馈	操作过程中关心病人,保护病人隐私,病人舒适,病人/家属知晓检查者告知的事项,对操作满意	0.02
自我评价	动作轻巧、稳重、准确	0.02
合计		1

附表 1-59　血管杂音及周围血管征检查操作评分标准参考

项目	技术操作要求	建议得分系数
操作前准备	物品准备：听诊器、记录本、笔	0.02
	场所要求：安静、光线充足、温度适宜的房间	0.02
	病人准备：向被检查者解释血管检查及周围血管征检查的目的、方法、注意事项及配合要点，嘱被检查者充分放松，取下身上的手机、手表及金属饰品	0.04
	操作者准备：衣帽整齐、规范洗手、戴口罩	0.02
操作过程（注意人文关怀）	核对姓名、性别、年龄、临床诊断	0.02
	再次向病人交代血管检查及周围血管征检查的目的及其配合要求	0.02
	注意隐私保护及环境温度适中，检查应准备的物品	0.02
	协助被检查者摆好体位，检查是否有水冲脉时为站位，检查枪击音及 Duroziez 双重杂音可为仰卧位	0.05
	确认检查部位	0.04
	1. 静脉杂音：颈根部近锁骨下，甚至锁骨下，尤其是右侧可出现低调、柔和、连续性杂音，坐位及站立明显 2. 动脉杂音：多见于周围动脉、肺动脉、冠状动脉。依据提供病史，于相应动脉部位听诊 3. 周围血管搏动征 (1) 水冲脉检查：被检者取站位，检查者左手握住被检者手掌掌面，左手示指、中指、环指指腹处于右侧桡动脉上，感知脉搏，然后将手臂高举超过头部，感知桡动脉的搏动。若明显感知桡动脉的搏动犹如水冲的急促而有力的脉搏冲击，则为水冲脉阳性。同样的方法检查对侧 (2) 毛细血管搏动征：检查者用手指轻轻按压被检者指甲末端，使局部发白。如果发现有规律性红白交替改变，称为毛细血管搏动征阳性。或以玻片轻压病人口唇黏膜，使局部发白，当心脏收缩和舒张时则发白的局部边缘发生有规律的红白交替改变，即为毛细血管搏动征。同样方法检查对侧 (3) 枪击音：采用外周较大动脉，如肱动脉、股动脉。首先进行肱动脉(股动脉)定位，将听诊器膜型体件放置于肱动脉(股动脉)表面。可闻及与心跳一致短促如射枪的声音，则为枪击音阳性。同样方法检查对侧 (4) Duroziez 双重杂音：被检者取仰卧位，下肢稍外展，用钟型听诊器放置于股动脉表面，稍加压力于股动脉，并使体件开口方向稍偏向近心端，可闻及收缩期与舒张期双期吹风样杂音，即为阳性。同样方法检查对侧	0.6
	记录阳性体征	0.02
	在记录纸上标明姓名、性别	0.02

续表

项目	技术操作要求	建议得分系数
操作结束处理	整理听诊器、记录本、笔等物品,为下次使用做好准备	0.02
	整理用物,协助病人恢复舒适体位,必要时协助穿衣,规范洗手,向病人告知检查结束	0.03
熟练程度	操作方法正确、熟练	0.02
病人反馈	操作过程中关心病人,保护病人隐私,病人舒适,病人/家属知晓检查者告知的事项,对操作满意	0.02
自我评价	动作轻巧、稳重、准确	0.02
合计		1

附表 1-60　明视经口气管插管术评分标准参考

项目	技术操作要求	建议得分系数
操作前准备	核对病人姓名、性别、年龄等信息,签署知情同意书	0.03
	操作前洗手、戴无菌手套,家属回避	0.01
	吸氧和通气装置	0.01
	心电监护及负压吸引装置	0.01
	气管导管(选择合适型号导管、确认包装及生产日期合格,检查导管套囊是否漏气,正确置入管芯,导管塑形满意,充分润滑导管前端及套囊表面)	0.08
	喉镜(型号选择得当、喉镜光源良好、关闭光源备用)	0.01
	牙垫、注射器、胶布、听诊器	0.04
操作过程	插管前评估,检查前清除口内义齿、分泌物及异物	0.02
	病人平卧、枕部垫薄枕	0.01
	病人预吸氧 2~3min	0.02
	仰头抬颏,开放气道,体位保持好,无回位	0.02
	面罩加压给氧,面罩位置正确,通气容量适中,频率 10~12 次/min	0.02

续表

项目	技术操作要求	建议得分系数
操作过程	右手推病人前额,使头后仰,张口稍许,如未张口,使用右手推下颌并用示指拨开下唇	0.02
	左手握持喉镜手柄,镜片从病人右侧口角送入,向左推开舌体	0.02
	镜片沿中线向前推进,深度适中,暴露声门	0.05
	向前向上约45°提拉喉镜,没有牙齿撬动声音	0.05
	右手持气管导管,从病人右口角对准声门送入气管导管	0.02
	套囊进入气管后,拔出管芯,继续向气管内送入导管	0.02
	导管尖端距门齿距离(22±2)cm	0.05
	放置牙垫,退出喉镜,牙垫侧翼放于牙齿与口唇之间	0.02
	导管套囊充气,弹性似鼻尖硬度	0.02
	确认导管位置;确认听诊器听诊效果,听诊双肺尖端及胃区	0.05
	固定导管,胶布长短不超过下颌角为宜,粘贴牢固,不可粘住口唇	0.01
操作结束处理	头部复位动作轻柔	0.01
	连接球囊或呼吸机人工辅助通气,准备进一步治疗	0.01
	整理插管用品,垃圾分类处理,再次洗手	0.01
总体评价	第一次插管成功得30分,第二次成功得20分,第三次成功得10分,插管超过三次或者不成功得0分	0.30
	操作过程顺利应满足病人最快有效通气,手法熟练,动作流畅	0.06
严重违反一项或多项,在"是"后打钩	气管插管要求动作熟练、快速紧凑,从喉镜置入到接气管导管通气的时间一般应该在60s内完成;如果气管插管失败或不顺利,应立即停止插管、退出喉镜和导管,马上面罩给氧,简易呼吸囊通气,充分给氧后再次尝试;以免因插管时间过长,造成患者缺氧心脏骤停	是
合计		1

附表 1-61　单人心肺复苏评分标准参考

项目	技术操作要求	建议得分系数
操作前准备	仪表端庄、服装整洁、举止大方	0.04
	判断环境安全:首先确认环境是否安全	0.04
	判断意识丧失:无反应	0.04
	呼救,启动紧急医疗服务体系,准备自动体外除颤器(AED)或除颤仪	0.04
	判断是否心脏骤停:无呼吸(观察胸廓起伏),无脉搏(触摸颈动脉搏动,时间少于10s)。判断结果为心脏骤停	0.04
操作过程 (注意人文关怀)	去枕,置于平板床上,去除身下物品,头偏向一侧,进行胸外按压:暴露胸部,确认按压点,双乳头连线与前正中线交点。大声计数,按压深度,频率符合要求	0.10
	CBA顺序正确,第一循环按压,清理气道,开放气道,按照30:2口对口呼吸	0.08
	第二循环按压,第二循环人工呼吸	0.08
	第三循环按压,第三循环人工呼吸	0.08
	第四循环按压,第四循环人工呼吸	0.08
	第五循环按压,第五循环人工呼吸	0.08
	判断复苏是否成功:5个循环后进行意识、呼吸、脉搏判断,判断内容全面、准确	0.10
操作结束处理	建立高级生命支持	0.05
	复苏后整理:帮助病人穿好衣物	0.05
	洗手,记录	0.02
熟练程度	动作流畅,声音清楚、洪亮	0.02
病人反馈	人文关怀	0.05
自我评价	对自己操作过程熟练度及准确度的评价	0.01
合计		1

附表 1-62　双人心肺复苏评分标准参考

项目	技术操作要求	建议得分系数
操作前准备	AB 仪表端庄、服装整洁、举止大方	0.04
	AB 判断环境安全:首先确认环境是否安全	0.04
	A 判断意识丧失:无反应	0.04
	A 呼救,启动紧急医疗服务体系;B 准备球囊和除颤仪	0.04
	A 判断是否心脏骤停:无呼吸(观察胸廓起伏),无脉搏(触摸颈动脉搏动,时间少于 10s)。判断结果为心脏骤停	0.04
操作过程(注意人文关怀)	A 去枕,置于平板床上,去除身下物品,头偏向一侧,进行胸外按压:暴露胸部,确认按压点,双乳头连线与前正中线交点。大声计数,按压深度,频率符合要求	0.10
	AB:CBA 顺序正确,A 第一循环按压,B 清理气道,开放气道,按照 30:2 口对口呼吸或面罩给氧(面罩给氧手法正确)	0.08
	A 第二循环按压,B 第二循环人工呼吸或面罩吸氧	0.08
	A 第三循环按压,B 第三循环人工呼吸或面罩吸氧	0.08
	A 第四循环按压,B 第四循环人工呼吸或面罩吸氧	0.08
	A 第五循环按压,B 第五循环人工呼吸或面罩吸氧	0.08
	A 判断复苏是否成功:5 个循环后进行意识、呼吸、脉搏判断,判断内容全面、准确	0.10
操作结束处理	建立高级生命支持	0.05
	复苏后整理:帮助病人穿好衣物	0.05
	洗手,记录	0.02
熟练程度	动作流畅,声音清楚、洪亮	0.02
病人反馈	人文关怀	0.05
自我评价	对自己操作过程熟练度及准确度的评价	0.01
合计		1

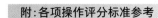

附表1-63　无创呼吸机使用评分标准参考

项目	技术操作要求	建议得分系数
操作前准备	仪表端庄、服装整洁,修剪指甲、洗手、戴口罩	0.02
	自我介绍	0.02
	核实病人信息	0.06
	介绍操作的目的及必要性,并签署知情同意书	0.02
操作过程 (注意人文关怀)	确定有无禁忌	0.05
	准备:询问就餐时间、咳痰情况及是否需要如厕等	0.05
	体位	0.05
	连接无创呼吸机	0.05
	湿化器准备	0.05
	电源连接	0.05
	确认管路连接正确	0.1
	佩戴面罩及病人教育	0.1
	面罩类型选择,佩戴正确、舒适	0.05
	调节吸入氧浓度、设置参数及参数调节;心电及脉氧饱和度监测,指标观察	0.1
操作结束处理	评价无创通气效果	0.05
	物品整理	0.05
	洗手	0.03
熟练程度	操作过程手法熟练、动作流畅	0.02
病人反馈	操作过程中关心病人,病人舒适且对操作满意	0.03
自我评价	无菌观念强,用物、污物处置恰当	0.05
合计		0.9

附表 1-64　同步电复律评分标准参考

项目	技术操作要求	建议得分系数
操作前准备	术前签署知情同意书	0.05
	术前药物镇静	0.05
	检查除颤器功能完好,充电完全	0.05
	病人仰卧于硬板床,身体不能接触任何金属物品,连接除颤仪上导线,导线接触良好	0.05
	常规测血压、做心电图	0.05
操作过程 (注意人文关怀)	打开电源开关,选择"同步"位置,选择能量级别	0.05
	涂抹导电糊	0.05
	放置电极板:分别为胸骨右缘锁骨下区及左腋中线,两电极板距离>10cm	0.1
	充电	0.05
	确认任何人与病人无身体接触	0.05
	放电	0.05
	记录生命体征,复查心电图	0.05
	整理设备仪器,书写抢救记录	0.05
	注意如未转复,可增加能量级别间隔 2~3min 再次放电	0.05
操作结束处理	密切观察病人的呼吸、心律和血压直到苏醒,必要时给氧吸入	0.05
	对使用后的物品进行分类处理	0.05
	清洗双手	0.05
熟练程度	操作过程手法熟练、动作流畅	0.05
总体评价	着装整洁,仪表端庄,举止大方	0.05
合计		1

附表1-65　电除颤评分标准参考

项目	技术操作要求	建议得分系数
操作前准备	仪表端庄、服装整洁,修剪指甲、洗手、戴口罩	0.05
	检查除颤器功能完好,充电完全	0.05
	病人仰卧于硬板床上,身体不能接触任何金属物品,连接除颤器上的导线,导线接触良好	0.05
	准备除颤器的同时持续胸外按压	0.05
操作过程(注意人文关怀)	打开电源开关,选择非同步	0.07
	选择单向波360J,双向波200J	0.07
	涂抹导电糊或准备4~6层浸有生理盐水的纱布垫	0.08
	充电	0.05
	放置电极板:分别为胸骨右缘锁骨下及左腋中线第5肋间,两电极板距离>10cm	0.07
	确认任何人与病人无身体接触	0.05
	放电	0.05
	除颤后立即心肺复苏,5个循环后判断是否需下一次除颤	0.09
	注意心肺复苏和电除颤的衔接	0.07
操作结束处理	帮助病人整理衣物,擦拭身上的导电糊,整理设备仪器,书写抢救记录	0.04
	注意和病人家属必要的交代	0.04
熟练程度	操作过程手法熟练,动作流畅	0.04
病人反馈	人文关怀	0.04
自我评价	操作熟练程度及电除颤适应证、禁忌证的掌握	0.04
合计		1

附表 1-66　妇科检查评分标准参考

操作项	技术操作要求	建议得分系数
操作前准备	核对病人信息,注意有无性生活史	0.05
	物品准备	0.02
	排空膀胱	0.01
	铺巾	0.01
	摆体位:膀胱截石位	0.01
操作过程 (注意人文关怀)	视诊:外阴发育、阴毛的分布、外阴皮肤等	0.05
	戴消毒手套,用一只手分开大小阴唇,暴露尿道口及阴道口,观察大小阴唇、尿道口及阴道口情况,处女膜情况,有无子宫脱垂	0.05
	窥阴器放置正确,观察阴道各壁黏膜	0.05
	观察宫颈	0.05
	擦拭宫颈黏液	0.05
	取宫颈细胞学检查方法正确	0.1
	取窥阴器正确	0.05
	检查阴道情况	0.05
	检查宫颈情况	0.05
	检查子宫位置、大小、性状、软硬度、活动度、压痛情况	0.1
	检查双附件情况	0.05
	三合诊检查方法正确	0.07
操作结束处理	物品处理得当,垃圾分类正确	0.03
熟练程度	操作过程手法熟练、动作流畅	0.05
病人反馈	人文关怀贯彻始终,体现爱护病人的意识	0.05
总体评价	着装整洁,仪表端庄,举止大方	0.05
合计		1

附表 1-67　四步触诊、骨盆测量评分标准参考

项目	技术操作要求	建议得分系数
操作前准备	了解病史,核对病人	0.02
	保护病人隐私(男医生需女性医务人员在场)	0.03
	排尿、垫臀垫,将检查灯调至合适位置	0.05
	准备物品,戴好帽子、口罩,洗手	0.05
操作过程(注意人文关怀)	检查者站于孕妇右侧,孕妇平卧位,腿部略屈曲,腹部放松	0.05
	第1步手法:检查者两手置于宫底部,了解子宫外形并测得宫底高度,估计胎儿大小与妊娠周数是否相符。然后以两手指腹相对轻推,判断宫底部的胎儿部分	0.05
	第2步手法:检查者左右手分别置于腹部左右侧,一只手固定,另一只手轻轻深按检查,两手交替	0.05
	第3步手法:检查者右手拇指与其余4指分开,置于耻骨联合上方握住胎先露部,进一步查清是胎头或胎臀,左右推动以确定是否衔接	0.05
	第4步手法:检查者左右手分别置于胎先露部的两侧,沿骨盆入口方向向下深按,再次核对胎先露部的诊断是否正确,并确定胎先露部入盆的程度	0.05
	胎方位正确	0.05
	髂棘间径:测量方法正确	0.05
	髂嵴间径:测量方法正确	0.05
	骶耻外径:孕妇取体位正确,测量方法正确	0.05
	坐骨结节间径:测量方法正确	0.05
	耻骨弓角度:测量方法正确	0.05
	消毒外阴正确	0.05
	对角径:测量方法正确	0.05
	坐骨棘间径:测量方法正确	0.05
	坐骨切迹宽度:测量方法正确	0.05
操作结束处理	嘱咐病人注意事项,再次测量血压、脉搏,垃圾分类处理	0.02
熟练程度	整个操作过程手法熟练、动作流畅	0.04
病人反馈	人文关怀:操作过程中注意询问病人感受,体现爱护病人的意识	0.02
总体评价	着装整洁,仪表端庄,举止大方	0.02
合计		1

附表 1-68　刮宫术评分标准参考

项目	技术操作要求	建议得分系数
操作前准备	了解病史,核对病人,保护病人隐私(男医生需女性医务人员在场)	0.02
	测量生命体征,签署知情同意书	0.03
	排尿,垫臀垫,取膀胱截石位,将检查灯调至合适位置	0.05
	准备物品,戴好帽子、口罩,洗手	0.05
操作过程 (注意人文关怀)	常规消毒外阴、阴道,铺无菌洞巾	0.05
	双合诊检查	0.05
	更换手套	0.05
	窥阴器暴露宫颈,消毒宫颈,宫颈钳钳夹宫颈前唇	0.05
	刮勺伸入宫颈管刮取组织	0.1
	探针探宫腔,记录宫腔深度	0.1
	执笔式持扩张器缓慢扩张宫颈内口,扩张器通过宫颈内口即可,不可深入,依次使用 4~6 号	0.05
	刮勺达宫底部,由内向外刮宫	0.1
	撤下宫颈钳,再次消毒宫颈口,干棉球擦拭宫颈无活动性出血	0.05
	术毕,取下窥阴器,协助病人恢复体位	0.05
操作结束处理	嘱咐病人注意事项,再次测量血压脉搏,垃圾分类处理	0.1
熟练程度	整个操作过程手法熟练、动作流畅	0.03
病人反馈	人文关怀:操作过程中注意询问病人感受,体现爱护病人的意识	0.02
总体评价	着装整洁,仪表端庄,举止大方,无菌观念强	0.05
合计		1

附表 1-69　宫内节育器放置术评分标准参考

项目	技术操作要求	建议得分系数
操作前准备	了解病史,核对病人,保护病人隐私(男医生需女性医务人员在场)	0.02
	测量生命体征,签署知情同意书	0.03
	排尿,垫臀垫,取膀胱截石位,将检查灯调至合适位置	0.05
	准备物品,戴好帽子、口罩,洗手	0.05
操作过程(注意人文关怀)	常规消毒外阴、阴道,铺无菌洞巾	0.05
	双合诊查子宫位置	0.05
	更换手套	0.05
	消毒宫颈,宫颈钳钳夹宫颈前唇	0.05
	探针探宫腔,记录宫腔深度	0.1
	如宫颈管过紧,可用扩宫器扩张至 4~5 号后再放置	0.05
	根据宫腔的深度及宽度来选择节育器	0.05
	用放置器或放环叉将节育器推送入宫腔	0.1
	带有尾丝者在距宫口 2cm 处剪断尾丝撤下宫颈钳	0.05
	再次消毒宫颈口,干棉球擦拭宫颈无活动性出血	0.05
	术毕,取下窥阴器,协助病人恢复体位	0.05
操作结束处理	嘱咐病人注意事项,再次测量血压、脉搏,垃圾分类处理	0.1
熟练程度	整个操作过程手法熟练、动作流畅	0.03
病人反馈	人文关怀:操作过程中注意询问病人感受,体现爱护病人的意识	0.02
总体评价	着装整洁,仪表端庄,举止大方,无菌观念强	0.05
合计		1

附表 1-70 宫内节育器取出术评分标准参考

项目	技术操作要求	建议得分系数
操作前准备	了解病史,核对病人,保护病人隐私(男医生需女性医务人员在场)	0.02
	测量生命体征,签署知情同意书	0.03
	排尿,垫臀垫,取膀胱截石位,将检查灯调至合适位置	0.05
	准备物品,戴好帽子、口罩,洗手	0.05
操作过程(注意人文关怀)	常规消毒外阴、阴道,铺无菌洞巾	0.05
	双合诊查子宫位置	0.05
	更换手套	0.05
	窥阴器暴露宫颈,消毒宫颈,宫颈钳钳夹宫颈前唇	0.05
	如可见尾丝,用长血管钳夹住尾丝轻轻牵引取出	0.1
	如无尾丝,探查宫腔了解子宫位置、宫腔深度及节育环位置	0.05
	用取环钳或钩沿子宫方向放入宫底部,将节育器夹住或钩住,轻轻取出	0.1
	如宫颈管过紧,可用扩宫器扩张至 4~5 号后再取出	0.05
	检查环是否完整	0.05
	再次消毒宫颈口,干棉球擦拭宫颈无活动性出血	0.05
	术毕,取下窥阴器,协助病人恢复体位	0.05
操作结束处理	嘱咐病人注意事项,再次测量血压、脉搏,垃圾分类处理	0.1
熟练程度	整个操作过程手法熟练、动作流畅	0.03
病人反馈	人文关怀:操作过程中注意询问病人感受,体现爱护病人的意识	0.02
总体评价	着装整洁,仪表端庄,举止大方,无菌观念强	0.05
合计		1

附表 1-71　阴道后穹窿穿刺术评分标准参考

项目	技术操作要求	建议得分系数
操作前准备	了解病史,核对病人,保护病人隐私(男医生需女性医务人员在场)	0.02
	测量生命体征,签署知情同意书	0.03
	排尿,垫臀垫,取膀胱截石位,将检查灯调至合适位置	0.05
	准备物品,戴好帽子、口罩,洗手	0.05
操作过程 (注意人文关怀)	常规消毒外阴、阴道,铺无菌洞巾	0.05
	双合诊检查	0.05
	更换手套	0.05
	窥阴器暴露宫颈,宫颈钳钳夹宫颈后唇,再次消毒后穹窿	0.1
	检查穿刺针通畅	0.1
	穿刺成功	0.2
	操作结束,消毒后穹窿,干棉球压迫后观察穿刺点有无出血,撤下宫颈钳和窥阴器	0.1
操作结束处理	嘱咐病人注意事项,再次测量血压、脉搏,垃圾分类处理	0.1
熟练程度	整个穿刺过程手法熟练、动作流畅	0.03
病人反馈	人文关怀:操作过程中注意询问病人感受,体现爱护病人的意识	0.02
总体评价	着装整洁,仪表端庄,举止大方,无菌观念强	0.05
合计		1

附表 1-72　新生儿复苏评分标准参考

项目	技术操作要求	建议得分系数
操作前准备	复苏前应充分了解患儿情况,评估发生窒息的危险性	0.02

续表

项目	技术操作要求	建议得分系数
操作前准备	预热开放式辐射台 36.0~36.5℃，大毛巾（塑料薄膜），脉氧监测仪	0.02
	准备并检查抢救物品	0.04
	操作者洗手，戴口罩	0.02
操作过程	立即置于开放式抢救台预热（设置腹壁温度 36.5℃）	0.05
	摆好体位（肩部以布卷垫高 2~3cm，颈部轻微伸仰），清理呼吸道（先吸净口腔分泌物，后鼻腔）	0.1
	气管插管吸引下气道：气管插管型号选择、深度正确	0.1
	擦干，轻弹新生儿足底（或快速摩擦腰背部皮肤），评估 1min Apgar 评分为 5 分	0.1
	给予新生儿球囊正压通气 30s，再次评估	0.1
	给予气管插管，正压通气，同时行胸外按压，按压与通气比 3∶1，30s 后再次评估	0.1
	1∶10 000 肾上腺素脐静脉注射。继续正压通气及胸外按压，30s 后评估	0.1
	停止胸外按压，继续正压通气，30s 后评估	0.05
	停止球囊正压通气，复苏结束。口述：5min Apgar 评分。复苏成功	0.05
操作结束处理	注意保暖，继续监测患儿生命体征	0.05
自我评价	动作轻柔、流畅	0.1
合计		1
关键缺陷	1. 清理气道时先吸口腔，后吸鼻腔 2. 气管插管型号的选择、深度 3. 气管插管后双侧肺的呼吸动度是否一致 4. 每次评估决策实施是否正确	−0.1

附表 1-73　小儿骨髓穿刺术(胫骨)评分标准参考

项目	技术操作要求	建议得分系数
操作前准备	仪表端庄、服装整洁,修剪指甲、洗手、戴口罩	0.04
	核对身份,与家长交代病情,家长签署知情同意书,人文关怀,六步洗手法	0.02
	测量体温、脉搏、血压、呼吸,化验凝血常规,术前镇静	0.02
	检查准备物品:骨髓穿刺包检查有效期限,正确打开麻醉药核对药品及有效期	0.02
操作过程 (注意人文关怀)	体位与部位:患儿取仰卧位,穿刺侧小腿稍外展,腘窝处稍垫高,穿刺点取胫骨粗隆下 1cm 之前内侧	0.05
	穿刺部位无感染、无破溃,可以穿刺。操作者戴无菌手套,遵守无菌原则:以穿刺点为中心消毒直径约 15cm,覆盖消毒洞巾	0.1
	抽取 2% 利多卡因,与助手行双人核对,用 2% 利多卡因做皮内、皮下及骨膜局部麻醉,逐层浸润麻醉,过程需先回抽无血后再注入麻醉药	0.1
	检查穿刺针通畅性,将骨髓穿刺针固定器固定在距针尖 1~1.5cm,操作者用左手拇指和示指将穿刺点两旁皮肤拉紧,右手持针与穿刺点骨膜面垂直刺入,达骨膜后针头向下使穿刺针与骨干长轴的垂直面成 5°~15° 进针,可适度用力缓慢旋转,有阻力消失感且骨髓穿刺针已固定,表示已达骨髓腔	0.1
	抽出针芯,接上注射器抽吸骨髓液,抽出液有脂肪小滴可确证为骨髓液;如抽不出,放回针芯小心前进或后退 1~2mm 后再抽吸,抽吸骨髓量 0.1~0.2ml	0.1
	取下注射器,插入针芯,迅速将留取在注射器内的骨髓液滴于载玻片上,骨髓涂片 6~8 张,涂片过程中,避免骨髓液污染操作台,骨髓片需标记病人信息	0.1
	拔针(连注射器拔出或还纳针芯后拔出均可),压迫穿刺点片刻,盖无菌纱布,胶布固定	0.05
操作结束处理	局部按压 3~5min,再次测量患儿生命体征	0.05
	标本处理:记录标本量与性质,将涂片放置于标本盒中妥善保存并标记。然后根据临床需要进行相应检查,如形态学检查及基因检测、培养等。及时撰写操作记录	0.05
家长反馈	1. 穿刺后 24h 内常规观察穿刺局部是否有干燥,有无渗血 2. 适当制动穿刺部位,预防出血	0.1
自我评价	动作轻柔、稳重、准确,操作环节的艺术美感	0.1
合计		1
关键缺陷	不注意人文关怀,操作粗暴,穿刺失败	−0.1

附表 1-74　小儿腰椎穿刺术评分标准参考

项目	技术操作要求	建议得分系数
操作前准备	仪表端庄、服装整洁,修剪指甲、洗手、戴口罩	0.04
	核对身份,与家长交代病情,家长签署知情同意书,人文关怀,六步洗手	0.02
	穿刺前充分了解病人病情、穿刺目的、头颅影像学情况等。测量体温、脉搏、血压、呼吸,化验凝血常规,术前镇静	0.02
	检查准备物品:腰椎穿刺包检查有效期限,正确打开麻醉药核对药品及有效期	0.02
操作过程(注意人文关怀)	左侧卧位,低头并膝髋屈曲,双手抱膝,沿诊疗床边侧卧。由助手协助弯曲患儿下肢及头颈,取得最大程度的脊椎弯曲。背部呈弓形,与床面垂直,充分暴露操作部位的椎间隙	0.05
	操作前再次核对病人。触两侧髂嵴,髂嵴上缘连线的中点为第3、4腰椎棘突之间(第3、4腰椎间隙),确定为穿刺点。以拇指甲痕标记穿刺点	0.1
	穿刺部位无感染、无破溃,可以穿刺。操作者戴无菌手套,遵守无菌原则:以穿刺点为中心消毒直径约15cm,覆盖消毒洞巾	0.1
	抽取2%利多卡因,与助手行双人核对,在穿刺点局部皮下注射形成一个皮丘,将注射器垂直于皮肤表面刺入。间断负压回抽,如无液体或鲜血吸出,注射麻醉药,逐层浸润麻醉各层组织及韧带。拔针后用消毒纱布压迫片刻,记录进针长度,作为下一步穿刺大概需要的进针深度	0.1
	穿刺:左手拇指固定住第3腰椎棘突,右手持腰椎穿刺针,沿第3腰椎棘突下方(足侧)穿刺,针头垂直于患儿后背,也可稍向头侧倾斜。进皮稍快,缓慢进针,可依次感受到脊韧带、硬脊膜的阻力,当有落空感时针已进入到蛛网膜下腔,停止进针	0.1
	测压并留取脑脊液:拔出针芯,见脑脊液流出后,接测压管,测压管中的脑脊液上升到一定高度不再继续上升,读出脑脊液压力。去掉测压管后,用无菌瓶3个,每瓶接1~2ml脑脊液分别送检培养、常规、生化	0.1
	拔针:重新插入针芯,拔出穿刺针。穿刺点用无菌纱布压迫片刻,敷以无菌纱布并用胶布固定(或者用一次性敷料粘贴)	0.05
操作结束处理	嘱患儿去枕平卧6h	0.05
	标本处理:记录标本量与性质,将标本分类并标记,然后根据临床需要进行相应检查,如常规、生化、细菌学、免疫学及细胞形态学等	0.05
家长反馈	1. 穿刺后24h内常规观察穿刺局部是否有干燥,有无渗血 2. 症状上注意观察有无头痛、背痛	0.1
自我评价	动作轻柔、稳重、准确,操作环节的艺术美感	0.1
合计		1
关键缺陷	不注意人文关怀,操作粗暴,穿刺失败	-0.1

附表 1-75　小儿体格测量评分标准参考

项目	技术操作要求	建议得分系数
操作前准备	仪表端庄、服装整洁,修剪指甲、洗手、戴口罩	0.04
	物品准备齐全,放置合理	0.02
	环境温度适宜、整洁、安全	0.02
	掌握测量方法	0.02
操作过程 (注意人文关怀)	头围:协助小儿取坐位,用拇指将软尺零点固定于一侧眉弓上缘处,软尺经过耳上方,经枕骨结节最高点,两侧对称,从另一侧眉弓上缘回到零点后读数,精确至 0.1cm	0.05
	体重:测体重之前,将托盘放上垫巾隔凉并将体重计调零,脱去小儿衣帽及纸尿裤。一手托住小儿的头部,一手托住臀部,放于托盘称上进行测量。准确读数至 0.01kg	0.05
	身长:将量床底部垫上垫巾,将小儿仰卧放在量床底板中线上。助手将头扶正,使头顶接触头板,检查者位于小儿右侧,左手按住双膝,使双腿伸直并拢,右手移动足板使其接触两侧足跟,读数,注意使量床两侧读数一致,精确至 0.1cm	0.05
	顶臀长:小儿继续于量床中,左手提起小儿小腿使其膝关节屈曲,大腿与底板垂直,骶骨紧贴底板,右手移动足板,使其紧贴小儿臀部,精确至 0.1cm	0.05
	上、下部量:取仰卧位或立位,用软尺或硬尺测量自耻骨联合上缘至足底的垂直距离,为下部量,精确至 0.1cm。身长(高)减去下部量即为上部量	0.05
	胸围:用手指将软尺零点固定于一侧乳头的下缘,绕经小儿背后,以肩胛骨下角下缘,取平静呼、吸气时读数,精确至 0.1cm	0.05
	腹围:将软尺零点固定在剑突与脐连线中点,经同水平位绕背一周回到零点读数,精确至 0.1cm	0.05
	上臂围:上臂外侧肩峰至鹰嘴连线中点,沿该点水平位将软尺紧贴皮肤绕上臂一周,回至零点读数,精确至 0.1cm	0.05
	皮褶厚度:取锁骨中线平脐处,皮褶方向与躯干长袖平行,左手拇指与示指将该处皮肤及皮下脂肪捏起,捏时两手指应相距 3cm。将钳板插入捏起的皮褶两边至底部钳住,测量其厚度,精确至 0.5mm	0.05
操作结束处理	整理小儿衣物及检查物品	0.05
	根据检查结果评估小儿生长发育情况	0.1
熟练程度	操作方法正确、熟练	0.1
家长反馈	操作过程中关心小儿,与家长沟通,询问小儿出生情况,根据小儿月龄询问生长发育、运动发育及神经系统发育情况	0.1
自我评价	动作轻巧、稳重、准确,操作环节的艺术美感	0.1
合计		1
关键缺陷	不注意人文关怀,操作粗暴,小儿跌落	−0.1

附表 1-76　裂隙灯显微镜检查法评分标准参考

项目	技术操作要求	建议得分系数
操作前准备	仪表端庄、服装整洁,修剪指甲、洗手	0.02
	检查设备是否运转正常	0.02
	暗室环境,整洁、安静、安全	0.02
	了解病情,掌握操作注意事项	0.02
操作过程 (注意人文关怀)	严格查对,向病人解释	0.02
	体位符合要求	0.05
	光源选择正确	0.02
	利用小红灯来调整患眼的注视方向方法正确	0.02
	开始检查时,用低放大率目镜进行检查,若需更细微观察,可更换至高放大率	0.02
	开始检查时,显微镜置于正中,即 0°,照明系统置于患眼的颞侧,与显微镜的视轴成 30°~45°	0.05
	直接焦点照明法操作正确	0.1
	弥散光照明法操作正确	0.1
	后部反光照明法操作正确	0.1
	镜面反光照明法操作正确	0.1
	角膜缘分光照明法操作正确	0.1
	间接照明法操作正确	0.1
操作结束处理	检查完毕,关闭电源	0.02
	溢流在颌架和仪器操作台上的污物应予以擦净消毒	0.02
	罩上防尘罩	0.02
	消毒双手,核对,记录	0.02
熟练程度	操作方法正确、熟练。检查前准备及操作时间不超过 10min	0.02
病人反馈	操作过程中关心病人,病人舒适,病人/家属知晓注意事项,对操作满意	0.02
自我评价	动作轻巧、稳重、准确,操作环节的艺术美感	0.02
合计		1
关键缺陷	裂隙灯显微镜操作幅度过大,接触病人眼部	−0.1

附表 1-77　眼压检查法评分标准参考

项目	技术操作要求	建议得分系数
操作前准备	仪表端庄、衣帽整洁、修剪指甲，消毒双手	0.02
	眼压计(Schiotz 眼压计、非接触式眼压计)、消毒大/小棉签、乙醚、换算表、表面麻醉药(0.5% 丁卡因或利多卡因)、抗生素眼药水	0.04
	室内无其他人员，安静、室温适宜	0.02
	了解病情，掌握操作注意事项	0.02
	严格查对，向病人解释	0.02
	向病人和家属解释眼压检查的目的、意义、过程、注意事项及配合操作的要点	0.04
指压测量法操作过程(注意人文关怀)	检查时让病人向下看，检查者以两手示指尖置于上睑，交替按压眼球，借指尖触知的抵抗感觉估计眼压的高低	0.05
	记录方法:眼压(T)Tn= 正常，T+1= 稍高，T+2= 较高，T+3= 很高(眼球硬如石头);T-1= 稍低，T-2= 较低，T-3= 很低(眼球软似棉)	0.05
Schiotz 眼压计检查法	表面麻醉:用 0.5% 的丁卡因溶液滴眼，每隔 3~5min 滴一次，共滴 2~3 次(如对丁卡因过敏，可改用利多卡因)	0.02
	体位:病人取仰卧位，下颌稍抬高，防止面部倾斜，两眼向前方凝视(指示灯或手指作固视点)	0.02
	检查者用左手拇指和示指分开被检眼上下睑，着力于上下眶缘(切勿加压于眼球)，右手将眼压计足板垂直放在角膜面上，观察眼压计上指的刻度，查对附表，即可得到眼压的毫米汞柱值。如用 5.5g 砝码，读数少于 3 者，则改用 7.5g 砝码;用 7.5g 砝码读数仍少于 3 者，则再改用 10g 砝码。测量后，给被检眼滴抗生素眼药水，并记录眼压结果	0.1
	记录方法:砝码重量/刻度 = 若干千帕(若干毫米汞柱)。例如:5.5/4=2.74kpa(20.6mmHg)。如果眼压很低，用 5.5g 砝码测量时，眼压计指针所指刻度大于 20，记录为:>5.5/20 且<0.53kpa(4mmHg)	0.1
非接触式眼压计测量法	打开电源(先开电动桌电源，再开机器电源)	0.1
	病人取坐位，头置于头架上，前额紧靠头架	0.1

续表

项目	技术操作要求	建议得分系数
非接触式眼压计测量法	嘱病人双眼同时注视前方,睁大眼睛注视仪器内红色指示点,并告知测量时有轻微气流喷出,避免瞬目及后退	0.1
	根据病人高度调节电动桌至适当高度	0.02
	调整病人眼角约与额头架旁标示同一高度	0.02
	检查者调整仪器操纵杆并对焦(不同测量模式有不同对焦方式,请参考说明书)	0.02
	按测量键进行测量,连续 3 次取平均值,测量结束后,将结果打印出来	0.02
	关机前先擦拭颌托、额头架、镜头(先用吹球将灰尘吹去,再以拭镜纸蘸 95% 的乙醇小心擦拭清洁)	0.02
	关机时调整机器并对准中线,盖上镜头盖,先关机器电源,再关电动桌上电源	0.02
	紫外线消毒后盖上保护罩	0.02
熟练程度	操作方法正确、熟练	0.02
病人反馈	操作过程中关心病人,病人舒适,病人 / 家属知晓注意事项,对操作满意	0.02
自我评价	动作轻巧、稳重、准确,操作环节的艺术美感	0.02
合计		1
关键缺陷	未翻转眼睑彻底冲洗穹隆部结膜	−0.1

附表 1-78　视力检查法评分标准参考

项目	技术操作要求	建议得分系数
操作前准备	仪表端庄、服装整洁,修剪指甲、洗手	0.02
	检查视力表灯箱是否运转正常	0.02
	检查室为明亮环境,照度一般为 150Lx 左右	0.02
	了解病情,掌握操作注意事项	0.02

续表

项目	技术操作要求	建议得分系数
操作过程 (注意人文关 怀):远视力检查	严格查对,向病人解释	0.02
	体位符合要求	0.05
	物品准备指示杆、遮眼板、手电筒	0.02
	检查顺序先右后左	0.02
	若为戴矫正眼镜者,应先进行裸眼视力检查,然后再查戴镜的视力	0.02
	首先从最大的视标开始检查,以自上而下,自大至小的顺序进行检查,将所能辨出的最小一行的视标记录为该眼的远视力	0.05
	如果在 5m 处连最大的视标也不能识别,则嘱病人逐步向视力表走近,直到识别视标为止	0.1
	如在视力表 1m 处仍不能识别最大视标时,则检查指数。检查距离从 1m 开始,逐渐移近,直到能正确辨认为止,并记录该距离	0.1
	如指数在 5cm 处仍不能识别,则检查眼前手动	0.05
	如果眼前手动不能识别,则检查光感	0.05
	对有光感者还要检查光定位	0.1
	如果眼前不能辨认出光感,即为无光感	0.05
操作过程 (注意人文关 怀):近视力检查	检查时光源照在表上,但应避免反光,让被检者手持近视力表放在眼前,随便前后移动,直到找出自己能看到的最小号字	0.1
	若看不清 1 号字或 1.0,只记录其看到的最小字号,不再测量其距离	0.05
操作结束处理	将指示杆、遮眼板、手电筒归位	0.02
	核对、登记检查结果	0.02
	关闭视力表灯箱	0.02
熟练程度	检查方法正确、熟练。检查前准备及操作时间不超过 10min	0.04
病人反馈	操作过程中关心病人,病人舒适,病人/家属知晓注意事项,对操作满意	0.02
自我评价	动作轻巧、稳重、准确	0.02
合计		1
关键缺陷	检查视力为光感后未查光定位	−0.1

附表 1-79　化学性眼烧伤的治疗评分标准参考

项目	技术操作要求	建议得分系数
操作前准备	仪表端庄、衣帽整洁、修剪指甲、消毒双手	0.02
	准备物品:裂隙灯显微镜、pH 试纸、冲洗液	0.02
	室内无其他人员,安静、室温适宜	0.02
	了解病情,掌握操作注意事项	0.02
操作过程 (注意人文关怀)	严格查对,向病人解释	0.02
	向病人和家属解释化学性眼烧伤的急救处理目的、意义、过程、注意事项及配合操作的要点	0.05
	为了解烧伤性质,用 pH 试纸测定结膜囊内液体,以明确其酸碱性	0.02
	局部滴用表面麻醉剂,裂隙灯显微镜下详细检查结膜囊内有无残余化学物质,若有残余化学物质则擦去或剔除	0.02
	使用中和液(若无可使用蒸馏水或生理盐水)彻底冲洗	0.02
	冲洗时应翻转眼睑,转动眼球,暴露穹窿部,应至少冲洗 30min	0.05
	重者可剪开结膜,用 5% 维生素 C 结膜下冲洗,甚至行前房穿刺,放出碱性房水,促使生成新的房水	0.15
	石灰烧伤除上述治疗外可用 0.5% 依地酸二钠钙溶液滴眼。于结膜囊内滴 2% 荧光素钠溶液,再用生理盐水冲洗,绿的着色范围即为烧伤的范围	0.15
	为预防感染及睑球粘连,应去掉已被破坏的组织,使用抗感染眼液及眼膏,避免角膜及结膜创面直接接触引起粘连	0.1
	如烧伤面积较大,应使用弥补物隔离,或行结膜或黏膜移植手术	0.1
	后期可行眼睑、结膜囊成型及角膜移植术	0.1
操作结束处理	向患方充分交代眼部病情	0.04
	交代按医嘱用药及随诊复查	0.02
	如需进一步手术治疗需病人充分知情同意	0.02
熟练程度	操作方法正确、熟练	0.02
病人反馈	操作过程中关心病人,病人舒适,病人 / 家属知晓注意事项,对操作满意	0.02
自我评价	动作轻巧、稳重、准确,操作环节的艺术美感	0.02
合计		1
关键缺陷	未翻转眼睑彻底冲洗穹窿部结膜	−0.1

附表 1-80　鼻腔填塞术评分标准参考

项目	技术操作要求	建议得分系数
操作前准备	仪表端庄、服装整洁、洗手、戴口罩	0.02
	物品准备齐全,放置合理	0.02
	环境整洁、安静、安全	0.02
	了解病情,掌握操作注意事项	0.02
操作过程 (注意人文关怀)	严格查对,向病人做简单解释	0.03
	遮挡病人,体位符合要求	0.04
	填塞方法选择正确	0.10
	洗手、取出鼻腔止血包方法正确	0.02
	局部消毒方法符合要求	0.02
	置弯盘位置正确	0.02
	打开鼻腔止血包符合要求	0.02
	取戴手套方法正确	0.02
	铺垫巾方法适当	0.02
	检查鼻腔止血气囊符合要求	0.05
	润滑导尿管符合要求	0.03
	消毒鼻面部符合要求	0.02
	嘱病人用门齿咬住无菌纱布,将弯盘置于下颌下	0.02
	使用枪状镊符合要求	0.05
	填塞纱条方法正确	0.12
	填塞充分,完全止血	0.12
	气囊注气量正确	0.05
	口鼻外侧气囊注气口和引线固定正确	0.05
操作结束处理	协助病人半卧位休息,整理操作台	0.02
	查对记录符合要求	0.02
	妥善清理用物,洗手	0.02
熟练程度	操作方法正确、熟练、轻柔,严格遵循无菌操作原则。准备用物及操作时间不超过 15min	0.03
病人反馈	操作过程中关心病人,保护病人隐私,病人舒适,病人/家属知晓护士告知的事项,对操作满意	0.02
自我评价	动作轻巧、稳重、准确,操作流畅	0.01
合计		1
关键缺陷	忽略病人生命体征监测,操作前未清理阻塞气道	−0.1

附表 1-81　耳的一般检查法评分标准参考

项目	技术操作要求	建议得分系数
操作前准备	仪表端庄、服装整洁,修剪指甲、洗手、戴口罩	0.02
	物品准备齐全,放置合理	0.02
	环境整洁、安静、安全	0.02
	了解病情,掌握操作注意事项	0.02
操作过程 (注意人文关怀)	严格查对,向病人解释	0.02
	询问病史	0.02
	耳郭、外耳道口及耳周检查视诊	0.03
	耳郭、外耳道口及耳周检查触诊	0.03
	耳郭、外耳道口及耳周检查嗅诊	0.03
	耳郭、外耳道口及耳周检查听诊	0.03
	协助被检者侧身转换为外耳道、鼓膜检查正确体位	0.03
	外耳道鼓膜徒手检查双手法正确	0.05
	外耳道鼓膜徒手检查单手法正确	0.05
	清理耳道分泌物方法正确	0.02
	外耳道鼓膜窥耳器检查法正确	0.05
	观察外耳道、鼓膜	0.05
	协助被检者转向对侧,检查对侧外耳道、鼓膜检查正确体位	0.03
	外耳道、鼓膜徒手检查双手法正确	0.05
	外耳道、鼓膜徒手检查单手法正确	0.05
	清理耳道分泌物方法正确	0.02
	外耳道、鼓膜窥耳器检查法正确	0.05
	电耳镜检查外耳道及鼓膜方法正确	0.03
	鼓气耳镜检查鼓膜活动度方法正确	0.03
	耳内镜检查外耳道及鼓膜方法正确	0.03
	观察外耳道、鼓膜	0.05
	音叉试验操作正确及正确的结果评价	0.07
操作结束处理	整理物品,洗手	0.02
	查对记录符合要求	0.02
熟练程度	操作方法正确、熟练、轻柔,严格遵循无菌操作原则。准备用物及操作时间不超过 5min	0.03
病人反馈	操作过程中关心病人,保护病人隐私,病人舒适,病人 / 家属知晓护士告知的事项,对操作满意	0.02
自我评价	动作轻巧、稳重、准确,操作流畅	0.01
合计		1
关键缺陷	未见鼓膜	−0.1

附表 1-82　鼻腔、鼻窦检查法评分标准参考

项目	技术操作要求	建议得分系数
操作前准备	仪表端庄、服装整洁,修剪指甲、洗手、戴口罩	0.02
	物品准备齐全,放置合理	0.02
	环境整洁、安静、安全	0.02
	了解病情,掌握操作注意事项	0.02
操作过程 (注意人文关怀)	严格查对,向病人做相关解释	0.05
	询问病史	0.05
	鼻腔、鼻窦检查视诊	0.06
	鼻腔、鼻窦检查触诊	0.06
	鼻腔、鼻窦检查嗅、听诊	0.05
	协助被检者调整查体体位正确	0.15
	前鼻镜下鼻腔、鼻窦检查法正确	0.20
	各鼻窦按压点正确	0.10
操作结束处理	整理物品,洗手	0.03
	查对记录符合要求	0.03
熟练程度	操作方法正确、熟练、轻柔,严格遵循无菌操作原则。准备用物及操作时间不超过 5min	0.05
病人反馈	操作过程中关心病人,病人舒适,对操作满意	0.03
总体评价	动作轻巧、稳重、准确,操作流畅	0.06
合计		1
关键缺陷	未见鼻腔内结构	−0.1

附表 1-83　鼻塞吸氧法评分标准参考

项目	技术操作要求	建议得分系数
操作前准备	仪表端庄、服装整洁,修剪指甲、洗手、戴口罩	0.04
	物品准备齐全,放置合理	0.02
	环境整洁、安静、安全	0.02
	了解病情,掌握操作注意事项	0.02

续表

项目	技术操作要求	建议得分系数
操作过程 （注意人文关怀）	严格查对,向病人解释	0.04
	评估病人全面、符合要求	0.06
	评估鼻腔时遮挡眼睛	0.03
	取舒适卧位	0.03
	协助去卫生间	0.03
	洗手正确,戴口罩	0.03
	湿化瓶水位正确	0.05
	连接吸氧装置方法正确,衔接牢固	0.06
	检查吸氧表性能完好	0.05
	清洁鼻腔正确	0.05
	调节氧流量正确	0.04
	鼻塞末端放入试水碗正确	0.03
	再次核对姓名	0.02
	再次核对氧流量	0.02
	佩戴方法正确	0.05
	固定方法正确,深度适宜	0.06
	撤氧气管方法正确	0.05
操作结束处理	整理病人及床单位	0.04
	妥善清理用物,洗手	0.02
	查对记录符合要求	0.03
	宣教正确	0.04
熟练程度	操作方法正确、熟练、节力,严格遵循无菌操作原则。准备用物及操作时间不超过 8min	0.03
病人反馈	操作过程中关心病人,病人舒适,病人/家属知晓护士告知的事项,对操作满意	0.03
总体评价	动作轻巧、稳重、准确,操作环节的艺术美感	0.01
合计		1

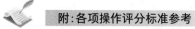

附表 1-84　鼻导管吸氧法评分标准参考

项目	技术操作要求	建议得分系数
操作前准备	仪表端庄、服装整洁,修剪指甲、洗手、戴口罩	0.04
	物品准备齐全,放置合理	0.02
	环境整洁、安静、安全	0.02
	了解病情,掌握操作注意事项	0.02
操作过程 (注意人文关怀)	严格查对,向病人解释	0.04
	评估病人全面、符合要求	0.06
	评估鼻腔时遮挡眼睛	0.03
	取舒适卧位	0.03
	协助去卫生间	0.03
	洗手正确,戴口罩	0.03
	湿化瓶水位正确	0.05
	连接吸氧装置方法正确,衔接牢固	0.06
	检查吸氧表性能完好	0.05
	清洁鼻腔正确	0.05
	调节氧流量正确	0.04
	鼻导管末端放入试水碗正确	0.03
	再次核对姓名	0.02
	再次核对氧流量	0.02
	佩戴方法正确	0.05
	固定方法正确,深度适宜	0.06
	撤鼻导管方法正确	0.05
操作结束处理	整理病人及床单位	0.04
	妥善清理用物,洗手	0.02
	查对记录符合要求	0.03
	宣教正确	0.04
熟练程度	操作方法正确、熟练、节力,严格遵循无菌操作原则。准备用物及操作时间不超过 8min	0.03
病人反馈	操作过程中关心病人,病人舒适,病人/家属知晓护士告知的事项,对操作满意	0.03
总体评价	动作轻巧、稳重、准确,操作环节的艺术美感	0.01
合计		1

附表 1-85　面罩吸氧法评分标准参考

项目	技术操作要求	建议得分系数
操作前准备	仪表端庄、服装整洁,修剪指甲、洗手、戴口罩	0.04
	物品准备齐全,放置合理	0.02
	环境整洁、安静、安全	0.02
	了解病情,掌握操作注意事项	0.02
操作过程 (注意人文关怀)	严格查对,向病人解释	0.04
	评估病人全面、符合要求	0.06
	取舒适卧位	0.03
	协助去卫生间	0.03
	洗手正确,戴口罩	0.03
	湿化瓶水位正确	0.05
	连接吸氧装置方法正确,衔接牢固	0.06
	检查吸氧表性能完好	0.05
	连接吸氧导管正确	0.05
	调节氧流量正确	0.04
	吸氧导管末端放入试水碗正确	0.03
	连接氧气导管与氧气面罩正确	0.03
	再次核对姓名	0.02
	再次核对氧流量	0.02
	佩戴方法正确	0.05
	固定方法正确	0.06
	停止吸氧操作方法正确	0.05
操作结束处理	整理病人及床单位	0.04
	妥善清理用物,洗手	0.02
	查对记录符合要求	0.03
	宣教正确	0.04
熟练程度	操作方法正确、熟练、节力,严格遵循无菌操作原则。准备用物及操作时间不超过 8min	0.03
病人反馈	操作过程中关心病人,病人舒适,病人/家属知晓护士告知的事项,对操作满意	0.03
总体评价	动作轻巧、稳重、准确,操作环节的艺术美感	0.01
合计		1

附表 1-86　胃管置入评分标准参考

项目	技术操作要求	建议得分系数
操作前准备	仪表端庄、服装整洁,修剪指甲、洗手、戴口罩	0.04
	物品准备齐全,放置合理	0.02
	环境整洁、安静、安全	0.02
	了解病情,掌握操作注意事项	0.02
操作过程 注意人文关怀	严格查对,解释恰当	0.03
	体位合适	0.05
	洗手,铺治疗巾,置弯盘位置符合要求	0.04
	检查清洁鼻腔	0.04
	检查胃管通畅,测量胃管插入长度	0.1
	润滑胃管前端	0.03
	持管、插管方法正确,深度适宜	0.1
	处理插管中出现的情况及时、准确	0.05
	判断胃管位置方法正确	0.09
	胃管在胃内	0.06
	固定方法符合要求,牢固、美观	0.05
	核对	0.04
操作结束处理	协助病人清洁鼻孔、口腔	0.04
	整理病人及床单位	0.03
	妥善清理用物,洗手	0.03
	观察有无不良反应,交代注意事项	0.03
	查对记录符合要求	0.04
熟练程度	操作方法正确、熟练、节力。准备用物及操作时间不超过 10min	0.02
病人反馈	操作过程中关心病人,病人舒适,病人/家属知晓护士告知的事项,对操作满意	0.02
总体评价	动作轻巧、稳重、准确,操作环节的艺术美感	0.01
合计		1

附表 1-87　男性导尿术评分标准参考

项目	技术操作要求	建议得分系数
操作前准备	仪表端庄、服装整洁、修剪指甲、洗手、戴口罩	0.04
	物品准备齐全，放置合理	0.02
	环境整洁、安静、安全	0.02
	了解病情，掌握操作注意事项	0.02
操作过程 （注意人文关怀）	严格查对，向病人解释	0.03
	遮挡病人，体位符合要求	0.04
	脱裤、垫尿垫方法正确	0.04
	洗手、取出清洁包方法正确	0.04
	初步消毒方法符合要求	0.1
	移弯盘位置正确	0.03
	打开导尿包符合要求	0.03
	取戴手套方法正确	0.04
	铺孔巾，置导尿盘位置适当	0.04
	放导尿管、注射器方法正确	0.04
	检查、润滑导尿管符合要求	0.04
	消毒尿道口、龟头及冠状沟符合要求（一手固定并将包皮向后推，一手消毒）	0.07
	移弯盘位置正确	0.03
	更换持物钳	0.02
	持导尿管方法正确	0.04
	插管准确，深度适宜，尿管固定稳妥	0.06
	连接贮尿袋方法正确	0.03
	标本留取符合要求	0.03
操作结束处理	整理病人及床单位	0.04
	妥善清理用物，尿标本送检，洗手	0.02
	查对记录符合要求	0.04
熟练程度	操作方法正确、熟练、节力，严格遵循无菌操作原则。准备用物及操作时间不超过 15min	0.02
病人反馈	操作过程中关心病人，保护病人隐私，病人舒适，病人/家属知晓护士告知的事项，对操作满意	0.02
总体评价	动作轻巧、稳重、准确，操作环节的艺术美感	0.01
合计		1

附表 1-88　女性导尿术评分标准参考

项目	技术操作要求	建议得分系数
操作前准备	仪表端庄、服装整洁,修剪指甲、洗手、戴口罩	0.04
	物品准备齐全,放置合理	0.02
	环境整洁、安静、安全	0.02
	了解病情,掌握操作注意事项	0.02
操作过程 (注意人文关怀)	严格查对,向病人解释	0.03
	遮挡病人,体位符合要求	0.04
	脱裤、垫尿垫方法正确	0.04
	洗手、取出清洁包方法正确	0.04
	消毒外阴方法符合要求	0.1
	移弯盘位置正确	0.03
	打开导尿包符合要求	0.03
	取戴手套方法正确	0.04
	铺孔巾,置导尿盘位置适当	0.04
	放导尿管、注射器方法正确	0.04
	检查、润滑导尿管符合要求	0.04
	消毒尿道口及小阴唇符合要求(一手分开固定,一手消毒)	0.07
	移弯盘位置正确	0.03
	更换持物钳	0.02
	持导尿管方法正确	0.04
	插管准确,深度适宜,尿管固定稳妥	0.06
	连接贮尿袋方法正确	0.03
	标本留取符合要求	0.03
操作结束处理	整理病人及床单位	0.04
	查对记录符合要求	0.04
	妥善清理用物,洗手	0.02
熟练程度	操作方法正确、熟练、节力,严格遵循无菌操作原则。准备用物及操作时间不超过 15min	0.02
病人反馈	操作过程中关心病人,保护病人隐私,病人舒适,病人 / 家属知晓护士告知的事项,对操作满意	0.02
总体评价	动作轻巧、稳重、准确,操作环节的艺术美感	0.01
合计		1

附表 1-89　催吐洗胃术评分标准参考

项目	技术操作要求	建议得分系数
操作前准备	仪表端庄、服装整洁,修剪指甲、洗手、戴口罩	0.04
	物品准备齐全,放置合理	0.06
	环境整洁、安静、安全	0.04
	了解病情,掌握操作注意事项	006
操作过程 (注意人文关怀)	严格查对,向病人解释	0.07
	病人体位符合要求	0.05
	围好围裙或铺橡胶单方法正确,污物桶放置合理	0.05
	指导病人饮洗胃液方法、量正确	0.08
	催吐方法正确	0.09
	引导病人呕吐至污物桶内正确	0.05
	停止洗胃时机正确	0.06
	观察病人生命体征及并发症,饮入量和呕出量相近	0.06
操作结束处理	协助病人漱口,擦净口鼻,取舒适卧位,整理床单位	0.05
	查对记录符合要求	0.04
	妥善清理用物,洗手	0.05
熟练程度	操作方法正确、熟练、节力,严格遵循无菌操作原则	0.05
病人反馈	操作过程中关心病人,保护病人隐私,病人舒适,病人/家属知晓护士告知的事项,对操作满意	0.05
总体评价	动作轻巧、稳重、准确,操作环节的艺术美感	0.05
合计		1

附表 1-90 胃管洗胃评分标准参考

项目	技术操作要求	建议得分系数
操作前准备	仪表端庄、服装整洁,修剪指甲、洗手、戴口罩	0.03
	物品准备齐全,放置合理	0.03
	环境整洁、安静、安全	0.03
	了解病情,掌握操作注意事项	0.03
操作过程（注意人文关怀）	严格查对,向病人解释	0.04
	检查电动吸引器或全自动洗胃机功能,装置连接正确	0.05
	病人体位摆放正确	0.04
	胃管插入成功,固定稳妥	0.1
	胃管与洗胃机连接正确	0.06
	启动洗胃机正确	0.06
	正确判断洗胃结束时机	0.06
	正确对洗胃机进行清洗消毒	0.06
	是否随时观察病人病情变化(病人面色、生命体征、瞳孔变化、意识,洗胃液颜色、性质、量、气味及腹部情况等)	0.07
	洗毕,拔出胃管处理正确	0.05
操作结束处理	整理病人及床单位	0.06
	查对记录符合要求	0.04
	妥善清理用物,洗手	0.06
熟练程度	操作方法正确、熟练、节力	0.04
病人反馈	操作过程中关心病人,保护病人隐私,病人舒适,病人/家属知晓护士告知的事项,对操作满意	0.05
总体评价	动作轻巧、稳重、准确,操作环节的艺术美感	0.04
合计		1

附表1-91 动脉穿刺评分标准参考

项目	技术操作要求	建议得分系数
操作前准备	仪表端庄、服装整洁,修剪指甲、洗手、戴口罩	0.04
	物品准备齐全,放置合理	0.02
	环境整洁、安静、安全	0.02
	了解病情,掌握操作注意事项	0.02
操作过程 (注意人文关怀)	严格查对,向病人解释	0.04
	体位正确,选择血管,评估皮肤内容全面	0.08
	洗手、戴口罩,检查并打开血气针方法正确	0.08
	消毒穿刺部位及操作者皮肤方法符合要求	0.08
	再次核对病人信息	0.04
	固定动脉方法正确	0.04
	穿刺方法正确	0.06
	采血量符合要求	0.06
	拔针后按压正确	0.05
	查有无气泡,排气正确	0.06
	血气针立即套上橡皮塞	0.04
	轻轻旋转摇动采血管	0.04
	再次核对化验单、病人、标本,粘贴标签	0.06
操作结束处理	整理病人及床单位、清理用物	0.04
	洗手、摘口罩、宣教正确	0.06
	正确记录	0.02
熟练程度	操作方法正确、熟练、节力,严格遵循无菌操作原则。准备用物及操作时间不超过10min	0.02
病人反馈	操作过程中关心病人,病人舒适,病人/家属知晓护士告知的事项,对操作满意	0.02
总体评价	动作轻巧、稳重、准确,操作环节的艺术美感	0.01
合计		1

附表 1-92　静脉穿刺评分标准参考

项目	技术操作要求	建议得分系数
操作前准备	仪表端庄、服装整洁,修剪指甲、洗手、戴口罩	0.04
	物品准备齐全,放置合理	0.02
	环境整洁、安静、安全	0.02
	了解病情,掌握操作注意事项	0.02
操作过程 (注意人文关怀)	严格查对,向病人解释	0.07
	体位正确,选择血管,评估皮肤内容全面	0.08
	洗手、戴口罩,铺治疗巾,扎止血带方法正确	0.08
	消毒穿刺部位皮肤方法符合要求	0.08
	再次核对病人信息	0.05
	穿刺方法正确	0.1
	及时松开止血带	0.03
	采血顺序及采血量符合要求	0.08
	拔针后按压正确	0.05
	轻轻旋转摇动采血管	0.05
	再次核对化验单、病人、标本,粘贴标签	0.06
操作结束处理	整理病人及床单位、清理用物	0.04
	洗手、摘口罩、宣教正确	0.06
	正确记录	0.02
熟练程度	操作方法正确、熟练、节力,严格遵循无菌操作原则。准备用物及操作时间不超过 6min	0.02
病人反馈	操作过程中关心病人,病人舒适,病人/家属知晓护士告知的事项,对操作满意	0.02
总体评价	动作轻巧、稳重、准确,操作环节的艺术美感	0.01
合计		1

附表 1-93　戴口罩评分标准参考

项目	技术操作要求		建议得分系数
操作前准备	环境清洁、宽敞		0.04
	传染性疾病病人、免疫力低下病人、手术病人、有创诊疗和无菌操作		0.04
	准备用物:外科口罩、医用防护口罩、纱布口罩		0.04
	穿工作服、戴好帽子、洗手		0.05
操作过程	戴外科口罩	检查外科口罩正确	0.04
		外科口罩有可塑性鼻夹(金属条)的一边朝上,颜色浅的一面朝内,深色朝外,识别正确	0.05
		系带正确:将口罩上边的系带系于头顶中部,口罩下边的系带系于颈后	0.05
		双手指尖按压正确,根据鼻梁形状塑造鼻夹	0.05
		调整系带松紧,检查口罩闭合性正确	0.06
	戴医用防护口罩	检查医用防护口罩正确	0.04
		一手托住医用防护口罩,有鼻夹的一面背向外	0.05
		将口罩罩住口鼻及下颌,鼻夹部紧贴面部	0.06
		系带正确:一带拉过头顶,放在颈后双耳下;将上方系带拉过头顶中部	0.04
		双手指尖按压正确,根据鼻梁形状塑造鼻夹	0.05
	戴纱布口罩	检查口罩	0.04
		将口罩罩住口鼻及下颌	0.04
		将口罩下方带系于颈后	0.04
		将上方带系于头顶中部	0.05
	摘口罩	洗手	0.03
		先解开下面的系带,再解开上面的系带,用手指捏住系带,将口罩取下	0.04
		将口罩丢进医用垃圾桶,纱布口罩放入备用袋中	0.03
操作结束处理	用物处理得当		0.03
熟练程度	操作方法正确、熟练、节力,严格遵循无菌操作原则		0.02
总体评价	动作轻巧、稳重、准确,操作规范,具有艺术美感		0.02
合计			1

附表 1-94　穿隔离衣评分标准参考

项目	技术操作要求	建议得分系数
操作前准备	衣着整洁,修剪指甲,取下手表及饰物,卷袖过肘,戴口罩、帽子,洗手	0.06
	检查隔离衣,备齐操作用物	0.06
	明确清洁区、半污染区、污染区	0.06
	明确病人需要隔离情况,传染性疾病病人、保护性隔离病人	0.06
操作过程	判断隔离衣清洁面、污染面正确	0.08
	取隔离衣正确,持衣领正确	0.09
	穿袖正确	0.09
	系衣领正确	0.09
	系袖带正确	0.09
	后襟对齐,向一侧折叠,系腰带方法正确	0.10
	系腰带正确,隔离衣未受污染	0.08
操作结束处理	用物按要求整理	0.04
熟练程度	操作方法正确、熟练、节力,严格遵循无菌操作原则	0.06
总体评价	动作轻巧、稳重、准确,操作环节的艺术美感	0.04
合计		1

附表 1-95　脱隔离衣评分标准参考

项目	技术操作要求	建议得分系数
操作前准备	明确脱隔离衣的区域划分	0.06
	手消毒物品、挂衣架	0.06
	医用污衣袋或医用垃圾桶	0.06
操作过程	解腰带、打活结正确	0.08
	解袖口正确,衣袖外侧没有塞入袖内	0.10
	消毒双手,隔离衣没沾湿	0.08
	解衣领正确,衣领清洁	0.08
	脱衣袖正确,衣袖没污染手和手臂,双手没触及隔离衣外面	0.18
	挂隔离衣正确	0.08
	脱下隔离衣处理正确	0.08
操作结束处理	用物按要求整理	0.04
熟练程度	操作方法正确、熟练、节力,严格遵循无菌操作原则	0.06
总体评价	动作轻巧、稳重、准确,操作环节的艺术美感	0.04
合计		1

附表 1-96　皮内注射法评分标准参考

项目	技术操作要求	建议得分系数
操作前准备	按规定着装,洗手、戴口罩	0.02
	物品准备齐全,放置合理,检查物品有效期、包装是否完整	0.04
	环境整洁、安静、安全	0.02
操作过程 (注意人文关怀)	核对病人床号、姓名,药液的名称、浓度、剂量及给药时间和给药方法	0.05
	解释操作的目的及有关事项	0.04
	选择注射部位正确	0.05
	洗手、戴口罩	0.02
	75% 酒精消毒皮肤范围符合标准	0.05
	二次核对规范	0.05
	排尽空气	0.03
	一手绷紧局部皮肤,一手持注射器,针尖斜面向上,与皮肤呈 5° 刺入皮内	0.1
	待针尖斜面完全进入皮内后,放平注射器	0.05
	用绷紧皮肤手的拇指固定针栓,注入皮试液 0.1ml,局部隆起形成一个皮丘	0.1
	注射完毕,迅速拔出针头,勿按压针眼	0.03
	再次核对规范	0.05
	休息 20min 后观察局部反应,作出判断	0.05
操作结束处理	协助病人取舒适卧位	0.05
	整理用物	0.04
	洗手,宣教	0.05
	将皮试结果记录在病历上	0.05
熟练程度	操作方法正确、熟练、节力,严格遵循无菌操作原则	0.02
病人反馈	人文关怀:操作过程中注意询问病人感受,体现爱护病人的意识	0.02
总体评价	动作轻巧、稳重、准确,操作环节的艺术美感	0.02
合计		1

附表 1-97　皮下注射法评分标准参考

项目	技术操作要求	建议得分系数
操作前准备	按规定着装,洗手、戴口罩	0.02
	物品准备齐全,放置合理,检查物品有效期、包装是否完整	0.04
	环境整洁、安静、安全	0.02
操作过程 (注意人文关怀)	核对病人床号、姓名,药液的名称、浓度、剂量及给药时间和给药方法	0.05
	解释操作的目的及有关事项	0.04
	选择注射部位正确	0.05
	洗手、戴口罩	0.02
	0.5% 碘伏消毒皮肤范围符合标准	0.05
	二次核对规范	0.05
	排尽空气,准备干棉签	0.05
	一手绷紧局部皮肤,一手持注射器,以示指固定针栓,针头斜面向上与皮肤呈 30°~40°,快速刺入皮下	0.15
	松开绷紧皮肤的手,抽动活塞,如无回血,缓慢推注药液	0.1
	注射完毕,用无菌干棉签轻压针刺处,快速拔针后按压至不出血为止	0.06
	再次核对规范	0.05
操作结束处理	协助病人取舒适卧位	0.05
	整理用物	0.04
	洗手,宣教	0.05
	记录	0.05
熟练程度	操作方法正确、熟练、节力,严格遵循无菌操作原则	0.02
病人反馈	人文关怀:操作过程中注意询问病人感受,体现爱护病人的意识	0.02
总体评价	动作轻巧、稳重、准确,操作环节的艺术美感	0.02
合计		1

附表 1-98　肌内注射法评分标准参考

项目	技术操作要求	建议得分系数
操作前准备	按规定着装,洗手、戴口罩	0.02
	物品准备齐全,放置合理,检查物品有效期、包装是否完整	0.04
	环境整洁、安静、安全	0.02
操作过程 (注意人文关怀)	核对病人床号、姓名,药液的名称、浓度、剂量及给药时间和给药方法	0.05
	解释操作的目的及有关事项	0.04
	选择注射部位正确	0.05
	洗手、戴口罩	0.02
	0.5% 碘伏消毒皮肤范围符合标准	0.05
	二次核对规范	0.05
	排尽空气,准备干棉签	0.05
	一手拇指、示指绷紧局部皮肤,一手持注射器,中指固定针栓,将针头快速垂直刺入皮肤,深度为针梗的 1/2~2/3	0.15
	松开绷紧皮肤的手,抽动活塞,如无回血,缓慢推注药液	0.1
	注射完毕,用无菌干棉签轻压针刺处,快速拔针后按压至不出血为止	0.06
	再次核对规范	0.05
操作结束处理	协助病人取舒适卧位	0.05
	整理用物	0.04
	洗手,宣教	0.05
	记录	0.05
熟练程度	操作方法正确、熟练、节力,严格遵循无菌操作原则	0.02
病人反馈	人文关怀:操作过程中注意询问病人感受,体现爱护病人的意识	0.02
总体评价	动作轻巧、稳重、准确,操作环节的艺术美感	0.02
合计		1

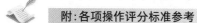

附表 1-99　静脉输液技术评分标准参考

项目	技术操作要求	建议得分系数
操作前准备	仪表端庄、服装整洁,修剪指甲	0.02
	物品准备齐全,放置合理	0.02
	环境整洁、安静、安全	0.02
	掌握操作注意事项	0.02
	洗手、戴口罩	0.02
操作过程 (注意人文关怀)	严格核对病人信息并检查药液的质量	0.05
	输液贴填写、粘贴正确	0.02
	输液器插入液体瓶,关闭调节器	0.04
	清理病房,操作前解释目的	0.02
	病人体位舒适,协助排尿	0.02
	操作前评估正确	0.05
	洗手、戴口罩	0.02
	排气方法正确,无气泡	0.04
	穿刺部位正确,止血带结扎部位正确	0.05
	消毒皮肤范围、方法规范	0.07
	二次核对规范	0.04
	嘱病人握拳、再次排气	0.04
	穿刺进针方法正确,一次成功	0.1
	松止血带、松拳、松调节器	0.03
	固定方法正确	0.04
	调节输液滴速符合要求	0.05
	再次核对规范	0.04
操作结束处理	整理床单位,协助病人恢复舒适体位,放置呼叫器	0.04
	整理用物,洗手,摘口罩	0.03
	进行健康教育	0.03
	记录符合要求	0.03
熟练程度	操作方法正确、熟练、节力,严格遵循无菌操作原则	0.02
病人反馈	操作过程中关心病人,保护病人隐私,病人舒适,病人/家属知晓护士告知的事项,对操作满意	0.02
总体评价	动作轻巧、稳重、准确,操作环节的艺术美感	0.01
合计		1

附表 1-100　吸痰法评分标准参考

项目	技术操作要求	建议得分系数
操作前准备	仪表端庄、服装整洁、佩戴胸卡、修剪指甲	0.02
	物品准备齐全,放置合理	0.04
	环境整洁、安静、安全	0.02
	了解病情,掌握操作注意事项	0.02
操作过程 (注意人文关怀)	自我介绍	0.03
	操作前核对(两种以上方式核对病人)	0.02
	解释目的(告知病人及家属吸痰的目的及配合方法,告知吸痰的重要性)	0.03
	操作前评估病人病情、年龄、意识状态、生命体征、血氧饱和度,听诊双肺呼吸音,痰液的性质、量及颜色;呼吸机参数的设置;负压吸引装置;操作前评估病人的口腔及鼻腔有无损伤,检查口腔:取下活动义齿,昏迷病人用压舌板或开口器帮助张口	0.04
	摆体位:协助病人取舒适卧位,头转向一侧,面向操作者	0.04
	吸痰前给予高浓度氧气吸入,呼吸机辅助呼吸的病人给予 3min 纯氧吸入	0.03
	打开负压吸引器的开关,检查吸引器的性能,调节负压吸引压力至0.02~0.04MPa。关闭负压吸引器	0.04
	洗手、戴口罩	0.02
	检查吸痰盐水的日期,检查一次性吸痰管包装是否完整,是否在有效期范围内。有无潮湿、破损	0.04
	打开无菌生理盐水瓶盖。打开负压吸引器的开关,调节负压吸引压力至 0.02~0.04MPa。连接吸痰管	0.04
	严格无菌操作,戴无菌手套	0.04
	用戴无菌手套的手,将一次性的无菌垫巾垫于病人的口角旁或气管切开处	0.04
	用戴无菌手套的手,取出吸痰管,严格无菌操作,避免污染吸痰管	0.05
	在吸前的生理盐水中,试吸少量生理盐水,检查吸痰管是否完整、通畅	0.04
	操作中核对	0.02

续表

项目	技术操作要求	建议得分系数
操作过程 (注意人文关怀)	口、鼻腔吸痰:一手反折吸痰管末端,另一只手持无菌吸痰管,插入口咽部(10~15cm,或引起病人的呛咳)。不可带负压下插入吸痰管,然后放松导管末端,采取左右旋转并向上提管的方法,更换吸痰管,同法再吸鼻腔	0.04
	人工气道内吸痰(气管插管,气管切开):正确开放气道(注:上呼吸机的病人,用未戴手套的手取下呼吸机回路接头,放在一次性无菌垫巾上),一手反折吸痰管末端,另一只手持无菌吸痰管,迅速将吸痰管插入至适宜深度(引起病人呛咳),不可带负压下插入吸痰管,然后放松导管末端,采取左右旋转并向上提管的方法	0.04
	吸痰的过程中注意观察病人的生命体征的变化。每次吸痰的时间不可超过 15s	0.02
	吸痰管退出后(迅速用未戴手套的手将呼吸机回路接头连接气管切开或气管插管处),在相应的吸后盐水瓶中抽吸生理盐水(气管插管或气管切开盐水),冲洗吸引管	0.03
	弃去吸痰管,避免污染其他部位。吸痰管冲洗后,将吸痰管缠绕在戴无菌手套的手上,手套翻转,包裹吸痰管,弃去至医用垃圾袋中	0.03
	吸痰后给予高流量氧气吸入,上呼吸机的病人给予 3min 纯氧吸入	0.02
	关闭负压吸引器。整理吸引器连接管。盖吸痰盐水盖	0.01
	操作后核对:两种以上方式核对病人	0.02
操作结束处理	观察病人生命体征和血氧饱和度的变化,听诊呼吸音	0.04
	拭净脸部或气管切开处分泌物:协助病人取舒适卧位,整理床单位;呼叫器放置于病人易取处	0.02
	洗手,摘口罩	0.02
	记录:吸痰的时间,痰液的性质、量及颜色	0.02
	宣教指导:向病人及家属讲解吸痰的相关知识、注意事项。鼓励并指导病人深呼吸,进行有效咳嗽和咳痰	0.02
熟练程度	操作方法正确、熟练、严格遵循无菌操作原则,准备用物及操作时间不超过 5min	0.02
病人反馈	操作过程中关心病人,病人舒适,病人 / 家属知晓护士告知的事项,对操作满意	0.02
总体评价	动作轻巧、稳重、准确,操作环节的艺术美感	0.01
合计		1

附表 1-101 基础体温测量评分标准参考

项目	技术操作要求	建议得分系数
操作前准备	仪表端庄、服装整洁，修剪指甲、洗手、戴口罩	0.04
	物品准备齐全	0.04
	体温计的水银柱甩至 35℃ 以下	0.04
	环境整洁、安静、安全	0.02
	了解病情，掌握操作注意事项	0.05
操作过程 （注意人文关怀）	查对病人	0.06
	解释体温测量的目的、方法	0.05
	评估病人	0.07
	选择合适的测量体温方法	0.1
	体温计放置位置准确	0.1
	测量时间准确	0.1
	测量过程中对于部分病人护士在旁协助	0.06
	取出体温计，正确读取数值	0.06
操作结束处理	恢复舒适体位	0.05
	洗手，摘口罩，核对，记录	0.05
	体温计消毒处理规范	0.04
	绘制体温单	0.02
熟练程度	操作方法正确、熟练、节力	0.02
病人反馈	操作过程中关心病人，保护病人隐私，病人舒适，病人/家属知晓护士告知的事项，对操作满意	0.02
总体评价	动作轻巧、稳重、准确，操作环节的艺术美感	0.01
合计		1

附表 1-102　小儿头皮留置针静脉输液评分标准

项目	技术操作要求	建议得分系数
操作前准备	仪表端庄、修剪指甲、洗手	0.04
	物品准备齐全、放置合理	0.02
	环境整洁、安静、安全	0.02
	了解病情、掌握操作注意事项	0.02
操作过程（注意人文关怀）	严格查对,向患儿解释,取得配合	0.03
	评估患儿过敏史、用药史的情况、皮肤完好、配合程度	0.04
	协助患儿大小便,摆体位,选择静脉	0.03
	调节输液架	0.02
	洗手、戴口罩	0.04
	操作前核对	0.03
	连接留置针及输液接头	0.03
	放回针盒内,置于治疗盘内	0.02
	消毒皮肤>8cm,待干	0.05
	书写穿刺日期、时间、操作者姓名	0.03
	操作中核对	0.03
	松动针芯、排气	0.05
	固定血管	0.03
	15°~30°进针,穿刺成功	0.05
	回血后,压低角度	0.05
	将针芯与导丝一起送入血管内	0.05
	撤出针芯	0.03
	无张力固定,捏牢导管周边、塑型	0.05
	U 型固定	0.05
	调节滴速	0.03
操作结束处理	整理用物,解除约束,恢复体位,呼叫器放于患儿易取处	0.02
	操作后核对	0.03
	洗手,摘口罩	0.04
	记录	0.01
	宣教	0.01
熟练程度	操作方法正确、熟练、节力,严格遵守无菌操作原则,操作时间不超过 15min	0.02
患儿反馈	操作过程中关心患儿,患儿舒适,患儿/家长知晓护士告知事项,对操作满意	0.02
总体评价	动作轻巧、稳重、准确,操作环节的艺术美感	0.01
合计		1

附表 1-103　小儿鼻胃插管评分标准参考

项目	技术操作要求	建议得分系数
操作前准备	仪表端庄、服装整洁,修剪指甲、洗手、戴口罩	0.03
	用物准备齐全,摆放有序	0.05
	环境整洁、安静、安全	0.04
	了解病情,掌握操作注意事项	0.05
操作过程 (注意人文关怀)	严格查对,向患儿及家长解释	0.05
	检查胃管有效期	0.06
	测量胃管插入长度	0.06
	润滑方法正确	0.03
	操作中核对	0.05
	插入胃管方法正确	0.06
	证实胃管在胃内: (1) 接注射器抽出胃液 (2) 胃管末端至盛水杯中,无气泡逸出 (3) 注入空气 0.5~1ml,胃部听到气过水声	0.06 0.06 0.06
	固定方法正确	0.06
操作结束处理	操作后核对	0.05
	整理用物	0.05
	洗手,摘口罩,记录,宣教	0.04
熟练程度	操作方法正确、熟练、节力,严格遵守无菌操作原则。准备用物及操作时间不超过 15min	0.06
患儿反馈	操作过程中关心患儿,保护患儿隐私,患儿舒适,患儿和家长知晓护士告知的事项,对操作满意	0.05
总体评价	动作轻巧、稳重、准确,操作环节的艺术美感	0.03
合计		1

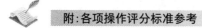

附表 1-104　小儿大量不保留灌肠评分标准参考

项目	技术操作要求	建议得分系数
操作前准备	仪表端庄、服装整洁,修剪指甲、洗手、戴口罩	0.04
	物品准备齐全,放置合理	0.02
	环境整洁、安静、安全	0.02
	了解病情,掌握操作注意事项	0.02
操作过程 (注意人文关怀)	严格查对,向患儿解释	0.04
	遮挡患儿,体位符合要求	0.06
	垫尿垫方法正确	0.04
	洗手,倒入灌肠液方法正确	0.04
	挂灌肠袋,距肛门高度正确	0.08
	操作中核对	0.04
	插入手法正确	0.04
	插入深度适宜	0.08
	固定肛管勿脱落、勿漏液,观察流速	0.08
	液体受阻时处理方法正确	0.04
	操作中观察患儿情况	0.04
	拔管方法正确	0.06
	协助患儿排便符合要求	0.04
操作结束处理	协助患儿穿尿不湿及整理床单位	0.04
	查对和记录符合要求	0.04
	妥善整理用物,洗手	0.02
熟练程度	操作方法正确、熟练、节力,准备用物及操作时间不超过 3min	0.03
患儿反馈	操作过程中关心患儿、保护患儿隐私,患儿舒适,患儿及家长知晓护士告知的事项,对操作满意	0.05
总体评价	动作轻巧、稳重、准确、操作环节艺术美感	0.04
合计		1